# LA MÉTHODE DUKAN

**Catalogage avant publication de Bibliothèque et Archives nationales du Québec et Bibliothèque et Archives Canada**

Dukan, Pierre, 1941-
    La méthode Dukan : 2 étapes pour perdre du poids,
    2 étapes pour stabiliser le poids perdu
    Publ. antérieurement sous le titre : Je ne sais pas maigrir.
    Paris : Flammarion, 2000.
    ISBN 978-2-89077-397-4
    1. Régimes amaigrissants. 2. Régimes hyperprotéiques. 3. Perte
de poids. I. Titre. II. Titre : Je ne sais pas maigrir.
RM222.2.D84 2011      613.2'5      C2010-942391-7

*La méthode Dukan* ne peut en aucun cas se substituer à une consultation médicale dans le domaine de la diététique.
Les informations données dans ce livre ne remplaceront jamais la consultation d'un médecin généraliste, spécialiste ou de tout autre professionnel de la santé.

**Couverture**
Conception graphique : Jean Traina

**Intérieur**
Mise en pages : Michel Fleury

Édition originale : *Je ne sais pas maigrir*

© 2010, Flammarion, Paris
© 2011, Flammarion Québec pour l'édition canadienne

Tous droits réservés
ISBN 978-2-89077-397-4
Dépôt légal BAnQ : 1er trimestre 2011

Imprimé au Canada
www.flammarion.qc.ca

Dr Pierre Dukan

# LA MÉTHODE DUKAN

2 étapes pour perdre du poids
2 étapes pour stabiliser le poids perdu

Flammarion
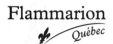 Québec

*À Sacha et Maya,*
*à Maya et Sacha,*
*mes deux enfants,*
*pour la deuxième vie qu'ils m'ont offerte*
*en échange de celle que je leur ai donnée.*

*À Christine, ma femme,*
*sans laquelle cet échange*
*n'aurait pas même pu être imaginé.*

*À Sylvia et Maurice*
*qui parlent encore par ma voix.*

# Avant-propos

Les Français, et plus spécialement les Juifs de France dont je suis, ont une dette de sang et d'honneur envers tous les Canadiens en armes qui franchirent l'Atlantique pour les libérer. Mon père, tout au long de sa vie, n'a jamais cessé de se montrer reconnaissant et a laissé en legs à ses trois fils le soin de transmettre et de prolonger cette gratitude.

Au-delà de cette reconnaissance, une belle histoire me lie aux Québécois et, en particulier à une Québécoise, une histoire vraie qui est peut-être à l'origine de toute l'aventure de la réussite de ma méthode. Un soir de printemps, en fin d'après-midi, je reçus en première consultation une jeune femme. Comme à mon habitude, je lui demandai par quel canal ou intermédiaire elle m'était référée. Elle me répondit : « Je viens d'Internet. » Constatant ma surprise, elle enchaîna : « Ne savez-vous pas qu'il existe un site Web nommé Les Filles de mai, un forum de discussion consacré à votre méthode où tous les membres suivent votre régime en s'entraidant ? »

La consultation terminée, je me rendis sur le site et découvris un univers féminin que, même dans mes rêves et mes souhaits les plus fous, je n'aurais pu imaginer. Des conseils, du soutien, des recettes, de la proximité, de la solidarité, des témoignages de respect et de sympathie affectueuse pour ma méthode que chaque membre semblait connaître aussi bien que moi-même. Au milieu de cette petite tribu regroupant des femmes de plusieurs pays, une maître d'œuvre, une femme de caractère et de passion qui régissait son petit monde avec autant de joie et de gaieté que d'autorité. Huit ans après notre rencontre, je me souviens encore d'elle, de son pseudonyme, Sopranos, une Québécoise qui avait perdu 30 kilos en lisant mon livre venu de France et qui en avait parlé avec cœur et conviction, attirant autour d'elle quelques lieutenantes tout aussi attachantes, les Israella, Vahinée, Mona, Ève et tant d'autres qui ont lancé la légende. Et, tout cela, je le dois à cette chère Sopranos, que je n'ai plus jamais revue. Si elle me lit, elle reconnaîtra cette merveilleuse aventure et je lui demande instamment de me contacter, elle est et sera à jamais dans mon cœur et mes pensées.

J'ai commencé très tôt mon parcours médical, à l'âge où les filles jouent encore à la poupée. Ma mère m'a délivré d'une peur panique des piqûres en m'enseignant comment les faire moi-même. Imaginez-moi apprenant à manier les aiguilles sur un épais pavé de rumsteck et ma fierté d'avoir ma petite trousse, avec ma seringue en verre et mes aiguilles d'acier, et d'être envoyé en «petit Doc» chez des parents ou amis pour les aider à guérir.

J'ai eu à choisir très vite entre la médecine tragique, ma première spécialité, la neurologie, et la médecine des trop bons vivants, la nutrition. Ma vive empathie naturelle m'a éloigné des horreurs de la première et a fait en sorte que je m'épanouisse dans la seconde.

Astucieux, opiniâtre, créatif et optimiste, j'ai innové et construit en plus de 30 ans une méthode livrée en 1999 au grand public et à mes pairs médecins sous forme d'un livre-méthode qui a connu en France un succès d'édition devenu en dix ans un phénomène inédit. Au cours de ces décennies, j'ai acquis la conviction profonde que cette méthode était efficace à court terme, comme tant d'autres, mais aussi à moyen et long terme.

Ce succès s'est construit sur un modèle original et fulgurant. Celles et ceux qui ont bénéficié de ma méthode, non seulement ne l'ont pas caché, mais se sont faits un point d'honneur de la faire connaître. Vous ne pouvez imaginer la puissance virale de persuasion de quelqu'un d'heureux qui vient de découvrir qu'il a été capable d'accomplir un changement aussi important que de revivre dans un corps retrouvé, et, pour tant de femmes, de se sentir plus belles, plus séduisantes, plus légères et plus libres, plus épanouies et en meilleure santé.

Ce succès a très vite franchi les frontières, car le monde est devenu petit. Traduits en 14 langues, mes livres sont présents dans des traditions aussi différentes que la culture polonaise, brésilienne, anglaise, espagnole, italienne, coréenne ou même thaïlandaise.

Le Canada, comme tous les pays du monde, a ses spécificités et ses caractéristiques. Ma méthode propose quatre phases, deux pour maigrir et deux pour stabiliser le poids perdu. Pour maigrir, j'utilise 100 aliments, 72 riches en protéines maigres animales et végétales et 28 légumes. Parmi ces 100 aliments, 80 sont universels, puisqu'ils se retrouvent dans les habitudes alimentaires de tous les pays : la tomate, le chou ou le poulet existent partout. Une vingtaine de ces 100 aliments varient selon la tradition et le pays. Le yaourt, parti de Bulgarie, est consommé presque dans tous les pays, mais, en Inde, on préfère le lassi, au Moyen-Orient, le lebni, et, en Russie, le kéfir. Les fromages blancs et les fromages en faisselle que nous aimons tant en France sont encore rares en dehors de nos frontières, bien qu'au Canada vous ayez le fromage frais, le quark et, surtout, le cottage maigre que nous n'avons pas. Vous avez aussi des espèces de crabes et de saumons que nous vous envions. Je suis parvenu partout à trouver des équivalences pour édifier cette tour de 100 aliments.

Outre le livre que vous tenez en main, la version Web du site (www.regimedukan.com) sera mise à votre disposition avec l'intégralité de ses fonctions de suivi, d'encadrement, ses consignes alimentaires personnalisées quotidiennes, ses propositions d'activité physique et son soutien de motivation.

Dans ce site, vous trouverez un double service que vous n'obtiendrez nulle part ailleurs : la personnalisation et surtout le retour quotidien de l'utilisateur. C'est cette fonction essentielle qui, aujourd'hui, me permet d'affirmer à mes internautes : « Je sais qui vous êtes, je connais les raisons précises de votre surpoids, la manière de vous aider à y faire face en fonction de vos spécificités, d'élaborer vos consignes du matin, de recevoir votre compte rendu du soir, pour savoir si vous avez ou non suivi mes consignes, bien ou mal, brillamment ou insuffisamment, et de prendre en considération tout cela pour construire vos nouvelles consignes du lendemain matin. »

Un forum officiel vous permettra aussi de trouver un environnement propice à votre progression, d'autres membres qui suivent en parallèle le même programme et avec lesquels vous pourrez partager et échanger des activités, des recettes, des conseils de motivation. Soixante-sept millions de pages ont déjà été échangées et, parmi elles, plusieurs comportent des interventions d'internautes québécois. Si vous y venez, vous me trouverez, je serai à vos côtés pour les *chats* en direct où je vous aiderai. Aujourd'hui, plus de 25 000 questions d'internautes auxquelles j'ai répondu composent un corpus qu'il est possible de consulter. En cliquant, par exemple, sur le mot « Constipation », « Grignotage », « Thyroïde » ou « Végétarien » et une foule d'autres, vous ferez apparaître toutes les questions posées sur le sujet et les réponses que j'ai publiées. Mais, si vous avez besoin de me poser personnellement votre question, sachez que j'ai un grand principe auquel je ne déroge que très rarement : je réponds à toutes les questions que l'on me pose, si elles ont un sens.

Le hasard veut que mon livre paraisse en même temps aux États-Unis et au Canada, et avec un temps d'avance pour vous, Québécois. Cher lectrice ou lecteur, sachez que, si vous décidez de vous lancer dans cette aventure de *La méthode Dukan*, vous pourrez compter sur moi. À mon âge, et compte tenu de l'histoire de ma vie, ce n'est plus tant la gloire ou l'argent qui me motivent, mais l'espoir de porter le premier coup d'arrêt à la progression ininterrompue et mortifère du surpoids dans le monde. Et aussi celui de faire plaisir, car, pour un plaisir apporté, il m'en revient deux. Comme disait le peintre Wols : « Ce qu'on fait, on le fait parce qu'on est incapable de ne pas le faire. » C'est pour cela que je viens vers vous avec ce livre, je suis sûr qu'il peut vous aider à être heureuse et heureux. Essayez de suivre ce plan et cette feuille de route et, si vous atteignez votre but et que vous entamez votre plan de stabilisation, soyez gentils, faites-le-moi savoir.

# Introduction

Mon premier contact avec l'obésité remonte à l'époque où, très jeune médecin, je pratiquais la médecine générale dans un quartier de Montparnasse tout en me spécialisant à Garches dans un service de neurologie peuplé d'enfants paraplégiques.

J'avais à cette époque dans ma clientèle un éditeur obèse, jovial, prodigieusement cultivé et atteint d'un asthme éprouvant dont je l'avais souvent tiré d'affaire. Il vint me voir un jour et après s'être confortablement installé dans un fauteuil anglais qui grinçait sous la charge :

« Docteur, j'ai toujours été satisfait de vos bons soins, je me fie à vous, et aujourd'hui je viens vous voir pour que vous me fassiez maigrir. »

À cette époque, je ne connaissais de la nutrition et de l'obésité que ce que l'on avait bien voulu m'enseigner à la faculté et qui se résumait à proposer des régimes hypocaloriques, des formes de repas miniatures ressemblant en tout point à des repas normaux mais assortis de portions de Lilliputiens qui faisaient sourire et s'évader les obèses, grands viveurs habitués à flamber leur vie par tous les bouts et horripilés à l'idée d'avoir à compter ce qui faisait leur bonheur.

Je me récusai donc en bafouillant, prétextant, à juste titre, que je ne possédais pas les subtilités de cette science.

« De quelle science parlez-vous ? J'ai vu tous les spécialistes de Paris, tous les affameurs de la place. J'ai déjà perdu à moi seul plus de 300 kilos depuis mon adolescence et tout repris. Il me faut vous avouer que je n'ai jamais été profondément motivé et ma femme m'a involontairement fait grand tort en continuant à m'aimer malgré mes kilos. Mais aujourd'hui, je m'essouffle en levant seulement les yeux, je ne trouve plus d'habits qui m'aillent et pour tout vous dire, je commence à avoir peur d'y laisser ma peau. » Et pour finir, il ajouta cette ultime phrase qui, à elle seule, dévia brusquement le cours de ma vie professionnelle : « Faites-moi suivre le régime que vous voudrez, supprimez-moi tous les aliments que vous voudrez, tout, mais pas la viande, j'aime trop la viande. »

Et de manière réflexe et pour répondre à son attente, je me souviens lui avoir répondu sans hésiter :

« Eh bien ! puisque vous l'aimez tant cette viande, passez demain matin à jeun pour vous peser sur ma balance, et pendant cinq jours, ne mangez que de la viande. Évitez cependant les viandes grasses, le porc, l'agneau et les morceaux les plus gras comme l'entrecôte ou la côte de bœuf. Faites griller le tout, buvez autant que vous pourrez et revenez dans cinq jours à jeun vous peser à nouveau chez moi.

– OK, pari tenu. »

Cinq jours plus tard, il était là. Il avait perdu près de cinq kilos. Je n'en croyais pas mes yeux et lui non plus. Je me sentais un peu inquiet mais il était resplendissant, plus jovial que de coutume, parlant de bien-être retrouvé, de ronflement disparu et balayant mes hésitations :

« Je continue, je me sens au zénith, ça marche et je me régale. »

Et il repartit pour un deuxième tour de cinq jours de viandes en acceptant la promesse de faire pratiquer des analyses de sang et d'urine.

Lorsqu'il revint, il avait encore perdu deux kilos et, jubilant, me mit sous le nez les résultats de son bilan sanguin qui affichait des dosages parfaitement normaux, ni sucre, ni cholestérol, ni acide urique.

Entre-temps, j'étais passé à la bibliothèque de la faculté de médecine où j'avais pris soin d'approfondir les caractéristiques nutritionnelles des viandes en élargissant mon intérêt à la grande famille des protéines, dont elles sont le plus prestigieux fleuron.

Si bien que lorsqu'il revint cinq jours plus tard, toujours en grande forme et délesté d'un autre kilo et demi, je lui demandai d'ajouter le poisson et les fruits de mer, qu'il accepta de bonne grâce, car il commençait à avoir fait le tour des viandes.

Lorsqu'au terme des 20 premiers jours, la bascule afficha les premiers 10 kilos perdus, il refit une deuxième prise de sang tout aussi rassurante que la première. Jouant mon va-tout, je lui ajoutai alors les dernières catégories de protéines qui restaient encore en ma possession, lançant pêle-mêle les laitages, la volaille, les œufs, et pour apaiser mes inquiétudes, je lui demandai d'intensifier la boisson pour passer à trois litres d'eau par jour.

Il finit tout de même par se lasser et accepta d'ajouter des légumes dont je commençais à redouter l'absence aussi prolongée.

Il revint cinq jours plus tard sans avoir perdu le moindre gramme. Il en trouva argument pour me réclamer le retour à son régime favori et à toutes ces catégories de protéines auxquelles il avait pris goût et dont il appréciait surtout l'absence totale de limitation. Je le lui accordai à la condition de faire alterner ce régime avec des paliers de cinq jours d'association à des légumes, prétextant un risque de carence en vitamines auquel il ne croyait pas du tout, mais qu'il accepta en raison d'un ralentissement de son transit intestinal par insuffisance de fibres.

Et c'est ainsi que naquit mon régime des protéines alternatives ainsi que mon intérêt pour l'obésité et toutes les catégories de surcharges qui dévièrent l'axe de mes études et de ma vie professionnelle.

Installé, j'ai utilisé patiemment ce régime, je l'ai sans cesse amélioré et façonné à ma main pour en faire le régime qui me semble aujourd'hui à la fois le mieux adapté à la psychologie extrêmement particulière du gros et le plus efficace des régimes amaigrissants composés d'aliments.

Cependant, au fil des jours, je fis le constat amer que les régimes amaigrissants, aussi efficaces et bien conduits soient-ils, ne résistaient pas au temps et, faute d'une réelle stabilisation, voyaient leurs résultats s'évanouir, au mieux dans une sourde et lente dérive, au pire dans une reprise massive habituellement greffée sur une déstabilisation affective, un stress, des déboires ou d'autres contrariétés.

C'est pour faire face à cette guerre inlassablement perdue par la grande majorité de ceux qui maigrissent que j'ai été amené à construire un régime de consolidation du poids perdu, rempart défensif contre les reprises précoces, reprises partielles livrant au découragement puis à des comportements de dégoût de soi, d'abandon total et de reprise extrême. Ce palier de protection chargé de réintroduire par strates successives les éléments de base d'une alimentation acceptable, je l'avais conçu pour contenir la violence revancharde d'un organisme dépouillé de ses réserves. Et, pour couvrir le temps de cette révolte et rendre cette transition acceptable, j'avais fixé à ce régime une durée précise, proportionnelle à la perte de poids et facile à calculer, de 10 jours par kilo perdu.

Mais, là encore, passée l'épreuve victorieuse de la consolidation, le retour progressif des habitudes, la pression des métabolismes aidant et, surtout, l'inévitable résurgence du besoin de compenser misères et inquiétudes dans l'onctueux, le doux et l'abondant avaient encore insidieusement raison de ce bastion défensif.

Pour en finir, il me fallut alors prendre une mesure difficile même à proposer, une consigne qui ose porter l'épithète de « définitive », l'inacceptable entrave que tous les gros, les pléthoriques, petits ou grands obèses ou simples surchargés exècrent et récusent a priori car elle s'inscrit dans la durée et prend à rebrousse-poil leur besoin d'impulsivité et leur sainte horreur de l'encadrement. Inacceptable, sauf si cette consigne à suivre pour le reste de la vie et garante d'une authentique stabilité ne portait que sur une seule journée par semaine d'un régime particulier, journée prédéfinie, non interchangeable, non négociable sur son contenu et foudroyante dans ses résultats.

C'est alors seulement que je touchai la terre promise, le vrai succès franc et durable bâti sur un quatuor de régimes successifs et d'intensité décroissante, que le temps et l'expérience m'avaient conduit à lier l'un à l'autre pour en faire un chemin fléché et fortifié, interdisant tout échappement. Un régime d'attaque court, sévère, mais foudroyant, relayé par un régime de croisière alternatif faisant se succéder les coups de boutoirs et les pauses, soutenu par un palier de consolidation de durée proportionnelle au poids perdu. Enfin, pour stabiliser à jamais ce poids chèrement conquis, une mesure conservatoire aussi ponctuelle qu'efficace : une simple journée par semaine de rédemption alimentaire qui maintient le reste de la semaine en équilibre, à condition de la conserver à jamais à ses côtés comme un chien de garde, pour le reste de la vie.

J'obtins enfin mes premiers vrais résultats durables. J'avais, non plus un simple poisson à offrir, mais un apprentissage de la pêche, un plan global qui permet au gros de devenir autonome, de pouvoir maigrir vite et garder seul et durablement le cap. J'avais passé plusieurs décennies à façonner à ma main et pour un public restreint ce plan en quatre régimes articulés que je propose maintenant par la plume à un public plus large.

Ce plan s'adresse à ceux qui ont tout essayé, qui ont maigri souvent – trop souvent – et qui cherchent avant tout la certitude qu'en échange d'un effort consenti et sans faille mais limité dans le temps, ils pourront d'abord maigrir mais bien davantage conserver le fruit de cet effort et vivre avec l'aisance et le corps qu'ils souhaitent et auquel ils ont droit. J'ai donc écrit ce livre à leur usage en espérant que cette solution que je leur propose devienne un jour la leur.

Mais c'est à ceux que j'ai toujours convaincus par la parole et la consigne directe, ceux qui ont rendu ma vie de médecin épanouissante, mes patients de chair et de sang, jeunes et vieux, hommes et femmes, et tout particulièrement le premier d'entre eux, mon éditeur obèse, que je dédie cet ouvrage et cette méthode.

# NAISSANCE DU RÉGIME
# À QUATRE TEMPS

## LE PLAN DUKAN

Plus de 35 ans se sont écoulés depuis ma rencontre décisive avec cet obèse qui a changé le cours de ma vie. Depuis, je me consacre à la nutrition et j'aide des gros et des moins gros à maigrir et à stabiliser leur poids.

Comme tous mes pairs médecins, j'ai été formé à l'école bien cartésienne et française de la mesure et de l'équilibre, du décompte des calories et des régimes hypocaloriques, où tout doit rester permis mais en quantités modérées.

Dès mon arrivée sur le terrain, cette belle construction théorique, fondée sur l'espoir fou qu'il était possible de déprogrammer le gros et ses extravagances de bouche pour en faire un fonctionnaire scrupuleux du décompte calorique, a volé en éclats. Aujourd'hui, ce que je sais et pratique, je l'ai appris et développé au contact direct et quotidien d'êtres de chair et de sang, des hommes mais bien plus souvent des femmes, bouillonnant de désirs de bouche et de besoins de table.

J'ai donc très vite compris qu'un gros n'était pas gros par hasard, que sa gourmandise et son apparente désinvolture face à l'aliment camouflaient un besoin de se gratifier en mangeant, et que ce besoin était d'autant plus impérieux qu'il était branché sur des circuits de survie aussi archaïques que viscéraux.

Il me devint très vite évident que l'on ne pouvait faire maigrir durablement un gros en lui donnant seulement des conseils,

fussent-ils de bon sens ou fondés sur des arguments scientifiques, deux situations où le sujet n'a guère d'autre choix que
d'obéir ou de s'esquiver.

*Ce que souhaite un gros décidé à maigrir, ce qu'il demande à*
*un thérapeute ou à une méthode, c'est d'éviter d'avoir à affron-*
*ter seul la punition infligée à tout être qui s'oppose volontaire-*
*ment à un comportement de survie.*

Ce qu'il cherche, c'est donc une volonté extérieure à la sienne, un
décideur qui marche devant lui et lui fournit des consignes,
toujours des consignes, encore des consignes, car ce qu'il dé-
teste le plus au monde et ne sait tout simplement pas faire, c'est
décider seul du jour, de l'heure et des moyens de sa privation.

Le gros avoue sans honte – pourquoi en aurait-il ? – sa faiblesse,
voire même une certaine immaturité dans le registre de la gestion
de son poids. J'ai connu toutes sortes de gros ou de grosses,
d'origines sociales diverses, des gens simples comme des grands
de ce monde, des décideurs, des banquiers ou même des hommes politiques, des êtres intelligents, brillants voire éminents,
mais tous ceux qui s'asseyaient en face de moi se décrivaient
comme étonnamment faibles face à la nourriture, l'utilisant à
leur corps défendant, tels des enfants gourmands.
    À l'évidence, la plupart d'entre eux ont bâti dans le secret
de la prime enfance une «ligne de fuite» facile vers l'aliment,
par laquelle se déchargent le trop-plein de tension et la trop
grande fréquence des déplaisirs et des stress. Ainsi, toute prescription rationnelle logique ou responsable ne résiste pas, ou
pas longtemps, à la pression de cette défense archaïque.

Renforçant ma conviction, j'ai vu pendant mes années de pratique défiler tous les régimes qui ont défrayé la chronique et
marqué leur époque. J'en ai décompté 210 depuis le début des
années cinquante. Certains d'entre eux, supportés et popularisés

par des livres, furent des best-sellers mondiaux tirés à des millions d'exemplaires, tels le régime Atkins, le Scarsdale, le Montignac, le Weight Watchers, tous des modèles du genre qui m'ont fait comprendre à quel point le gros accueille à bras ouverts ces ouvrages à forte consigne intégrée, y compris le draconien, absurde et même dangereux régime dit de la clinique Mayo, célèbre clinique américaine, véritable ineptie nutritionnelle avec sa vingtaine d'œufs hebdomadaire, mais qui, 30 ans après sa naissance, continue à circuler sous le manteau malgré les dénégations unanimes de tous les nutritionnistes du monde.

L'analyse de ces régimes et des raisons de leur incroyable succès, la pratique et l'écoute quotidienne des gros, l'observation de la puissance de leur détermination à certains moments de leur vie et leur extrême facilité à se décourager en l'absence de résultats rapides et proportionnels à leur effort, m'ont convaincu que :

> *Le gros qui désire maigrir a besoin d'un régime qui démarre vite et porte rapidement ses premiers fruits, suffisamment vite pour renforcer et entretenir sa motivation, et il a tout aussi besoin d'objectifs précis à atteindre, fixés par un donneur de consignes extérieur à lui, avec instauration d'étapes et de points de passage où il peut rendre compte de ses efforts en les comparant aux performances attendues.*

La plupart des régimes spectaculaires qui flambèrent dans le passé récent possédaient bien cet effet de démarrage et fournissaient bien les résultats promis. Malheureusement, leurs consignes, les rails et les étapes fournis s'éteignaient avec la lecture de l'ouvrage et laissaient le gros amaigri à nouveau seul avec ses tentations sur sa planche glissante. Les mêmes causes entraînant les mêmes effets, tout repartait de plus belle.

Tous ces régimes, même les plus originaux et inventifs au cours de la phase d'attaque, se révélaient étrangement indigents une fois l'objectif atteint. Ils abandonnaient leurs adeptes avec les sempiternels conseils de bon sens, de modération et d'équilibre que l'ex-gros n'aura jamais les moyens de suivre.

Aucun de ces régimes célèbres n'a pu trouver le moyen d'appliquer à la période qui s'ouvre après l'amaigrissement l'accompagnement et la fourniture de consignes et de repères précis, simples et efficaces, qui avaient fait le succès de leur phase d'attaque.

Le gros amaigri et victorieux sait d'instinct qu'il n'a pas le pouvoir de conserver seul et sans encadrement le fruit de son effort. Il sait aussi que, livré à lui-même, il reprendra du poids, d'abord lentement puis plus vite et avec ce même extrémisme qui lui avait permis de maigrir.

Le gros qui vient de maigrir avec une méthode directive a donc besoin de conserver un rappel de cette présence symbolique ou de cette main tenue qui l'accompagnait et le dirigeait pendant son amaigrissement. Une consigne suffisamment simple, ponctuelle, efficace et peu frustrante pour pouvoir être suivie le reste de la vie.

Non satisfait de la majorité des grands régimes à la mode se contentant d'une victoire éclatante mais sans lendemain, conscient de l'inefficacité des régimes hypocaloriques et des recommandations de bon sens qui conservent, malgré toutes les déconvenues, l'espoir de transformer le flambeur en comptable, j'ai été amené à façonner mon propre régime amaigrissant : le régime des protéines alternatives qui fait l'objet de ce présent ouvrage et que des années de pratique m'autorisent à considérer comme à la fois le plus efficace et le mieux toléré des régimes alimentaires actuels. Je sais qu'exprimé ainsi, cela me vaudra d'être considéré comme immodeste. Je prends ce risque car je le pense du plus profond de ma conviction et ne pas le dire, dans le contexte de fléau grandissant, est presque une non-assistance à personne en danger.

Ce régime, dans ses deux premières phases proprement amaigrissantes, est formé d'un duo de régimes qui fonctionne comme un moteur à deux temps, dans lequel une période de régime de protéines pures, régime d'attaque et de conquête par excellence, est immédiatement suivie par une période où ces mêmes protéines sont associées à des légumes, temps de récupération qui permet au corps de digérer sa perte de poids.

Au fil du temps et prenant en compte l'extrême facilité de mes patients à se relâcher dès l'objectif atteint et à récidiver en l'absence de consignes et de cadre précis, j'ai progressivement transformé ce régime en un plan global d'amaigrissement.

Ce plan respecte la psychologie particulière du gros et intègre les conditions indispensables à la réussite de tout amaigrissement que nous venons de passer en revue et que je résume ici : il offre au gros qui tente de maigrir un réseau de consignes précises, une mise sur rails, des étapes et des objectifs qui ne laissent place à aucune interprétation ou transgression.

Mis à part le jeûne et le régime à base de sachets de protéines en poudre, ce plan est, de tous les régimes à base d'aliments naturels que j'ai eu l'occasion de pratiquer, celui qui me paraît aujourd'hui le plus performant. La perte de poids initiale obtenue est suffisamment forte et rapide pour lancer le régime et renforcer durablement la motivation.

C'est un régime peu frustrant qui bannit la pesée des aliments et le décompte des calories et qui fournit un espace de liberté totale sur un certain nombre d'aliments courants.

Ce n'est pas un simple régime, mais un plan d'amaigrissement global que l'on accepte ou refuse comme un tout indissociable. Il se décompose en quatre phases successives :

## La phase d'attaque

Une phase d'attaque menée avec le « régime des protéines pures » qui permet un démarrage foudroyant, pratiquement aussi rapide que le jeûne ou le régime des protéines en poudre, mais sans leurs inconvénients.

### La phase de croisière

Une période de croisière conduite avec le « régime des protéines alternatives », une alternance de jours de protéines alternant avec des jours de protéines + légumes, qui permet d'atteindre d'une traite et sans pause le poids choisi.

### La phase de consolidation

Un régime de consolidation du poids obtenu, destiné à prévenir le phénomène du rebond qui veut qu'après toute baisse rapide de poids, le corps ait tendance à reprendre ce poids perdu avec une extrême facilité. Période de haute vulnérabilité, sa durée est très précisément de 10 jours pour chaque kilo perdu.

### La phase de stabilisation définitive

Enfin et surtout, une stabilisation définitive reposant sur trois mesures de sécurité simples, peu contraignantes et indispensables à la conservation du poids perdu : un jour fixe par semaine du régime d'attaque à suivre chaque jeudi pour le reste de la vie, l'abandon des ascenseurs et les trois cuillerées à soupe de son d'avoine, constituant trois consignes certes strictes et non négociables, mais suffisamment ponctuelles et efficaces pour être acceptées sur une si longue durée.

# Les principes théoriques de mon régime

Avant d'entrer dans le détail de ce plan, d'expliquer par le menu son mode de fonctionnement et les raisons de son efficacité, il me semble nécessaire de le présenter succinctement au lecteur dans sa globalité et sa structure à quatre étages, et de préciser d'emblée à qui il s'adresse et quelles sont ses éventuelles contre-indications.

Le régime que je vous propose ne se contente pas d'être le plus sûr et le plus performant des régimes amaigrissants actuels. C'est un plan global plus ambitieux, un système de consignes à quadruple détente et de sévérité décroissante qui prend en charge le gros dès le premier jour du régime pour ne plus jamais l'abandonner.

L'un de ses principaux mérites est sa valeur didactique. Il permet à l'obèse d'apprendre sur le terrain et dans sa propre chair l'importance relative de chaque groupe d'aliments en fonction de leur ordre d'intégration dans son alimentation, en commençant par les aliments vitaux, puis en introduisant par paliers successifs les aliments indispensables, les essentiels, puis les importants, pour finir avec les superflus.

Son objectif affiché est de fournir un réseau de consignes parfaitement articulées entre elles et suffisamment précises et directives pour placer son utilisateur sur des rails qui lui évitent les incessants efforts de volonté qui minent lentement sa détermination.

Ces consignes se succèdent à travers quatre régimes successifs dont les deux premiers composent la phase d'amaigrissement proprement dite, et les deux suivants, la consolidation du poids obtenu puis sa stabilisation définitive.

## *La période d'attaque,*
## *le régime des protéines pures*

C'est la période conquérante au cours de laquelle celui ou celle qui démarre un régime est extrêmement motivé et cherche un régime dont l'efficacité et la vitesse d'obtention des premiers résultats, quelle qu'en soit la rigueur, répondent à son attente et lui permettent d'attaquer de front son excès de poids.

Ce régime initial, particulièrement adapté aux marches forcées, c'est le régime des «protéines pures» dont l'objectif théorique est de limiter l'alimentation à un seul des trois nutriments alimentaires : les protéines.

En théorie, à part le blanc d'œuf, il n'existe pas d'aliment exclusivement protéiné. C'est donc un régime qui sélectionne et regroupe un certain nombre d'aliments dont la composition est la plus proche possible de la pureté en protéines, telles certaines catégories de viandes, de poissons, de fruits de mer, de volaille, d'œufs, de laitages à 0 % MG.

Ce régime, comparé à tous les régimes hypocaloriques, est une véritable machine de guerre, un bulldozer devant lequel, lorsqu'il est parfaitement suivi, s'effacent toutes les résistances. C'est, de très loin, le plus performant et le plus rapide des régimes non dangereux et à base d'aliments. Il révèle toute son efficacité dans les cas les plus difficiles, notamment celui de la femme en préménopause sujette à la rétention d'eau et aux ballonnements, ou de la femme en ménopause confirmée dans la période critique d'instauration du traitement hormonal. Il est également très efficace appliqué à des sujets réputés résistants pour avoir suivi et abandonné de trop nombreux régimes ou traitements agressifs.

## *La période de croisière, le régime des protéines alternatives*

Comme son nom l'indique, ce régime fonctionne en faisant alterner de manière répétitive deux régimes articulés l'un à l'autre, le régime des protéines pures, puis ce même régime additionné de tous les légumes verts ou cuits. Chaque cycle de cette alternance fonctionne comme l'injection combustion d'un moteur à deux temps qui brûle son quota de calories.

### L'alternance des régimes

Le premier comme le second de ces deux régimes offre la même totale liberté sur les quantités. Tous deux permettent de consommer les aliments autorisés «à volonté», à quelque heure de la journée qu'il soit et dans les proportions et le mélange qui conviennent à chacun, ce qui offre à la fois un espace d'entière liberté et un moyen efficace de neutraliser la faim en mangeant et de compenser des envies qualitatives par des satisfactions quantitatives. En fonction de l'importance du poids à perdre, du nombre de régimes précédemment suivis, de l'âge et de la motivation du candidat, le rythme d'alternance de ces deux régimes s'établira selon des normes précises qui seront détaillées ultérieurement.

Cette phase de croisière doit être conduite sans pause jusqu'à obtention du poids recherché. Bien que dépendant en partie des expériences défectueuses du passé, le régime des protéines alternatives reste un de ceux qui subit le moins l'effet de vaccination induit par les amaigrissements préalables.

## *Palier de consolidation du poids obtenu: 10 jours par kilo perdu*

Après la phase conquérante, c'est la phase pacificatrice du plan. Sa mission essentielle est de rouvrir l'alimentation à un contingent d'aliments nécessaires, en évitant le classique effet de rebond qui menace de reprise les pertes de poids importantes.

Tout au long de la période d'amaigrissement et de manière de plus en plus marquée à mesure que le régime dure, l'organisme tente de résister. Il réagit au pillage de ses réserves en dépensant moins et en profitant plus, en limitant toutes ses dépenses caloriques et surtout en profitant à plein de tout ce qu'il met en bouche.

Le gros victorieux se retrouve donc assis sur un volcan et en possession d'un corps qui n'attend que le moment propice pour refaire ses réserves perdues. Un repas copieux qui n'aurait eu que peu d'effets avant le début du régime sera lourd de conséquences en fin de régime.

Pour cette raison, l'ouverture du régime portera sur des aliments plus riches et gratifiants, mais dont la variété et la quantité seront limitées pour attendre sans risque le retour au calme des métabolismes exacerbés par la perte de poids.

Seront donc introduits deux tranches de pain quotidiennes, une portion de fruits et de fromage par jour, deux rations de féculents hebdomadaires et surtout deux repas de gala par semaine.

Le rôle de ce premier palier de stabilisation est donc d'éviter ce rebond explosif qui est la plus immédiate et l'une des plus fréquentes causes d'échec des régimes amaigrissants. L'introduction d'aliments aussi importants que le pain, les fruits, le fromage, certains féculents, et l'accès à certains plats ou aliments superflus mais lourds de plaisir, sont désormais indispensables, mais nécessitent un ordre d'introduction et une batterie de consignes suffisamment précises et encadrantes pour le faire sans dérapage. C'est le rôle de ce premier rempart de protection du poids perdu.

Sa durée, liée à l'importance du poids perdu, se calcule très simplement sur la base de 10 jours par kilo de poids perdu.

## *Stabilisation ultime au long cours*

Après la perte de poids puis l'évitement du rebond obtenu avec l'aide d'un réseau rassurant de consignes et de contraintes acceptées, le gros victorieux et souvent euphorique sait d'instinct que cette victoire est fragile et que, privé d'encadrement, il sera tôt ou tard – et plus souvent tôt que tard – livré à ses vieux démons. Mais d'un autre côté, il sait encore plus sûrement qu'il ne pourra jamais acquérir l'équilibre et la mesure alimentaire que la plupart des nutritionnistes, avec raison, lui conseillent comme garantie de préservation du poids perdu.

Dans cette quatrième phase, lui sont proposées trois mesures essentielles : une journée hebdomadaire du régime d'attaque initial, le régime des protéines pures, à la fois la plus efficace et la plus contraignante de ses armes, chaque jeudi pour le reste de sa vie ; l'abandon des ascenseurs ; trois cuillerées à soupe de son d'avoine par jour.

Aussi paradoxal que cela puisse paraître, le gros parvenu au poids souhaité est non seulement capable d'accepter ces consignes mais il est conscient d'en avoir besoin et les revendique. Ce qu'il apprécie, c'est leur précision, leur simplicité concrète et ponctuelle, leur non-négociabilité et leur efficacité qui lui permettent de se nourrir normalement six jours sur sept sans risque de reprendre du poids.

---

### Le plan Dukan en résumé

**Régime d'attaque : les protéines pures**
Durée moyenne : cinq jours

**Régime de croisière : protéines alternatives**
Durée moyenne : une semaine par kilo

**Régime de consolidation du poids perdu**
Durée moyenne : 10 jours par kilo perdu

**Régime de stabilisation définitive**
Jeudi protéiné + refus ascenseurs + trois cuillerées à soupe de son d'avoine

---

# NOTIONS DE NUTRITION NÉCESSAIRES

## LE TRIO G-L-P :
### GLUCIDES – LIPIDES – PROTIDES

L'alimentation universelle, tant humaine qu'animale, fournit un nombre impressionnant d'aliments comestibles, mais tous ces aliments ne sont formés que de trois nutriments : les glucides, les lipides et les protides. Chaque aliment tire son goût, sa texture et son intérêt nutritionnel du mélange particulier de ces trois nutriments.

### *Inégalité qualitative des calories*

Il fut un temps où les experts en nutrition n'accordaient d'importance qu'à la seule valeur calorique des aliments et des repas, et ne composaient leurs régimes amaigrissants que sur le seul décompte calorique, ce qui fut à l'origine d'échecs longtemps inexpliqués.

Aujourd'hui, la plupart d'entre eux ont abandonné cette vision exclusivement quantitative pour s'intéresser davantage à l'origine de ces calories, à la nature du nutriment qui les fournit, au mélange de nutriments qui composent le bol alimentaire.

Il est ainsi aujourd'hui prouvé que 100 calories fournies par du sucre blanc, de l'huile ou du poisson ne sont pas traitées de la même manière par l'organisme, et que le profit final de ces calories après assimilation varie beaucoup en fonction de leur origine. Il en va de même de l'heure à laquelle ces calories sont consommées et il est classique aujourd'hui d'accepter l'idée, hier incongrue, que les calories du matin sont différemment traitées par le corps que celles du midi et davantage encore que celles du soir.

Indépendamment de leur configuration adaptée au profil spécifique du gros, l'efficacité de mon plan et des quatre régimes qui le composent s'explique par la sélection très particulière des nutriments qui entrent dans la composition des aliments proposés, notamment par l'importance extrême accordée aux protéines, tant dans la phase d'attaque que dans la stabilisation au long cours. Il est donc indispensable, notamment pour ceux qui n'ont pas de connaissances particulières en ce domaine, de dresser un tableau comparatif de ces trois nutriments pour vous faire comprendre comment je les emploie pour optimiser la perte de poids.

## Les glucides ou hydrates de carbone

Cette catégorie d'aliments, très répandue et très appréciée, a toujours fourni à l'homme, quels que soient le lieu, l'époque ou la culture, plus de 50 % de sa ration énergétique. Pendant des millénaires, à part les fruits et le miel, les seuls glucides consommés par l'homme étaient ce que l'on appelle aujourd'hui des sucres lents ; céréales, féculents, légumineuses, etc. Leur particularité est d'être absorbés de manière progressive, d'élever modérément la glycémie et d'éviter ainsi les décharges réactionnelles d'insuline dont on connaît aujourd'hui toutes les conséquences néfastes sur la santé et tout particulièrement sur la prise de poids.

Depuis la découverte de l'extraction du sucre blanc à partir de la canne à sucre puis, à plus grande échelle, de la betterave, l'alimentation humaine a été modifiée en profondeur par l'invasion sans cesse croissante des aliments au goût sucré et des glucides à pénétration rapide. Carburant alimentaire par excellence, les glucides conviennent très bien au sportif, au travailleur de force ou à l'adolescent. Mais ils sont loin d'être aussi utiles à la grande majorité des sédentaires qui composent aujourd'hui nos sociétés. Le sucre blanc et tous ses dérivés, friandises, bonbons, sont des hydrates de carbone à l'état pur, à la fois riches et de pénétration ultrarapide.

Les féculents, même si leur goût n'est pas sucré, sont aussi très riches en glucides. Ce sont : les farineux (pain, surtout le pain blanc, craquelins, biscottes, céréales, etc.), les pâtes alimentaires, les pommes de terre, les pois, les légumineuses, lentilles, flageolets, etc.

Les fruits les plus riches en glucides sont la banane, les cerises et le raisin.

Le vin et tous les alcools.

Les pâtisseries, combinaison savoureuse de farineux, de sucre, mais bien davantage encore de corps gras.

Les glucides ne fournissent que quatre calories au gramme, mais leur ration est habituellement considérable et leur facture calorique élevée. Ils sont aussi parfaitement assimilés, ce qui les rend tout simplement encore plus riches. De plus, féculents et farineux ont une digestion lente produisant fermentations et gaz à l'origine de ballonnements tout aussi désagréables qu'inesthétiques.

La plupart des glucides sont des aliments au goût très apprécié, tant les féculents et les farineux que les glucides au goût sucré. Cette affinité pour la saveur sucrée est en partie innée, mais la plupart des psychologues s'accordent pour y voir le résultat d'un long conditionnement qui, dès l'enfance, fait jouer à l'aliment sucré un rôle gratifiant en l'assimilant à une récompense.

Enfin, les glucides sont presque toujours des aliments dont le prix de revient est relativement bas, ce qui en fait des aliments présents sur toutes les tables, des plus riches aux plus démunies.

**En conclusion**, les glucides sont des aliments à la fois riches, omniprésents et de goût si apprécié qu'ils servent bien souvent d'aliments de gratification et, pour les aliments sucrés, d'aliments de grignotage parfois compulsif.

Sur le plan métabolique, ils facilitent la sécrétion d'insuline qui favorise la production et le stockage des graisses.

De toutes ces raisons, il résulte que le glucide est un aliment dont le prédisposé à la surcharge a longtemps dû se méfier. Cette méfiance a tendance aujourd'hui à se déplacer sur le corps gras qui est devenu à juste titre l'ennemi privilégié du gros. Ce n'est pas une raison pour baisser la garde, notamment au cours de la phase d'attaque qui doit être aussi performante et rapide que possible.

Mon plan exclut totalement tout glucide en phase d'attaque. Au cours de la période de croisière et jusqu'à obtention du poids désiré, il n'autorise que les légumes dont la teneur en sucre est faible.

Les autres glucides refont leur apparition au cours de la période de consolidation mais ne retrouvent une totale liberté six jours sur sept qu'en phase de stabilisation ultime.

## *Les lipides*

Le lipide est par excellence l'ennemi de tout candidat à la minceur puisqu'il représente, pour toute espèce vivante, la forme la plus concentrée sous laquelle l'énergie excédentaire est stockée. Pour qui cherche à maigrir, consommer de la graisse revient à se nourrir de ce que l'on cherche à perdre.

Depuis l'apparition du régime Atkins, qui a largement ouvert ses portes aux lipides en diabolisant les glucides, de nombreux régimes ont adopté ce point de vue à sensations qui avait si bien réussi à son promoteur. Il est clair que ce fut une erreur majeure pour deux raisons : l'élévation dangereuse des taux de cholestérol et de triglycérides que certains ont payé de leur vie, et la perte de méfiance envers le corps gras interdisant à jamais toute forme possible de stabilisation.

Il existe deux grandes sources de lipides : les graisses animales et les graisses végétales.

La graisse animale, retrouvée à l'état pratiquement pur dans le lard et le saindoux du porc, est très présente dans certaines charcuteries comme les pâtés, saucissons, saucisses, rillettes, etc. Mais bien d'autres animaux peuvent aussi en fournir. Le mouton et l'agneau, et certaines volailles comme l'oie et le canard en sont très riches. Le bœuf est bien moins gras, notamment pour ses morceaux à griller ; seules l'entrecôte et la côte sont des morceaux franchement persillés. Le cheval, en revanche, est une viande maigre. Le beurre, issu de la crème du lait, est un lipide pratiquement pur. La crème fraîche, plus aqueuse, n'en reste pas moins grasse et sa teneur en lipides avoisine les 80 %.

Parmi les poissons, il existe cinq grands fournisseurs de gras qui sont faciles à reconnaître à leur goût onctueux et à leur peau bleue : ce sont la sardine, le thon, le saumon, le maquereau et le hareng. Il faut savoir que ces cinq poissons, aussi gras soient-ils, ne le sont guère plus qu'un bifteck de bœuf ordinaire. Mais surtout, leur graisse de poissons des mers froides est très riche en acides gras oméga-3, réputés pour leur action de prévention des maladies cardiovasculaires.

Les lipides végétaux sont essentiellement représentés par le grand registre des huiles et la famille des oléagineux. L'huile est encore plus grasse que le beurre. Et si certaines huiles comme l'huile d'olive, de canola ou de tournesol ont des qualités nutritionnelles et une action de protection avérée sur le cœur et les vaisseaux, toutes les huiles ont la même valeur calorique et sont toutes à proscrire au cours des régimes amaigrissants, à éviter au cours des régimes de consolidation et à tenir en méfiance en stabilisation ultime. Quant aux oléagineux, cacahuètes, noix, noisettes, pistaches, etc., ce sont des aliments de grignotage automatique habituellement consommés à l'heure de l'apéritif et dont l'association à une boisson alcoolisée majore fortement la facture calorique du repas suivant.

Pour le candidat à la minceur ou plus encore pour celui ou celle qui tente de maigrir, le lipide est porteur de tous les dangers.

• C'est d'abord, et de loin, le plus calorique des nutriments : neuf calories au gramme, soit deux fois plus que le glucide ou la protéine, qui ne fournissent que quatre calories au gramme.

• Les aliments qui en sont riches se consomment rarement seuls.

L'huile, le beurre, la crème fraîche attirent le pain, les féculents, les pâtes, la vinaigrette, dont la combinaison élève considérablement la facture calorique globale.

• Les corps gras s'assimilent un peu moins vite que les sucres rapides mais bien plus vite que les protéines, et leur rendement énergétique comparé s'élève d'autant.

• Les aliments gras ne réduisent que modérément l'appétit, et leur grignotage, contrairement à celui d'aliments protéinés, ne diminue pas l'importance du repas suivant et ne repousse pas son horaire.

• Enfin, les lipides d'origine animale, beurre, charcuterie, fromages gras dont la teneur en acides gras saturés et en cholestérol est élevée, représentent une menace potentielle pour le cœur. Pour cette raison, ils ne peuvent en aucune occasion, comme ce fut le cas pour le régime Atkins et ceux qui s'en inspirèrent, bénéficier d'une totale liberté de consommation.

### Les protides

Les protides représentent le troisième nutriment universel. Ils forment un large groupe de produits azotés parmi lesquels se distingue la classe des protéines, les plus longues molécules entrant dans la constitution des êtres vivants. Les aliments les plus riches en protéines proviennent du règne animal. Leur source la plus prestigieuse est la viande.

De toutes les viandes animales, c'est le cheval qui contient le plus de protéines. Le bœuf est déjà plus gras, mais certains morceaux maigres en sont tout aussi pourvus.

Les viandes de mouton et d'agneau sont nettement plus persillées et leur infiltration en graisse qui atténue leur couleur réduit leur teneur en protéines.

Enfin, le porc, encore plus gras, n'est plus assez riche en protéines pour appartenir au groupe restreint des aliments essentiellement protéinés.

Les abats d'animaux sont très riches en protéines, très pauvres en graisses et en glucides à l'exception du foie qui contient une petite dose de sucre.

La volaille, à l'exception de l'oie et du canard de basse-cour, offre une viande relativement maigre et très riche en protéines, notamment la dinde et certains morceaux maigres du poulet comme le blanc.

Les poissons, notamment les poissons blancs particulièrement maigres comme la sole, la raie, le cabillaud ou le colin, sont une mine de protéines de très haute valeur biologique. Les poissons des mers froides tels le saumon, le thon, la sardine ou le maquereau ont une chair plus grasse, ce qui réduit légèrement leur teneur en protéines ; ils n'en restent pas moins d'excellents fournisseurs de protéines, rares générateurs d'onctuosité de bouche et éminemment protecteurs de la santé cardiovasculaire.

Les crustacés et coquillages sont à la fois maigres et sans glucides, donc riches en protéines. Les crustacés sont traditionnellement déconseillés pour leur teneur en cholestérol, mais ce dernier est concentré dans le corail de la tête de l'animal et non dans la chair, ce qui permet de consommer sans crainte crevettes, crabes et autres fruits de mer, si l'on prend la précaution d'en écarter le corail.

L'œuf est une source intéressante de protéines. Le jaune est mêlé à des lipides et à suffisamment de cholestérol pour devoir en éviter l'abus en cas de prédisposition. En revanche, le blanc est la plus pure et la plus complète des protéines connues, ce qui lui confère le statut de protéine de référence permettant de classer toutes les autres protéines.

Les protéines végétales se trouvent dans la plupart des céréales et des légumineuses, mais elles sont beaucoup trop riches en glucides pour pouvoir être intégrées à un régime qui tire son efficacité de sa pureté en protéines. De plus, mis à part le soja, ces protéines végétales ont une médiocre valeur biologique et manquent cruellement de certains acides aminés indispensables, ce qui interdit leur emploi exclusif prolongé. Comment peut-on alors être végétarien ? Tout dépend de la définition de ce mot. Si c'est se contenter de supprimer la viande rouge, il existe tant d'autres sources animales comme le poisson, les fruits de mer, les œufs et les laitages, assurant un apport très largement suffisant. Si c'est tout ce qui est issu d'un animal qui a vécu et a été abattu pour s'en nourrir, cela devient plus difficile car il ne reste plus que les œufs et les laitages, mais c'est possible et suffisant pour celui qui ne cherche pas à maigrir.

Enfin, si c'est le tout végétal, le régime que je propose devient très difficile à suivre car il ne laisse d'autre choix que les protéines végétales incomplètes : il faut marier habilement les céréales et les légumineuses pour parvenir à trouver l'ensemble des acides aminés sans la totalité desquels il n'est pas possible de fabriquer les protéines vitales.

### L'homme est un chasseur carnivore

Il est important de savoir que l'homme a émergé de sa condition animale en devenant carnivore. Ses ancêtres simiesques, à l'exemple des grands singes anthropoïdes actuels, étaient essentiellement végétariens même si, occasionnellement, certains d'entre eux n'hésitaient pas à chasser d'autres animaux pour se nourrir. C'est donc en devenant un chasseur collectif et par là un consommateur de viande qu'il a pu acquérir ses facultés purement humaines. Son organisme possède donc tout un système digestif et éliminatoire qui lui permet encore aujourd'hui une consommation non limitée de viandes et de poissons. Nous sommes faits pour consommer de la chair animale, viandes, poissons ou volatiles, tant sur le plan métabolique que psychologique. Oui, nous pouvons nous en passer, il est possible de vivre sans chasser et sans se nourrir de chair animale MAIS nous abandonnons de ce fait une partie de ce que notre nature attend et nous réduisons le retentissement émotionnel que notre corps est programmé pour produire quand nous lui apportons ce qu'il attend. Ce que je vous dis là peut vous sembler anodin mais c'est tout simplement crucial car la finalité d'un organisme vivant animal ou humain est de vivre dans une adéquation entre ce pourquoi il a été fait et ce qu'il fait.

## Digestion, déperdition calorique et rassasiement

La digestion des protéines est la plus longue et la plus laborieuse de toutes les catégories d'aliments. Il faut plus de trois heures pour désintégrer et assimiler des protéines. La raison en est simple. Ses molécules sont de longues chaînes aux maillons fortement soudés nécessitant l'action combinée d'une bonne mastication, d'une laborieuse trituration mécanique de l'estomac et surtout de l'attaque conjuguée de différents sucs (gastrique, biliaire et pancréatique) pour venir à bout de leur résistance.

Ce long travail d'extraction des calories coûte très cher à l'organisme et l'on a calculé que pour parvenir à soutirer 100 calories d'un aliment protidique, il fallait en dépenser près de 30. On résume cette particularité en disant que l'action dynamique spécifique des protéines est de 30 %, alors qu'elle n'est respectivement que de 12 % pour les lipides et de 7 % pour les glucides.

Ce qu'il convient de retenir de cela, c'est que lorsqu'un candidat à l'amaigrissement consomme de la viande, du poisson ou un yaourt maigre, le simple fait de le digérer et de l'assimiler lui impose un travail, une perte de calories qui réduit l'apport énergétique de son repas. Cette caractéristique lui est donc particulièrement favorable. Nous y reviendrons plus longuement lors de l'explication du mode d'action du régime des protéines pures.

De plus, la lenteur de cette digestion et assimilation retarde la vidange gastrique et augmente la sensation de réplétion et de rassasiement.

### Le seul nutriment vital et indispensable à chaque repas

Des trois nutriments universels, seules les protéines sont indispensables à notre existence.

Le glucide est des trois nutriments le moins nécessaire car l'organisme humain sait fabriquer du glucose, c'est-à-dire du sucre, à partir de viande ou de corps gras. C'est ce qui se passe lorsque, privés d'aliments ou au régime, nous puisons de la graisse de nos réserves pour la transformer en glucose indispensable au fonctionnement de nos muscles et de notre cerveau.

Il en va de même des lipides, que l'obèse est expert dans l'art de fabriquer et de stocker à partir de ses excès de sucreries ou de viandes.

En revanche, l'homme ne dispose pas des moyens métaboliques de synthétiser des protéines.

Or le simple fait de vivre, d'assurer la maintenance du système musculaire, le renouvellement des globules rouges, la cicatrisation des plaies, la pousse des cheveux et jusqu'au fonctionnement de la mémoire, toutes ces opérations vitales nécessitent des protéines, un minimum quotidien d'un gramme par kilo de poids corporel.

En cas d'insuffisance d'apport, l'organisme est contraint de puiser dans ses propres réserves, principalement ses muscles mais aussi sa peau ou même ses os. C'est ce qui se passe lorsque l'on suit des régimes déraisonnables tels le jeûne hydrique à base d'eau et de rien d'autre ou le régime de Beverly Hills, composé exclusivement de fruits exotiques, célèbre régime des stars d'Hollywood qui ont dû y laisser, si elles l'ont réellement suivi, une part notable de leur pouvoir de séduction.

Depuis peu en Europe et venant des États-Unis, une mode qualifiée de «détox» ou de régime Détox donne à croire que l'on détoxifie son organisme en ne mangeant pendant quelques jours que des légumes et des fruits. Quand on sait de manière scientifiquement prouvée qu'au-delà de huit heures de vie sans ingestion de protéines de bonne qualité, l'organisme doit pour des raisons vitales puiser dans sa réserve musculaire, on mesure l'incongruité de telles propositions qui n'ont d'autre intérêt que marketing et poudre aux yeux.

Le candidat à l'amaigrissement doit donc savoir qu'un régime, aussi restrictif soit-il, ne doit jamais fournir moins d'un gramme de protéines par jour et par kilo de son propre poids, et surtout que cet apport doit être réparti uniformément sur les trois repas. Un petit déjeuner insuffisant, un repas de midi composé d'un chausson aux pommes et d'une barre chocolatée et un souper formé d'une pizza et d'un fruit sont autant de repas carencés en protéines et autant d'occasions de faner sa peau et de détériorer la consistance générale de son corps.

### Faible valeur calorique des protéines

Un gramme de protéines ne fournit que quatre calories, deux fois moins que le corps gras mais autant que le sucre. Toutefois, la grande différence tient au fait que les aliments les plus riches en protéines n'en sont jamais aussi concentrés que le sucre de table peut l'être en glucides, ou que l'huile ou le beurre peuvent l'être en lipides.

Toutes les viandes, poissons et autres protéines alimentaires ne fournissent que 50 % de protéines assimilables, le reste n'est que déchet ou tissu annexe inutilisable. Une escalope de dinde ou un bifteck de 100 grammes ne fournissent donc que 200 calories, et lorsque l'on se souvient que l'organisme doit encore fournir 30 % de la valeur calorique, soit 60 calories pour simplement les assimiler, il ne reste plus de ces aliments savou-reux et rassasiants que 140 calories, soit la valeur d'une simple cuillerée à soupe d'huile que l'on juge si inoffensive en la jetant sur quelques feuilles de salade. C'est là, sur cette simple consta-tation, que l'on aperçoit l'importance capitale que peut pren-dre l'utilisation d'un régime qui oserait, pour une période limi-tée, ne proposer que des protéines.

### Deux inconvénients des protéines

• **Des aliments coûteux :** le prix de revient des aliments protéinés est relativement élevé : la viande, le poisson, les fruits de mer peuvent grever un budget modeste. Les œufs, la volaille, les abats sont plus abordables mais demeurent tout de même coûteux. Fort heureusement, depuis quelques décades, l'arrivée des laitages à 0 % MG a permis de fournir des protéines d'ex-cellente qualité à des prix qui permettent de compenser la cher-té du repas protéique.

• **Des aliments riches en déchets :** contrairement à la plupart des autres aliments, les aliments protéiques ne sont pas totale-ment désintégrés et, au terme de leur dégradation, subsiste dans l'organisme un certain nombre de déchets, tel l'acide uri-que, qui doivent être éliminés. En théorie, une consommation élevée de ces aliments serait donc censée augmenter la teneur de ces déchets et gêner des personnes qui y seraient sensibles ou prédisposées. En pratique, l'organisme humain, et tout parti-culièrement le rein, possède un certain nombre de mécanismes d'élimination qui s'acquittent parfaitement de cette tâche, mais pour la réaliser, le rein a impérativement besoin d'une quantité accrue d'eau. Il filtrera le sang de son acide urique à la condi-tion expresse d'intensifier sa consommation habituelle d'eau.

J'ai eu l'occasion de recenser une soixantaine de cas de sujets prédisposés à la goutte ou ayant eu des calculs d'acide urique et ayant suivi un régime riche en protéines tout en acceptant d'y associer une consommation quotidienne de trois litres d'eau.

Ceux qui suivaient un traitement de protection l'ont conservé, les autres n'y ont pas été soumis.

Aucun d'entre eux n'a vu son taux d'acide urique s'élever au cours de ce régime. Un tiers a même vu son taux se réduire.

Il est donc essentiel de penser à boire au cours de toute alimentation riche en protéines, surtout lors des phases composées exclusivement d'aliments protéinés.

L'occasion est bonne de traiter d'un procès qui est fait aux protéines par les éternels grincheux et pourvoyeurs de rumeurs laissant entendre que les aliments riches en protéines pourraient fatiguer, voire abîmer les reins. Les mêmes empêcheurs de tourner en rond ont prolongé leur offensive en affirmant que l'eau elle-même pouvait se révéler toxique pour le rein à la dose de 1,5 litre par jour ! En plus de 35 ans d'exercice et de pratique quotidienne de ce régime librement ouvert aux aliments protéinés et en insistant sur l'obligation de boire au moins 1,5 litre d'eau, je n'ai jamais eu l'ombre d'une contestation. J'ai même recueilli 30 cas de patients n'ayant qu'un seul rein et qui ont maigri sans jamais noter de modification de leurs marqueurs rénaux. En dehors des perpétuels Cassandre et des convoyeurs de rumeurs, il existe aussi des méchants, des jaloux et surtout, des personnes qui auraient bien besoin de maigrir mais qui n'en ont pas le courage et qui tentent d'empêcher les autres de l'entreprendre. À ceux-là, je dis rejoignez-nous et allons boire ensemble !

**En conclusion,** il convient de mettre en évidence un certain nombre de principes fondamentaux qu'un bon régime amaigrissant se doit de respecter :

• Le grand ennemi de celui ou de celle qui s'apprête à entamer un régime amaigrissant est sans conteste le lipide ou corps gras tant animal que végétal. Sans même tenir compte de la teneur en lipides des viandes et des poissons, le seul décompte des huiles de sauces et de friture, du beurre ou de la crème de préparation des garnitures ainsi que des graisses de fromages et de charcuteries, suffit à accorder à ces lipides la palme de l'apport calorique. Un régime efficace et cohérent doit donc commencer par réduire ou éliminer les aliments qui en sont riches. On ne peut perdre sa graisse en mangeant celle des autres !

• Il faut aussi savoir que les graisses animales sont les seuls pourvoyeurs de cholestérol et de triglycérides. Il convient donc de les réduire systématiquement en cas de prédisposition au risque cardiovasculaire et à l'hypercholestérolémie.

• L'autre ennemi du candidat à la minceur est le glucide simple. Non pas le sucre lent de la céréale complète ou de la légumineuse mais le sucre rapide, le sucre de table d'assimilation parfois instantanée et dont la seule présence facilite le passage et l'absorption du reste. Camouflé derrière son goût sucré, aliment de grignotage par excellence, il peut faire oublier sa haute concentration en calories.

• Les protéines ont une valeur calorique modérée : quatre calories au gramme.

• Les aliments les plus riches en protéines comme la viande ou le poisson possèdent une trame de tissu conjonctif très résistante à la digestion qui rend leur assimilation incomplète. Le manque à gagner énergétique lié à cette caractéristique des protéines est une manne pour le gros au régime qui est par définition un grand assimilateur de calories, faisant habituellement son miel de toute nourriture.

• L'action dynamique spécifique des protéines représente le coût calorique de leur désintégration au cours de la digestion. Cette dépense est à retrancher de leur apport énergétique et réalise une économie supplémentaire de 30 %, bien supérieure à celles de tous les autres aliments.

• Ne jamais pratiquer un régime comprenant moins de 60 à 80 grammes de protéines pures sous risque de piller ses propres muscles ou de faner sa peau.

• Ne pas craindre l'acide urique, déchet naturel des protéines, totalement éliminé par l'adjonction quotidienne de 1,5 litre d'eau.

• Se souvenir que plus l'assimilation d'un aliment est lente, plus tardivement réapparaîtra la faim.

Les aliments sucrés sont les plus rapidement et les plus massivement absorbés et assimilés, viennent ensuite les aliments gras et seulement après les protéines. Ceux qui sont perpétuellement traqués par la faim tireront eux-mêmes leurs conclusions.

# LES PROTÉINES PURES

## LE MOTEUR DU PLAN DUKAN

Avant d'aller plus avant, laissez-moi m'expliquer sur ce qui pourrait vous sembler présomptueux : parler d'un régime en lui accolant mon nom. En 2000, j'avais nommé ce plan « Protal » parce qu'il alternait des phases de protéines et de protéines + légumes. Au fil des ans, mon public m'a fait l'honneur de donner mon nom à ce régime. Il existe aujourd'hui des sites de dukaniennes, de dukanettes, de dukanons, la dudufamily…, des preuves de proximité affective que ma fille, mon amour de fille, Maya, si jalouse de son père, n'apprécie pas mais qui font mon bonheur. Alors, je prends cette liberté mais vous en connaissez désormais les raisons.

Le plan Dukan est composé de quatre régimes successifs qui s'articulent l'un à l'autre pour conduire le gros au poids fixé et lui permettre d'y rester. Ces quatre régimes successifs et d'ouverture progressive sont conçus pour entraîner respectivement :

• Le premier, un démarrage éclair et une perte de poids intense et stimulante.

• Le deuxième, un amaigrissement régulier conduisant d'un seul tenant jusqu'au poids désiré : le Juste Poids de chacun.

• Le troisième, une consolidation du poids fraîchement acquis et encore instable pendant une durée fixée à 10 jours pour chaque kilo perdu.

• Le quatrième, une stabilisation définitive au prix de trois mesures simples, concrètes, directives, hyperefficaces mais non négociables et à suivre à vie : le jeudi protéiné, l'abandon des ascenseurs et les 3 cuillerées à soupe de son d'avoine.

Chacun de ces quatre régimes a un mode d'action et une mission particulière à accomplir, mais tous quatre tirent leur force et leur efficacité décroissante de l'utilisation des protéines, d'abord pures en attaque, puis associées aux légumes en croisière, puis ouvertes aux aliments de la consolidation et enfin de nouveau pures mais un seul jour par semaine en stabilisation définitive.

C'est avec le premier régime utilisé pur et sans partage, sur une durée variant selon le cas de deux à sept jours, que la phase d'attaque démarre puissamment en créant un effet de surprise.

C'est ce même régime qui, utilisé en alternance, confère sa puissance et son rythme au régime des protéines alternatives menant d'un seul tenant jusqu'à l'obtention du poids désiré.

C'est lui encore qui, utilisé ponctuellement, constitue le pilier de la phase de consolidation, période de transition entre le régime strict et le non-régime.

C'est lui enfin qui, en une seule journée par semaine mais pour le reste de la vie, autorise une stabilisation définitive permettant, en échange de cet effort ponctuel, de vivre en se nourrissant sans culpabilisation ni restriction particulière les six autres jours de la semaine.

Si le bloc des 72 aliments riches en protéines peu grasses constitue le moteur de mon plan et de ses quatre régimes successifs, il nous faut maintenant, avant de passer à sa mise en pratique, décrire son mode d'action très particulier, en expliquer l'impressionnante efficacité afin d'en utiliser toutes les ressources.

Comment fonctionne le régime des protéines pures ? C'est l'objet de ce chapitre.

## *Ce régime ne doit apporter que des protéines*

**Où trouve-t-on les protéines pures?**
Les protéines forment la trame de la matière vivante, tant animale que végétale, c'est dire qu'on les trouve dans la plupart des aliments connus. Mais le régime des protéines, pour développer son mode d'action particulier et toutes ses potentialités, doit être composé d'aliments aussi proches que possible de la pureté en protéines. En pratique, mis à part le blanc d'œuf, aucun aliment ne dispose de cette pureté.

Les végétaux, aussi protéinés soient-ils, sont toujours trop riches en glucides, c'est le cas de toutes les céréales et de tous les farineux, légumineuses et divers féculents, y compris le soja, connu pour la qualité de ses protéines mais trop gras et trop riche en glucides, ce qui rend tous ces végétaux inutilisables ici.

Il en va de même de certains aliments d'origine animale, plus protéinés que les végétaux mais trop gras. C'est le cas du porc (à l'exception du filet), du mouton et de l'agneau, de certaines volailles trop grasses comme le canard et l'oie, de certains morceaux du bœuf et du veau.

Il existe cependant un certain nombre d'aliments d'origine essentiellement animale qui, sans atteindre la pureté protéique, s'en rapprochent et qui, de ce fait, seront les principaux acteurs de mon plan.

• Le cheval, à l'exception de la hampe.

• Le bœuf, à l'exception de l'entrecôte, de la côte et de tous les morceaux à braiser et à mijoter.

• Le veau à griller.

• La volaille, à l'exception du canard et de l'oie.

• Tous les poissons, y compris les poissons bleus (hareng, maquereau, sardines, saumon, thon), dont la graisse, éminemment protectrice pour le cœur et les artères humains, les rend acceptables ici.

• Les crustacés et les coquillages.

• Les œufs dont la pureté protéique du blanc est entachée par la légère teneur en graisse du jaune.

• Les laitages maigres sont très riches en protéines et totalement dépourvus de matières grasses. Ils contiennent néanmoins une petite quantité de lactose, sucre naturel du lait comme le fructose est celui des fruits. La faiblesse de cette teneur en glucides et l'importance gustative de ces aliments leur permettent cependant de conserver leur place dans cette sélection des aliments essentiellement protéinés qui composent la force de frappe de mon plan.

### Comment agissent les protéines ?

*La pureté des protéines réduit leur apport calorique*

Toutes les espèces animales se nourrissent d'aliments composés d'un mélange des trois seuls nutriments connus : les protéines, les lipides et les glucides. Mais pour chaque espèce, il existe une proportion idéale et spécifique de ces trois nutriments. Chez l'homme, elle est schématiquement de 5-3-2, soit 5 parts de glucides, 3 parts de lipides et 2 parts de protéines, composition assez proche de celle du lait maternel.

Lorsque la composition du bol alimentaire respecte ce nombre d'or spécifique, l'assimilation des calories dans l'intestin grêle s'effectue alors avec une efficacité maximum et son rendement est tel qu'il peut faciliter la prise de poids.

À l'inverse, il suffit de modifier cette proportion optimale pour perturber l'absorption des calories et réduire d'autant le rendement des aliments. Sur le plan théorique, la modification la plus radicale qui puisse se concevoir, celle qui réduirait le plus intensément l'absorption des calories, serait de restreindre l'alimentation à la consommation d'un seul nutriment.

En pratique, bien que cela ait été tenté aux États-Unis pour les glucides (régime de Beverly Hills ne fournissant que des fruits exotiques) et avec les graisses (régime Esquimau), l'alimentation réduite aux seuls sucres ou aux seules graisses est difficilement réalisable et lourde de conséquences sur la santé. L'excès de sucres faciliterait l'apparition du diabète et l'excès de graisses, en dehors de l'écœurement inévitable, constituerait un risque majeur d'encrassement du système cardiovasculaire. De plus, l'absence de protéines indispensables à la vie obligerait l'organisme à les prélever sur ses réserves musculaires.

L'alimentation limitée à un seul nutriment n'est donc concevable que pour les protéines, solution à la fois acceptable sur le plan gustatif, évitant le risque d'encrassement artériel et qui, par définition, exclut toute carence protidique.

Lorsque l'on parvient à instaurer une alimentation limitée à l'unique nutriment protéique, l'organe assimilateur a le plus grand mal à travailler sur un bol alimentaire pour lequel il n'est pas programmé, et ne peut profiter pleinement de son contenu calorique. Il se retrouve dans la situation d'un moteur «deux temps» de scooter ou de bateau conçu pour fonctionner avec un mélange d'essence et d'huile, que l'on tenterait d'utiliser avec de l'essence pure et qui, après avoir pétaradé, s'étoufferait faute de pouvoir utiliser son carburant.

De la même manière, lorsque l'organisme se nourrit d'aliments à très forte composante protéique, il se contente de prélever les protéines indispensables à sa survie et à l'entretien prioritaire de ses organes (muscles, globules, peau, cheveux, ongles) et utilise mal et peu le reste des calories fournies.

### L'assimilation des protéines entraîne une forte dépense calorique

Pour comprendre cette deuxième propriété des protéines qui contribue à l'efficacité du régime, il est nécessaire de se familiariser avec la notion d'ADS ou action dynamique spécifique des aliments. L'ADS représente l'effort ou la dépense que doit investir l'organisme pour désintégrer un aliment jusqu'à le réduire à l'état de chaînon de base, seule forme sous laquelle il est admis à passer dans le sang. Cela représente un travail dont l'importance varie avec la consistance et la structure moléculaire de l'aliment.

Lorsque vous consommez 100 calories de sucre de table, glucide rapide par excellence composé de molécules simples et peu agrégées, vous l'assimilez rapidement, et ce travail d'absorption ne coûte que 7 calories à l'organisme. Il en reste donc 93 d'utilisables. L'ADS des hydrates de carbone est de sept pour cent.

Lorsque vous consommez 100 calories de beurre ou d'huile, l'assimilation est un peu plus laborieuse et ce travail vous coûte 12 calories, ne laissant à l'organisme que 88 calories résiduelles. L'ADS des lipides passe alors à 12 %.

Enfin, pour assimiler 100 calories de protéines pures, blanc d'œuf, poisson maigre ou fromage frais maigre, l'addition est énorme car les protéines sont composées d'un agrégat de très longues chaînes de molécules dont les chaînons de base, les acides aminés, sont liés entre eux par un ciment très fort qui exige un travail infiniment plus coûteux. Cette dépense calorique de simple absorption est de 30 calories, ne laissant plus à l'organisme que 70 calories, soit une ADS de 30 %.

L'assimilation des protéines, véritable travail interne, est responsable d'un dégagement de chaleur et d'une élévation de la température du corps. C'est la raison pour laquelle il est déconseillé de se baigner en eau fraîche après un repas riche en protéines, l'écart de température pouvant occasionner une hydrocution.

Cette caractéristique des protéines, gênante pour les baigneurs pressés, représente une bénédiction pour le gros si doué dans l'art d'assimiler les calories. Elle va lui permettre de réaliser une économie indolore qui lui permettra de se nourrir plus confortablement sans en subir la sanction immédiate.

En fin de journée, pour une consommation protéique de 1 500 calories, ce qui représente un apport substantiel, il ne reste plus dans l'organisme après digestion que 1 000 calories. C'est là l'une des clefs du plan Dukan et l'une des raisons structurelles de son efficacité. Mais ce n'est pas tout…

### Les protéines pures réduisent l'appétit

En effet, l'ingestion d'aliments sucrés ou de corps gras, facilement digérés et assimilés, génère une satiété superficielle, vite submergée par le retour de la faim. Des études récentes ont ainsi prouvé que le grignotage d'aliments sucrés ou gras ne retardait ni la survenue de la faim, ni les quantités ingérées lors du repas suivant. En revanche, le grignotage effectué avec des aliments protéinés repoussait l'heure du repas suivant et y réduisait les quantités ingérées.

De plus, la consommation exclusive d'aliments protéinés entraîne la production de corps cétoniques, puissants coupe-faim naturels responsables d'une satiété durable. Après deux ou trois jours d'une alimentation limitée à des protéines pures, la faim disparaît totalement et le plan Dukan peut être poursuivi en évitant la menace naturelle qui pèse sur la plupart des autres régimes : la faim.

### Les protéines pures combattent l'œdème et la rétention d'eau

Certains régimes ou types d'alimentation sont connus pour être « hydrophiles » et favoriser la rétention d'eau et les gonflements qui en sont la conséquence immédiate, c'est le cas des régimes à dominante végétale, riches en fruits, en légumes et en sels minéraux.

Les alimentations riches en protéines sont à l'opposé des régimes plutôt « hydrofuges » facilitant l'élimination urinaire et donc l'assèchement des tissus gorgés d'eau, si préoccupants en période prémenstruelle ou au cours de la préménopause.

Le régime d'attaque, composé exclusivement de protéines aussi pures que possible, est, de tous les régimes, celui qui chasse le mieux l'eau.

Cette caractéristique représente un avantage tout particulier pour la femme. En effet, lorsqu'un homme grossit, c'est principalement parce qu'il mange trop et stocke sous forme de graisse son excédent calorique. Chez la femme, le mécanisme de prise de poids est souvent plus complexe et associé à une rétention d'eau qui freine et réduit les performances des régimes.

À certains moments du cycle menstruel, dans les quatre ou cinq jours qui précèdent les règles ou à certains carrefours de la vie féminine, puberté anarchique, préménopause interminable ou même au cœur de la vie génitale sous l'effet de désordres hormonaux, les femmes, surtout celles qui sont en surcharge, se mettent à retenir l'eau et se sentent devenir spongieuses, ballonnées, le visage soufflé au réveil, ne pouvant ôter les bagues de leurs doigts boudinés et sentant leurs jambes lourdes et leurs chevilles enflées. Cette rétention s'accompagne d'une prise de poids habituellement réversible mais qui peut devenir chronique.

Il arrive même que ces femmes, pour retrouver leur ligne et éviter cet empâtement, se mettent au régime et constatent avec surprise que les petits moyens qui venaient habituellement à bout de ces surcharges demeurent inopérants.

Dans tous ces cas qui ne sont pas si rares, les protéines pures, telles qu'on les retrouve assemblées dans mon régime d'attaque, ont une action à la fois décisive et immédiate. En quelques jours, voire même en quelques heures, les tissus gorgés d'eau s'assèchent avec une sensation de bien-être et de légèreté qui se répercute aussitôt sur la balance et renforce la motivation.

*Les protéines pures augmentent la résistance de l'organisme*

Il s'agit là d'une propriété bien connue des nutritionnistes et remarquée depuis toujours par le profane. Avant l'éradication antibiotique de la tuberculose, l'une des bases classiques du traitement était la suralimentation avec augmentation notable de la proportion des protéines. À Berck, on forçait même les jeunes adolescents à boire du sang animal. Aujourd'hui, les entraîneurs conseillent une alimentation à forte teneur protéique aux sportifs qui sollicitent beaucoup leur organisme. Les médecins en font autant pour augmenter la résistance à l'infection, dans les anémies ou pour accélérer la cicatrisation des plaies. Il est utile de se servir de cet avantage car l'amaigrissement, quel qu'il soit, affaiblit toujours un peu l'organisme. J'ai personnellement remarqué que la période inaugurale du plan, composée exclusivement de protéines aussi pures que possible était sa phase la plus stimulante. Certains patients m'ont même signalé qu'elle avait sur eux un effet euphorisant, tant physique que mental et ce, dès la fin de la deuxième journée.

### Les protéines pures permettent de maigrir sans perte musculaire ni ramollissement de la peau

Ce constat n'a rien de surprenant si l'on sait que la peau, son tissu élastique ainsi que l'ensemble des muscles de l'organisme sont essentiellement constitués de protéines. Un régime insuffisamment pourvu en protéines obligerait le corps à utiliser celles de ses propres muscles et de sa peau, faisant perdre à cette dernière son élasticité, sans parler de la fragilisation des os souvent déjà menacés de la femme ménopausée. La conjugaison de ces effets produit un vieillissement des tissus, de la peau, des cheveux et de l'apparence générale souvent remarqué par l'entourage et qui peut à lui seul faire interrompre prématurément le régime.

À l'inverse, un régime riche en protéines et, a fortiori, un régime composé exclusivement de protéines comme celui qui inaugure le plan Dukan, a peu de raison de s'attaquer aux réserves de l'organisme puisqu'il en fournit massivement. Dans ces conditions, l'amaigrissement rapide et tonifiant conserve aux muscles leur fermeté et à la peau son éclat et permet de maigrir sans trop vieillir.

Cette particularité du plan Dukan peut paraître secondaire aux femmes jeunes et rondes, musclées et à peau épaisse, mais elle devient capitale pour des femmes qui s'approchent de la cinquantaine et donc de la ménopause ou qui ont la malchance de posséder une musculature réduite ou surtout une peau délicate et fine. Car, c'est l'occasion d'en parler, on voit aujourd'hui trop de femmes qui gèrent leur silhouette avec pour seul repère la balance. Le poids ne peut et ne doit pas jouer ce rôle exclusif, l'éclat de la peau, la consistance des tissus et la tonicité générale du corps sont autant de paramètres qui interfèrent dans l'image extérieure d'une femme.

## *Ce régime doit être très riche en eau*

Le problème de l'eau est toujours un peu déroutant. Des avis, des bruits circulent à son sujet, mais très souvent, il se trouve un avis pseudo-autorisé pour affirmer le contraire de ce que vous avez entendu la veille.

Or, le problème de l'eau n'est pas un simple concept de marketing diététique, un hochet destiné à amuser les candidats à l'amaigrissement. C'est une question de première importance qui, malgré l'immense effort combiné de la presse, des médecins, des marchands d'eaux et du simple bon sens, n'a jamais réellement convaincu en profondeur le public et en particulier le sujet au régime.

Pour simplifier, il peut sembler essentiel et prioritaire de brûler ses calories pour obtenir une fonte des réserves de graisses, mais cette combustion pour nécessaire qu'elle soit n'est pas suffisante. Maigrir, c'est tout autant brûler qu'éliminer.

Que penserait une ménagère d'une lessive ou d'une vaisselle lavée mais non rincée ? Il en va de même d'un amaigrissement et il est indispensable que sur ce sujet précis, les choses soient claires. Un régime qui ne s'accompagne pas d'une ration d'eau suffisante est un mauvais régime, non seulement peu efficace, mais qui s'accompagne d'une accumulation de déchets nuisibles.

## L'eau purifie et améliore les résultats du régime

Un simple constat d'évidence montre que plus l'on boit, plus on urine et plus le rein a la possibilité d'éliminer les déchets provenant des aliments brûlés. L'eau est donc le meilleur des diurétiques naturels. Il est surprenant de constater combien peu de gens boivent suffisamment.

Les mille sollicitations du quotidien retardent puis finissent par occulter la sensation naturelle de soif. Les jours et les mois passant, celle-ci disparaît et ne joue plus son rôle d'avertisseur de la déshydratation des tissus.

Bien des femmes, aux vessies plus sensibles et petites que celles des hommes, hésitent à boire pour éviter les déplacements incessants ou les besoins intempestifs lors d'occupation professionnelle ou au cours des transports ou même par allergie aux toilettes communes.

Or ce qui peut être accepté dans des conditions ordinaires ne l'est plus au cours d'un régime amaigrissant, et si les arguments d'hygiène s'avèrent illusoires, il en existe un qui finit toujours par convaincre, c'est celui-ci :

Tenter de maigrir sans boire est non seulement toxique pour l'organisme mais peut réduire ou même bloquer totalement la perte de poids et réduire à néant bien des efforts.

Pourquoi ?

Parce que le moteur humain qui consume ses graisses au cours d'un régime fonctionne comme n'importe quel moteur à combustion. L'énergie brûlée dégage de la chaleur et des déchets.

Si ces déchets ne sont pas régulièrement éliminés en amont par le rein, leur accumulation en aval finit tôt ou tard par interrompre la combustion et interdire toute perte de poids, et ce, même avec un régime parfaitement suivi. Il en irait de même pour un moteur de voiture dont on obturerait le pot d'échappement ou pour un feu de cheminée dont on ne nettoierait pas les cendres, tous deux finiraient par s'étouffer et s'éteindre sous l'amoncellement des déchets.

Les errances nutritionnelles du gros et l'accumulation de mauvais traitements et de régimes excessifs ou incohérents finissent par rendre ses reins paresseux. Plus que tout autre, l'obèse a donc besoin d'importantes quantités d'eau pour remettre en fonction ses organes d'excrétion.

Au début, l'opération peut sembler désagréable et fastidieuse, surtout l'hiver, mais en insistant, l'habitude finit par s'installer et, renforcée par l'agréable sensation de se laver intérieurement et de mieux maigrir, finit souvent par redevenir un besoin.

### Eau et protéines pures conjuguées exercent une puissante action sur la cellulite

Cette propriété ne concerne que les femmes car la cellulite est une graisse sous influence hormonale qui s'accumule et demeure emprisonnée aux endroits les plus féminins de l'organisme : les cuisses, les hanches et les genoux.

Dans cette affection rebelle où le régime est bien souvent impuissant, j'ai personnellement constaté que le régime des protéines pures couplé à une réduction du sel et à une consommation intensifiée d'eau peu minéralisée permettait d'obtenir une perte de poids plus harmonieuse avec amincissement modéré mais réel de zones aussi rebelles que la culotte de cheval ou l'intérieur des genoux.

Comparée à d'autres régimes suivis par une même patiente à des moments différents de sa vie, cette combinaison est celle qui, pour un même poids perdu, fournit la meilleure réduction globale du tour de bassin et de cuisses.

Ces résultats s'expliquent par l'effet hydrofuge des protéines et l'intense filtration du rein sous l'apport massif d'eau. L'eau pénètre tous les tissus, y compris dans la cellulite. Elle y entre pure et vierge et en ressort salée et chargée de déchets. À cette action de dessalement et de dégorgement s'ajoute le puis-

sant effet de combustion des protéines pures, le tout concou-
rant à une action, certes modeste et partielle, mais rare et se
distinguant de la plupart des autres régimes qui n'ont aucun
effet propre sur la cellulite.

### À quels moments faut-il boire de l'eau ?

De nombreux reliquats d'information d'un autre âge mais encore en vigueur dans l'inconscient collectif persistent à laisser
croire qu'il est préférable de boire en dehors des repas pour
éviter la séquestration de l'eau par les aliments.

Non seulement cet évitement des repas n'a pas de fondement physiologique mais dans bien des cas il fonctionne à
contre-emploi. Ne pas boire au cours des repas, au moment où
la soif survient et où il est si facile et agréable de boire, fait peser
le risque d'éteindre la soif et, sous le feu des activités quotidiennes, d'oublier de boire le reste de la journée.

Lors du régime Dukan et tout spécialement au cours de sa
période d'attaque par les protéines pures, il est indispensable,
sauf en cas exceptionnel de rétention d'eau d'origine hormonale ou d'insuffisance rénale, de boire 1,5 litre d'eau, si possible
minérale mais aussi sous n'importe quelle autre forme de liquide, thé, café ou tisane.

Un bol de thé au petit déjeuner, un grand verre dans la
matinée, deux autres au dîner et un café en fin de repas, un
verre dans l'après-midi et deux verres au souper, voilà deux litres facilement bus.

De nombreuses patientes m'ont affirmé que pour boire sans
soif, elles avaient pris l'habitude peu élégante, mais à leurs dires
efficace, de boire directement à la bouteille.

### Quelle eau boire ?

• Les eaux les plus appropriées à la période d'attaque, purement protéinée, sont des eaux peu minéralisées, légèrement
diurétiques et laxatives. Les plus connues sont les eaux de Vittel, d'Évian, de Volvic ou Amaro. Évitez donc les eaux de Vichy

et de Badoit, la San Pellegrino et la Saint-Justin qui sont de bonnes eaux mais qui sont trop salées pour être bues en si grandes quantités.

• Pour ceux qui ont l'habitude de boire de l'eau du robinet, ils peuvent continuer, l'essentiel résidant davantage dans la quantité bue, suffisante à elle seule à réveiller le rein, que dans la composition particulière de cette eau.

• Il en va de même de toutes les infusions et tisanes diverses, thé, verveine, tilleul ou menthe, qui séduiront ceux qui sont habitués à leur rituel de tasse et surtout qui préfèrent boire chaud, notamment en hiver pour se réchauffer.

• En ce qui concerne les boissons gazeuses, toutes les boissons gazeuses légères, à l'exception de l'Orangina léger, délicieux mais qui a quelques minuscules calories de plus aux 100 grammes que les autres, je les considère toutes comme des alliées majeures dans la lutte contre le surpoids. Toutefois, le Coca-Cola léger est le leader incontesté du marché puisque sa diffusion égale aujourd'hui celle de sa version classique fortement sucrée. Pour moi, non seulement je l'autorise, mais je le conseille. Et ce, pour plusieurs raisons. Tout d'abord, il permet bien souvent de boucler les deux litres de liquides préconisés. De plus, sa teneur en sucres et en calories est pratiquement nulle, une calorie par verre équivaut à peine à la valeur d'une cacahuète par bouteille familiale. Enfin et surtout, le Coca léger est, tout comme le traditionnel, un mélange savant de saveurs intenses dont l'usage répété, notamment chez le grignoteur en mal de sensations de sucré, peut en réduire l'envie. Bien des patientes m'ont affirmé avoir été aidées au cours de leur régime par l'usage réconfortant et ludique de ces boissons gazeuses.

Une seule exception à l'usage des boissons gazeuses légères, le régime de l'enfant ou de l'adolescent dont l'expérience prouve qu'à ces âges, l'effet de substitution du « faux sucre » joue mal et ne réduit que très peu la demande de sucré. De plus, cet usage non limité du sucré peut installer une habitude de boire sans soif pour le seul plaisir, habitude pouvant prédisposer à des dépendances ultérieures plus préoccupantes.

**L'eau est un authentique rassasiant naturel**
Dans le langage courant, on assimile souvent la sensation de creux à l'estomac à celle de faim, ce qui n'est pas tout à fait faux. L'eau bue au cours du repas et mêlée aux aliments augmente le volume total du bol alimentaire et crée une distension de l'estomac et une sensation de réplétion qui sont les premiers signes du rassasiement et de la satiété. Raison supplémentaire de boire à table, mais l'expérience prouve que cet effet d'occupation et de gestuelle de mise en bouche fonctionne aussi en dehors des repas, par exemple au cours de la zone horaire la plus dangereuse de la journée, entre 17 et 20 heures. Un grand verre de boisson quelle qu'elle soit suffit bien souvent à modérer des envies alimentaires.

Aujourd'hui, un nouveau type de faim fait son apparition parmi les populations les plus riches du monde, la faim auto-imposée de l'Occidental assailli par la gamme infinie d'aliments dont il dispose, mais auxquels il ne peut toucher sans vieillir ni périr.

Il est surprenant de constater qu'à l'heure où individus, institutions et laboratoires pharmaceutiques rêvent de découvrir le coupe-faim idéal et efficace, il y ait une majorité d'êtres puissamment concernés qui ignorent ou, pire, refusent d'utiliser un moyen aussi simple, pur et avéré que l'eau pour apaiser leur appétit.

## *Ce régime doit être pauvre en sel*

Le sel est un élément indispensable à la vie et il est présent à des degrés divers dans n'importe quel aliment. Aussi, le sel d'ajout est toujours superflu, ce n'est qu'un condiment qui améliore le goût des aliments, aiguise l'appétit et s'utilise trop souvent par habitude.

### Le régime pauvre en sel ne présente aucun danger

On peut et l'on devrait même vivre toute la vie avec un régime pauvre en sel. Cardiaques, insuffisants rénaux et hypertendus vivent en permanence avec un régime pauvre en sel sans jamais présenter de carences. Une précaution concerne cependant les sujets naturellement hypotendus habitués à vivre avec une tension basse. Un régime trop restreint en sel, surtout s'il est conjugué à une forte consommation d'eau, peut augmenter la filtration du sang, le laver et, par là même, réduire son volume et abaisser encore la tension artérielle, et si celle-ci est déjà naturellement basse, peut occasionner fatigue et sensations vertigineuses au lever rapide. Ces sujets se contenteront de ne pas resaler et éviteront de boire plus de 1,5 litre d'eau par jour.

### Une alimentation trop salée, en revanche, retient et fixe l'eau dans les tissus

Dans les pays chauds, on distribue régulièrement des cachets de sel aux travailleurs pour éviter leur déshydratation au soleil.

Chez la femme, notamment la femme sous forte influence hormonale, en période prémenstruelle ou en préménopause ou même au cours de la grossesse, de nombreuses parties du corps peuvent devenir spongieuses et retenir des quantités impressionnantes d'eau.

Chez ces femmes, ce régime, hydrofuge par excellence, développe sa pleine efficacité si l'on réduit au minimum la quantité de sel absorbée, ce qui permet à l'eau bue de traverser plus rapidement l'organisme, mesure en tout point comparable à celle qui est imposée lors d'un traitement par la cortisone.

À ce sujet, on entend souvent des personnes se plaindre de pouvoir prendre un, voire deux kilos en une soirée à la suite d'un écart de régime important. Il arrive même qu'une telle prise de poids ne soit pas même justifiée par un réel écart de régime. Lorsque l'on analyse ce repas déclencheur, on ne retrouve jamais la quantité d'aliments nécessaire à la prise de 2 authentiques kilos, soit 18 000 calories, impossibles à ingérer en un si court laps de temps. Il s'agit seulement de la conjonction d'un repas trop salé et arrosé, sel et alcool conjuguant leurs effets pour ralentir la traversée de l'eau bue. Il ne faut jamais oublier qu'un litre d'eau pèse un kilo et que neuf grammes de sel en fixent un litre dans les tissus pendant un jour ou deux.

Cela étant, si en cours de régime une raison impérieuse vous impose un repas professionnel ou familial qui oblige à déroger aux consignes, évitez à la fois de trop saler, de boire trop d'eau et surtout de vous peser le lendemain matin car une prise de poids brutale et injustifiée risque de vous décourager et de miner votre détermination et votre confiance. Attendez le lendemain ou mieux le surlendemain en intensifiant le régime, la boisson d'eau peu minéralisée et la restriction de sel, trois mesures suffisantes pour retrouver le niveau antérieur.

### Le sel aiguise l'appétit et sa réduction l'apaise

Il s'agit là d'une constatation. Les mets salés majorent la salivation et l'acidité gastrique, ce qui aiguise l'appétit.

À l'inverse, les mets peu salés stimulent peu les sécrétions digestives et n'ont pas d'action sur l'appétit. Malheureusement, l'absence de sel calme aussi la soif et le sujet au régime Dukan doit accepter de s'imposer un haut niveau de boisson dans les premiers jours de manière à amorcer le besoin d'eau et le retour de la soif naturelle.

**En conclusion,** le régime des protéines pures, régime inaugural et moteur principal des quatre régimes intégrés qui composent mon plan, n'est pas un régime comme les autres. C'est le seul qui n'utilise qu'une seule famille de nutriments et qu'une catégorie bien définie d'aliments à teneur maximum en protéines.

Dans ce régime et tout au long du déploiement du plan, toute référence aux calories et à leur décompte doit être abandonnée. En consommer peu ou beaucoup modifie peu les résultats, l'essentiel est de rester à l'intérieur de cette catégorie d'aliments.

De même, le secret revendiqué des deux premières phases proprement amaigrissantes du plan est de manger beaucoup, voire de manger préventivement, avant que la faim ne survienne, faim qui deviendra alors incontrôlable et qui ne se contentera plus des protéines autorisées mais entraînera l'imprudent vers des aliments de pure gratification, des aliments de faible valeur nutritionnelle mais à forte charge émotionnelle, du sucré et de l'onctueux, riches et déstabilisants.

L'efficacité de ce régime est donc entièrement liée à la sélection des aliments, foudroyante tant que l'alimentation est limitée à cette catégorie d'aliments, mais fortement ralentie et ramenée à la triste règle du décompte des calories si l'alimentation s'en échappe. En clair, en suivant ce régime, vous n'êtes plus dans le système des calories mais dans celui des catégories. Vous n'avez donc nul besoin de compter mais de rester à l'intérieur de ses frontières. Mais si vous sortez de la liste des aliments autorisés, vous n'avez plus droit aux quantités et il vous faut revenir au comptage du nombre de calories que vous mettez en bouche.

C'est donc un régime qui ne peut être fait à moitié. Il répond à la grande loi du tout ou rien qui explique non seulement son efficacité métabolique mais tout autant son formidable impact psychologique sur le gros qui, lui aussi, fonctionne selon cette même loi des extrêmes.

Tempérament excessif par excellence, aussi ascétique dans l'effort que relâché dans ses abandons, le gros trouve dans ce régime une démarche à son image dans chacune des quatre étapes de mon plan.

Ces affinités entre profil psychologique et structure du régime créent une rencontre dont l'importance est difficile à comprendre pour le profane mais qui, sur le terrain, est décisive. Cette adaptation réciproque génère une forte adhésion au régime qui facilite l'amaigrissement mais prend toute sa mesure au stade de la stabilisation ultime, lorsque tout repose sur un seul jour de régime de protéines par semaine, un jour de rédemption, une frappe tout aussi ponctuelle qu'efficace et qui, seule et sous cette forme, peut être acceptée par tous ceux qui luttent depuis toujours contre leur prédisposition à la surcharge.

# PRATIQUE DU PLAN DUKAN

Vous voilà parvenu au moment décisif de la mise en pratique de mon plan. Vous savez désormais tout ce qui est nécessaire à la compréhension de son mode d'action et à l'efficacité des quatre régimes qui le composent.

Dans ce préambule théorique, j'ai aussi tenté de vous faire comprendre que l'on n'est pas gros par hasard et que la prise de poids qui vous concerne et que vous désirez aujourd'hui abandonner est une partie de vous-même que vous refusez mais qui est le reflet de votre nature, de votre psychologie et donc de votre identité.

Un reflet tant de vos gènes et de votre tendance familiale à grossir que de votre histoire, tant du fonctionnement de vos métabolismes que de votre caractère, votre affectivité et vos émotions et, souvent, de cette manière particulière d'utiliser le plaisir fourni par les aliments pour amortir les petits et les grands déplaisirs de la vie.

C'est dire que cette affaire n'est pas si simple qu'il n'y paraît et explique pourquoi tant d'autres que vous, et peut-être aussi vous-même dans le passé, ont échoué et pourquoi tant de régimes s'épuisent en vain.

La lutte contre une force aussi puissante et archaïque que le besoin de manger, une force quasi animale qui vient des profondeurs, indomptable, et qui balaie tous les arguments de raison, ne peut évidemment se fonder sur un simple apprentissage rationnel de la nutrition, aussi intelligent soit-il, et l'espoir d'un autocontrôle du gros par lui-même.

Pour avoir une chance de s'opposer à la violence de l'instinct, il faut le combattre sur son terrain, avec des moyens, un langage et des arguments issus du même registre instinctif.

Le besoin de séduire, le besoin de bien-être, la peur de la maladie, le besoin d'appartenance au groupe et de se conformer aux critères ambiants relèvent de ce registre et sont les seuls remparts instinctifs aujourd'hui capables de motiver et de mobiliser le gros, mais ils s'épuisent à la première embellie, dès que l'image s'améliore, que le garrot des vêtements se desserre, que l'essoufflement aux étages s'atténue.

Mais surtout, pour qu'un régime ou mieux, un plan global, ait une chance d'être adopté et suivi par le gros, il doit utiliser un autre ressort instinctif, l'argument d'autorité.

La préconisation d'un plan pour maigrir doit donc être formulée par une autorité extérieure à lui, une volonté qui se substitue à la sienne et qui s'exprime sous forme de consignes précises, non sujettes à interprétations et non négociables et surtout maintenues sous une forme acceptable aussi longtemps que l'on entend en conserver les résultats.

J'ai bâti le plan Dukan sur la redoutable efficacité des protéines alternatives en l'ajustant au fil des ans au profil si particulier du gros, lui confectionnant un réseau de consignes sans faille qui canalise et utilise sa nature excessive et passionnée, son héroïsme et ses emballements de début et qui supplée à son inconstance dans l'effort.

J'ai aussi compris à l'usage qu'un régime unique ne pouvait à lui seul suffire à une tâche aussi complexe et j'ai donc façonné un plan où se succèdent, dans un tout global et cohérent, quatre régimes qui se relaient pour ne jamais laisser seul un instant le gros face à sa tentation et à la défaillance.

Et j'ai, encore plus récemment, compris que maigrir sans référence à la dépense physique, la plus simple et naturelle qui soit pour s'inscrire dans la durée et l'habitude, entraîne le risque de fragiliser cette entreprise. Dans un monde où la sédentarité fait partie intégrante du modèle économique de nos sociétés et où elle n'est pas simplement acceptée mais recherchée, le simple conseil de bon sens ne suffisait pas. J'ai donc pris la décision d'intégrer cette activité physique, et plus particulièrement la marche, comme un moteur à part entière de mon plan, et de ne plus simplement la conseiller mais de la PRESCRIRE sur ordonnance comme je le ferais pour un médicament.

## Période d'attaque :
### le régime des protéines pures

Quelles que soient ses modalités, sa durée et son indication, mon plan débute toujours par le régime des protéines pures, régime extrêmement particulier que j'utilise pour créer un déclic psychologique et un effet de surprise métabolique qui conjuguent leurs effets pour entraîner une première chute de poids décisive.

Je vais dès maintenant passer pour vous en revue et dans le détail tous les aliments qui vont vous accompagner dans cette première période en assortissant cette description d'un certain nombre de conseils destinés à faciliter vos choix.

**Combien de temps doit durer cette première étape éclair** pour assurer pleinement son rôle d'ouverture et de déclenchement? À cette question de toute première importance, il n'y a pas de réponse standard. Sa durée doit être adaptée à chaque cas. Elle dépend surtout du poids à perdre mais aussi de l'âge, du nombre de régimes précédemment suivis, de l'importance de la motivation et des affinités particulières pour les aliments protéinés.

Je vous donnerai aussi des indications extrêmement précises sur les résultats que vous pourrez attendre de ce régime d'attaque, qui seront, bien évidemment, liés à la parfaite observance du régime et au bon choix de sa durée.

Je vous signalerai enfin les diverses réactions pouvant être rencontrées au cours de cette période inaugurale.

## *Les aliments autorisés*

*Au cours de cette période dont la durée peut varier entre 1 et 10 jours, vous aurez droit pour vous nourrir aux 11 catégories d'aliments qui vont suivre. De ces 11 catégories, vous pourrez consommer autant d'aliments qu'il vous plaira ou vous conviendra, sans aucune limitation de quantités et quelle que soit l'heure de la journée. Vous aurez aussi la liberté de mélanger ces aliments entre eux.*

Vous pourrez choisir ceux qui vous plaisent sans toucher aux autres, voire même dans un cas limite, vous nourrir d'une seule catégorie d'aliments au cours d'un repas ou même d'une journée.

L'essentiel est de rester à l'intérieur de cette liste parfaitement définie en sachant que je la prescris depuis longtemps et que je n'y ai rien oublié.

Sachez aussi que le moindre écart, le moindre franchissement de frontière, aussi minime soit-il, agit à la manière d'une piqûre d'aiguille sur un ballon de baudruche.

Écart apparemment bénin mais qui suffit à vous faire perdre le bénéfice de cette précieuse liberté de manger sans aucune limitation.

Pour un brin de qualitatif, vous aurez perdu accès au quantitatif et vous serez tenu, pour la journée en cours, à entrer dans le décompte fastidieux des calories et à manger en vous limitant.

*Pour résumer, le mot d'ordre est donc simple et non négociable : tout ce qui est mentionné dans la liste qui va suivre est à vous et totalement à vous, ce qui ne s'y trouve pas n'est pas à vous, oubliez-le pour le moment, en sachant que dans un avenir proche, tous les aliments écartés vous reviendront.*

### Première catégorie : les viandes maigres

Par viande maigre, j'entends trois types de viande, le veau, le bœuf et le cheval pour ceux qui, de plus en plus rares, hélas, en consomment encore.

• Le bœuf : tous les morceaux à rôtir ou à griller sont autorisés, notamment le bifteck, le filet, le faux-filet, le rosbif, les morceaux du boucher, en évitant scrupuleusement l'entrecôte et la côte de bœuf, toutes deux trop grasses et persillées.

• Le veau : les morceaux conseillés sont l'escalope, le rôti de veau et le foie de veau si, pour ce dernier, votre taux de cholestérol le permet. La côte de veau est autorisée à condition de la débarrasser de la panne grasse qui l'entoure.

• Le cheval : tous ses morceaux sont autorisés à l'exception de la hampe. Le cheval est une viande saine et très maigre, consommez-la, si vous l'appréciez, sans appréhension et de préférence au repas du midi car c'est une viande extrêmement tonifiante dont la consommation trop tardive peut gêner votre sommeil.

• Le porc (à l'exception du filet) et l'agneau ne sont pas autorisés dans ce régime d'attaque qui doit être aussi pur et efficace que possible.

La préparation de ces viandes doit s'effectuer de la manière qui vous conviendra mais sans utiliser de matières grasses, sans beurre, sans huile ni crème, même allégée. Pour conserver le goût du grillé, déposez quelques gouttes d'huile sur votre poêle et faites-la briller avec un essuie-tout.

La cuisson conseillée est la grillade, mais ces viandes peuvent aussi être rôties au four ou à la rôtissoire ou préparées en papillote ou même bouillies.

Le degré de cuisson est laissé à l'appréciation de chacun mais il faut savoir que la cuisson dégraisse progressivement la viande, la rapprochant ainsi de l'idéal de la protéine pure qui sous-tend ce régime.

Le bœuf haché cru est autorisé mais les préparations en tartare ou en carpaccio doivent être confectionnées sans huile.

La viande hachée cuite ou sous forme de hamburger est à conseiller à ceux qui pourraient facilement se lasser de la viande de découpe et qui trouveraient intérêt à la préparer en boulettes amalgamées à un œuf, des herbes, des câpres et cuites au four.

Le bifteck congelé est autorisé mais veillez à ce que sa teneur en matières grasses ne dépasse pas les 10 % MG, le 15 % est trop gras pour la période d'attaque. Attention! Au comptoir des viandes préparées, il faut choisir du bœuf haché maigre ou il vaut mieux hacher soi-même un bifteck de boucher peu gras. Sinon faites-le cuire suffisamment pour lui faire dégorger une partie de sa graisse.

Je vous rappelle encore une fois que les quantités ne sont pas limitées.

### Deuxième catégorie : les abats

Dans cette catégorie, seuls le foie et la langue sont permis : foie de veau, de bœuf, de poulet et de lapin.

Les langues de veau et d'agneau, peu grasses, sont autorisées. Pour le bœuf, ne consommez que la moitié antérieure de la langue, notamment la pointe qui est la zone la plus maigre, et évitez la partie arrière qui est trop grasse.

En ce qui concerne le foie, l'intérêt de sa forte teneur en vitamines, extrêmement utile en cours de régime amaigrissant, est hélas réduit par sa richesse en cholestérol, l'excluant de l'alimentation des sujets à risque cardiovasculaire.

### Troisième catégorie : les poissons

Pour cette famille d'aliments, il n'y a aucune restriction ni limitation. Tous les poissons sont autorisés, qu'ils soient gras ou maigres, qu'ils soient blancs ou bleus, qu'ils soient frais ou congelés ou en conserve au naturel mais pas à l'huile, ou qu'ils soient fumés ou séchés.

• Tous les poissons gras et bleus sont autorisés, notamment la sardine, le maquereau, le thon, le saumon.

• Tous les poissons blancs et maigres le sont aussi tels la sole, le colin, le cabillaud, la dorade, le rouget, le bar, la morue, la raie, la truite, la goberge, la lotte et bien d'autres moins courants.

• Le poisson fumé est lui aussi autorisé, notamment le saumon fumé qui, bien que gras et luisant, n'est guère plus gras qu'un bifteck à 10 % MG. Il en va de même de la truite fumée, de l'anguille ou de l'aiglefin.

• Le poisson en conserve, très utile en cas de repas rapide ou en collation, est autorisé s'il s'agit de conserve au naturel comme le thon, le saumon, le maquereau au vin blanc consommé sans sa sauce et la sardine à la tomate.

• Enfin, le surimi, préparation d'origine japonaise à base de poisson blanc extrêmement maigre (la plupart du temps de la goberge) à saveur de crabe.

Nombreux sont mes patients et lecteurs qui ont un préjugé défavorable envers cette préparation que l'on trouve sous forme de bâtonnets ou de flocons imitant la saveur du crabe. C'est vrai que c'est un aliment reconstitué mais, pour avoir fouillé son mode de préparation, j'ai appris que c'était un aliment de bonne qualité nutritionnelle préparé dès la pêche des petits poissons blancs qui le composent sur des bateaux-usines en haute mer. D'autres me font remarquer que leur étiquetage affiche une teneur en glucides. C'est vrai mais elle n'est pas rédhibitoire car il s'agit d'amidon et que le reste de ses qualités est suffisant pour le tolérer. En effet, sa teneur en matières grasses est très basse, son usage est extrêmement pratique, il est facile à transporter, sans odeur, ne nécessitant aucune préparation ni cuisson et pouvant se croquer en grignotage, à n'importe quelle heure de la journée.

Le poisson doit se préparer sans adjonction de matières grasses mais arrosé de citron et saupoudré d'aromates, soit au four farci d'herbes et de citron, au court-bouillon, mais plutôt à la vapeur ou mieux en papillote pour conserver l'intégralité des sucs de cuisson.

### Quatrième catégorie : les fruits de mer

Dans cette classe d'aliments, je regroupe tous les crustacés et tous les coquillages.

• Les crevettes grises et roses, le crabe, le homard, langouste et langoustines, les huîtres, les moules, les palourdes, les bigorneaux et les calmars.

Il faut souvent penser à ces aliments qui diversifient l'alimentation et peuvent donner un air de fête au régime. Ils possèdent aussi un très fort pouvoir rassasiant.

### Cinquième catégorie : la volaille

• Toute la volaille est autorisée sauf les volatiles à becs plats, canard et oie, mais à la condition expresse d'être consommée sans la peau. Attention ! La cuisson se fait avec la peau que l'on enlève au dernier moment dans l'assiette pour éviter le dessèchement de la chair.

• Le poulet est la volaille la plus courante et la plus pratique lors de ce régime des protéines pures. Tous ses morceaux sont autorisés sauf la partie externe de l'aile inséparable de la peau et trop grasse. Il faut savoir toutefois qu'il existe une différence nette de teneur en matières grasses entre les différents morceaux du poulet, la partie la plus maigre étant le blanc, devançant la cuisse puis l'aile. Enfin le poulet doit être choisi aussi jeune que possible.

• La dinde sous toutes ses formes, en escalope à la poêle ou sa cuisse rôtie au four et truffée d'ail, l'autruche (steak), le dindonneau, la pintade, le pigeon, la caille sont autorisés ainsi que le gibier d'air ou d'eau comme le faisan, le perdreau et même le canard sauvage qui est maigre.

• Le lapin est une viande maigre que l'on peut consommer rôtie ou cuite à la moutarde et au fromage frais maigre.

### Sixième catégorie : les jambons dégraissés, découennés, allégés en matières grasses

On trouve depuis quelques années au comptoir des viandes froides des tranches de jambon allégé mais aussi de dinde légèrement fumés et de poulet dont la teneur en matières grasses varie entre quatre et deux pour cent, ce qui est bien plus maigre que les viandes et les poissons les plus maigres. C'est dire qu'ils sont autorisés et même conseillés en raison de leur extrême disponibilité et leur facilité d'emploi.

Il en va de même pour la viande des Grisons ainsi que la bresaola, adaptation italienne du premier, tous deux issus du filet de bœuf séché. Charcuterie particulièrement maigre et très appréciée mais hélas relativement coûteuse. Vous la trouverez en épicerie sous emballage plastique, mais bien plus savoureuse et moins salée à la découpe chez un boucher.

Les viandes allégées en matières grasses, prétranchées, propres et sans odeurs ni déchets, peuvent être aisément transportées et participer à la confection du repas du midi. De plus, si leur valeur gustative n'approche pas celle des jambons de charcuterie, leur valeur nutritionnelle est en tout point comparable. Rappelons que les jambons de charcuterie et le jambonneau ne sont pas autorisés et que les jambons crus et fumés, bien plus gras, le sont encore moins.

### Septième catégorie : les œufs

Les œufs se consomment soit durs, à la coque, ou cuits sur le plat, en omelette ou brouillés sur une poêle à revêtement anti-adhésif, c'est-à-dire sans adjonction d'huile ni de beurre.

Pour rendre leur consommation plus fine et moins monotone, vous pouvez ajouter quelques crevettes ou langoustines, ou même un peu de crabe en miettes. Il est possible aussi de les préparer en omelette avec des oignons hachés, en tortilla espagnole ou avec quelques pointes d'asperges en guise d'aromates.

Dans un régime où les aliments sont autorisés sans limitation quantitative, les œufs peuvent poser deux problèmes liés respectivement à leur teneur en cholestérol et à leur tolérance.

Les œufs sont effectivement riches en cholestérol et leur consommation excessive est déconseillée chez les sujets qui en présentent un taux sanguin anormalement élevé. Dans ces cas, il est recommandé de limiter sa consommation à trois ou quatre jaunes d'œufs par semaine, le blanc, protéine pure par excellence, pouvant être utilisé sans aucune restriction.

Dans ces cas, il peut aussi être utile de confectionner ses omelettes et ses œufs brouillés en utilisant un jaune pour deux blancs ou même que des blancs d'œufs. On trouve maintenant au comptoir des produits réfrigérés des cartons de blancs d'œufs liquides.

En ce qui concerne l'intolérance aux œufs, il existe bien une authentique allergie au jaune de l'œuf mais rarissime et parfaitement connue du patient qui la porte et qui sait l'éviter.

Bien plus fréquente est la mauvaise digestion des œufs qui est souvent et à tort attribuée à une fragilité du foie. Mis à part les œufs de mauvaise qualité ou insuffisamment frais, ce que le foie ne supporte pas, ce n'est pas l'œuf lui-même mais le beurre cuit dans lequel il est préparé.

Ainsi, si vous n'êtes pas franchement allergique et si vous les préparez sans matières grasses, vous pouvez consommer sans aucun danger un ou deux œufs par jour pendant la durée brève de ce régime d'attaque.

### Huitième catégorie : les protéines végétales

Depuis une dizaine d'années, on constate une réduction de l'appétence pour la viande, tout spécialement chez la femme. C'est la raison pour laquelle j'ai étoffé cette catégorie pour pallier cette désaffection. La plupart de ces protéines végétales nous sont parvenues d'Asie, surtout du Japon, et ont bénéficié en Occident de l'engouement actuel pour l'alimentation et la restauration japonaises. Les protéines végétales sont issues du soja et du blé.

J'ai regroupé dans ce paragraphe sept aliments très riches en protéines et pauvres en graisse. Mais seuls les deux premiers, le tofu et le seitan, ont le rapport protéines sur les deux autres nutriments (lipides et glucides) leur permettant d'être utilisés « à volonté », comme les aliments des sept catégories précédentes. Les cinq derniers, tempeh, steaks de soja ou burgers végé, protéines texturées de soja, lait et yaourt de soja, sont des aliments très intéressants mais que je réserve aux lecteurs végétariens qui ne consomment ni viandes ni poissons. Pour les non-végétariens, ces cinq aliments sont à utiliser dans le cadre des « aliments tolérés » dont l'utilisation est soumise à des conditions de poids et de fréquence.

### 1. Le tofu

Il est simple et facile de fabriquer soi-même son tofu en broyant des graines de soja dans de l'eau pour en faire du lait de soja, puis de le cailler au sel pour en faire du tofu ferme ayant la consistance d'un fromage frais. Pour en faire du soyeux, il suffit de lui ajouter un coagulant appelé « nigari » et de le chauffer. Vous trouverez le détail de ces deux recettes dans une infinité de sites de cuisine. Pour celles qui ne veulent pas refaire le monde chaque matin, le tofu se vend désormais dans tous les circuits de la grande distribution et du bio. Le tofu se présente sous deux formes : le ferme et le soyeux.

• Le tofu soyeux. C'est une base culinaire ayant la consistance du flan ou du yaourt. Il est vendu en boîte à température ambiante. Il est surtout utile pour confectionner des recettes de desserts et de pâtisseries et des quiches à base de galettes de son d'avoine. Il trouve grand intérêt dans la préparation de sauces remplaçant la mayonnaise ou la crème fraîche. Sa consistance permet de le fouetter pour concurrencer la crème fouettée.

• Le tofu ferme. Le tofu de base a la consistance d'un fromage à pâte semi-ferme. Il participe de très nombreuses recettes. Il se consomme émietté, râpé, en petits dés ou en purée pour tout type de plats, entrées ou desserts. Il est naturellement fade, mais il s'imprègne de toutes les saveurs des aliments qui l'entourent. Il se marie très bien avec la ciboulette, la sauce soja et les épices douces. Utilisez-le en dés dans les salades composées, ou dans des tartes de légumes réalisées avec du son d'avoine.

Il gagne énormément à être mariné dans la sauce de votre choix pendant quelques heures avant de le cuire. Pour mieux le gorger des saveurs de la marinade, videz-le bien de son eau en le pressant entre deux planches ou deux assiettes au moyen d'un poids.

Le tofu ferme se conserve comme la mozzarella au froid et dans l'eau, à changer tous les deux jours, pas plus de 10 jours.

Le tofu est en train de prendre racine en Occident, un peu à la manière du surimi, et il trouve une place de choix dans ma méthode. Vous pouvez désormais trouver des tofus aromatisés, des présentations aux herbes, au curry, du tofu fumé. Et même des recettes de plats comme le tofu à la provençale, à l'ail et aux fines herbes, au curry et pavot ou au safran. On trouve aussi des substituts de quenelles, des saucisses végétales, des poêlées et des raviolis au tofu, des produits savoureux de très bonne qualité. Mais attention ! Tous ces plats et présentations n'ont pas été cuisinés en fonction de nos codes diététiques et vous devez observer de près leur étiquetage afin d'éviter ceux dont la teneur en matières grasses dépasse les 8 %.

## 2. Le seitan

Le seitan ou « viande végétale » est l'équivalent du tofu mais fabriqué à partir des protéines du blé au lieu de celles du soja. Sa texture résistante rappelle celle de la viande, ce qui lui permet d'être utilisé dans la plupart des ragoûts. Mais il est aussi préparé en brochette ou en fricassée.

On le trouve tout prêt, nature ou aromatisé, dans les magasins bio ou asiatiques. Comme sa fabrication maison est simple et peu coûteuse, il est possible et facile de le confectionner soi-même quand on en a le temps. Il se fabrique en lavant de la farine de blé dans un sac en tissu afin d'éliminer son amidon pour ne garder que son gluten. Si vous ne pouvez le faire vous-même, achetez-le tout prêt mais profitez de ce gain de temps pour le cuisiner.

Le seitan a commencé sa carrière dans le registre du bio et au service des végétariens. Je pense qu'il est temps de le mettre à la disposition d'un public plus large et tout particulièrement de celles et ceux qui cherchent à maigrir en élargissant leur choix. Et je pense encore plus particulièrement à ceux qui suivent ma méthode dans laquelle les deux premières phases font une large place aux aliments riches en protéines pauvres en graisses.

Sur le plan nutritionnel, le seitan est un aliment extrêmement riche en protéines (25 %), peu calorique (110 calories/100 g), ne contenant que très peu de glucides, quasiment pas de graisse, pas de cholestérol ni de purine.

Le seitan se conserve trois ou quatre jours au frigo (dans son bouillon) et des mois au congélateur (possibilité de faire de la « viande » végétale hachée).

Si vous le cuisinez, cuisez-le à couvert et à feu doux sans le saisir pour éviter qu'il durcisse. Mieux, cuisez-le à la poêle pour l'attendrir encore plus. Et, pour lui conserver sa meilleure consistance et saveur, évitez les tranches trop épaisses. Pensez à le mariner dans un mélange de sauce soja avec des herbes, des épices et de l'ail avant de le passer à la poêle. Laissez les tranches s'imbiber de la sauce de votre choix et servir avec ou sans légumes selon que vous soyez en journée PP ou PL. La place manque ici pour passer en revue la très grande possibilité de préparations du seitan. Je prépare un recueil de recettes végétariennes adaptées à ma méthode. D'ores et déjà, je peux vous diriger vers les recettes les plus appréciées par les femmes qui cuisinent et qui m'envoient régulièrement le fruit de leur inventivité :

- L'escalope de seitan panée au son d'avoine
- Brochettes de seitan mariné
- Seitan aux légumes à la provençale
- Les trois farcis niçois: aubergine, tomate et courgette au seitan
- Goulache de seitan
- Seitan à la moutarde
- Potimarrons farcis au soja
- Ragoût de soja
- Magrets de seitan à l'orange (en consolidation)
- Les boulettes du jardinier

### 3. Le tempeh

C'est un autre aliment dérivé du soja. Originaire d'Indonésie, il est obtenu par fermentation de ses graines. Le tempeh a une texture ferme et une saveur de noisette et de champignons, une richesse en protéines, une faible teneur en graisse et une absence de cholestérol qui en font un aliment de choix pour le végétarien. Attention! La teneur en hydrates de carbone du tempeh limite son intérêt dans mon régime où il ne peut être utilisé que dans le registre des «aliments tolérés» et ne peut être proposé «à volonté».

### 4. Les steaks de soja ou burgers végé

C'est une alternative végétale à la viande et utile essentiellement aux végétariens qui ne consomment pas de viande. D'ordinaire, les amateurs de viande n'y trouvent pas du tout leur compte et n'y souscrivent que sous la torture, mais les végétariens l'apprécient et surtout savent les accommoder.

Il faut impérativement lire les étiquettes, car leur teneur en lipides ou matières grasses peut varier du simple au double notamment dans les magasins bio. La référence de grande distribution est le steak de Sojasun dont la teneur en matières grasses est de 8 %, ce qui est voisin de celle du steak demi maigre de boucherie.

Le choix des veggie burgers est nettement plus large et il existe une très grande variété de produits de grande distribution et de préparations cuisinées. Ce grand choix des marques et des saveurs présente l'inconvénient de mêler des ingrédients très différents. Certains burgers sont à base de soja, d'autres à base de céréales, d'autres encore essentiellement à base de légumes. Cette diversité intervient beaucoup sur la composition nutritionnelle. Aussi, il importe de consulter l'étiquette pour vérifier leur teneur respective en glucides, qui est le facteur limitant dans mon régime. Parmi les produits les plus couramment utilisés, j'ai sélectionné deux marques, les Boca et les MorningStar.

Choisissez chez Boca : la Boca Grilled Vegetable, le Boca All American Flame Grilled, le Boca Original Vegan ou le Boca Cheeseburger.

Choisissez chez MorningStar : le MorningStar Farms Classic Burger made with Organic Soy ou le MorningStar Farms Grillers.

### 5. Les protéines de soja texturées

Elles sont préparées à partir de farine de soja déshuilée. La farine est mélangée avec de l'eau et chauffée sous pression. Le mélange est alors séché et fragmenté en granules ou en gros morceaux.

Les protéines de soja texturées comportent de nombreux avantages. Elles contiennent deux fois plus de protéines que la viande de bœuf. Elles sont peu caloriques et ne contiennent pas de cholestérol. Elles se stockent facilement et peuvent se conserver très longtemps. Enfin, elles sont très bon marché et faciles à cuisiner. Avec leur texture similaire à celle de la viande, elles offrent également la possibilité, pour les végétariens, de ne pas se priver des plats utilisant traditionnellement la viande.

Enfin, ces protéines présentées en granules ou en morceaux sont conçues pour être hydratées et préparées à la manière de la viande. Toutefois, à l'état brut, elles ont une consistance croquante et un petit goût de cacahuète qui les rend très agréables en aliments de grignotage, surtout dans mon régime qui manque souvent de cette sensation croustillante en bouche et sous la dent.

Attention! Dans mon régime, et comme pour le tempeh, sa teneur en hydrates de carbone les empêche d'être utilisables «à volonté», mais seulement dans le registre des «aliments tolérés».

## 6. Le lait de soja

Le lait de soja est une boisson, non laitière, riche en protéines végétales, peu calorique, pauvre en lipides, en calcium, en vitamine D et dépourvue de cholestérol. Il peut devenir un lait de substitution pour ceux qui refusent le lait de vache, végétariens ou intolérants au lactose ou aversifs au goût du lait de vache et en cas de tendance au cholestérol.

Il peut être bu nature ou aromatisé ou entrer dans la composition de toutes les sauces utilisant le lait, comme la béchamel, la hollandaise, etc. Il se conserve 5 à 7 jours au réfrigérateur. Attention! Dans le cadre de mon régime, il n'est pas autorisé «à volonté» mais à raison de deux verres par jour en remplacement du lait écrémé de vache, en le choisissant nature.

## 7. Le yaourt de soja

Fabriqué à partir de lait de soja, il en présente les mêmes caractéristiques. Il offre une alternative à tous ceux qui sont allergiques au lactose ou qui digèrent mal les laitages et plus encore pour les purs végétaliens.

Sur le plan calorique et nutritionnel, il diffère peu du yaourt au lait demi-écrémé avec une teneur moyenne, selon les marques, de 2% de matières grasses mais sans cholestérol. Tout comme le lait écrémé, le yaourt de soja, dans le cadre de mon régime, n'est pas autorisé «à volonté» mais à raison de deux yaourts par jour, nature bien sûr.

### Neuvième catégorie : les laitages maigres
### (yaourts, fromages à 0 % MG)

Ces aliments conçus pour faciliter une alimentation de la minceur sont d'authentiques laitages, en tout point semblables aux fromages frais, quark, cottage, ricotta et yaourts traditionnels mais débarrassés de leurs matières grasses. Comme la transformation du lait en fromage est responsable de l'élimination du lactose, seul sucre contenu dans le lait, ces laitages maigres ne contiennent pratiquement plus que des protéines, c'est dire leur extrême importance dans ce régime d'attaque en recherche de pureté protéique.

Depuis quelques années, les producteurs de laitages ont mis sur le marché une nouvelle génération de yaourts maigres édulcorés à l'aspartame et aromatisés ou enrichis en pulpe de fruits. Si l'aspartame et les arômes ne sont que des leurres dénués de valeur calorique, l'enrichissement en fruits introduit une petite quantité de glucides indésirable.

En conséquence et pour que la consigne soit parfaitement claire, il existe trois sortes de yaourts à 0 % : nature, aromatisé – à la noix de coco, à la vanille ou au citron – et fruité, c'est-à-dire contenant des petits morceaux de fruits ou un fond de compote.

• Les yaourts nature et les aromatisés sont totalement autorisés, les uns comme les autres et sans réserve aucune.

• Les yaourts maigres aux fruits sont autorisés mais à la dose maximale de deux par jour. Toutefois, ceux qui recherchent un démarrage foudroyant auront intérêt à les éviter pendant la phase d'attaque et plus encore ceux qui traversent une période de stagnation de leur poids.

### Dixième catégorie : 1,5 litre de liquide par jour

C'est la seule catégorie de cette liste qui soit obligatoire, toutes les autres étant facultatives et ne dépendant que de votre bon vouloir. Comme je vous l'ai déjà dit et prenant le risque de me répéter, cet apport liquide est indispensable et non négociable.

Sans ce drainage intense, votre amaigrissement, même parfaitement conduit, cessera, les déchets issus de la combustion des graisses s'accumulant au point d'en éteindre le feu.

Toutes les eaux sont autorisées, notamment les eaux de source légèrement diurétiques comme l'eau de Vittel, d'Évian ou de Volvic. Évitez cependant l'eau de Vichy, de Badoit, la Saint-Justin ou la San Pellegrino qui sont d'excellentes eaux mais trop salées pour ce régime.

Si vous n'êtes pas un buveur d'eau plate, buvez sans inconvénient de la Vittelloise ou du Perrier, bulles et gaz n'ont aucune incidence sur ce régime, seul le sel de boisson est à éviter. De plus, si vous êtes réfractaire aux boissons fraîches, sachez que le café, le thé ou toute autre infusion ou tisane sont assimilables à de l'eau et, à ce titre, à déduire du litre et demi imposé.

Enfin, les boissons légères, tels le Coca-Cola ou toute autre marque ne procurant qu'une calorie par verre, sont autorisées dans toutes les étapes du plan Dukan.

Les nutritionnistes sont partagés sur l'intérêt de ces sodas édulcorés à l'aspartame. Certains pensent que leur effet de leurre est détecté et compensé par l'organisme. D'autres estiment que leur consommation entretient le goût et le besoin du sucre.

Pour ma part, la pratique m'a appris que l'abstinence, aussi prolongée soit-elle, ne fait jamais disparaître le goût ou le besoin du sucre. Je ne vois donc aucune raison de vous priver de cette saveur dépourvue de calories. D'autre part, j'ai constaté que l'utilisation de ces boissons facilite grandement l'observance du régime et que leur saveur sucrée, leur forte teneur aromatique, leur couleur et leur pétillement ainsi que leur aura de boisson festive se conjuguent pour en faire des aliments de gratification à forte action sensorielle qui apaisent les envies « d'autre chose », si fréquentes chez les grignoteurs au régime.

Le moment est venu de parler d'une polémique sur l'aspartame. Pour être clair, on dit qu'il serait cancérigène et je comprends que cela ait de quoi inquiéter. À mon avis, cette polémique n'a pas lieu d'être. Cet édulcorant a été utilisé par des milliards d'individus de tous les pays du monde depuis 25 ans sans jamais avoir donné lieu à des plaintes, à l'apparition d'effets secondaires ou encore moins à des cancers humains. Pour ma part, mais plus important, de l'avis du gouvernement français, des autorités européennes, et de tous les pays du monde, je ne vois aucune raison d'en priver des personnes au régime et très attachées au goût du sucré. Ce n'est certainement pas en l'interdisant que leur besoin de sucré disparaîtra. En revanche, les en priver génère une frustration qui revient tôt ou tard réclamer son dû avec les intérêts.

### Onzième catégorie : 1,5 cuillerée à soupe de son d'avoine

Pendant des années, mon plan ne comportait pendant ses deux premières phases proprement amaigrissantes aucun farineux, céréale ou féculent. Cela ne l'empêchait pas de fonctionner mais nombre de celles et ceux qui le suivaient finissaient sur la durée par rêver de glucides.

J'ai découvert le son d'avoine lors d'un congrès de cardiologie américain. On y présentait son action bénéfique sur la réduction du cholestérol et sur le diabète. J'avais ramené une boîte qui me servit un matin, faute de farine, à préparer à ma fille Maya une crêpe improvisée avec du son d'avoine, un œuf et du fromage frais et en sucrant le tout à l'aspartame. Ma fille ayant adoré et ayant été parfaitement rassasiée, cela m'incita à proposer cette crêpe à mes patientes et patients et, au constat d'un accueil enthousiaste, à l'insérer dans ma méthode puis dans mes livres. Ainsi, progressivement, le son d'avoine a trouvé sa place dans les fondements de ma méthode, le seul glucide admis au sein des protéines et même du sanctuaire de la phase d'attaque. Pourquoi ?

D'abord sur le plan clinique, j'ai très vite constaté une amélioration des résultats, une meilleure observance du régime sur la durée, une atténuation de l'appétit, un rassasiement plus précoce et une réduction forte de la frustration sur la durée.

J'ai cherché à comprendre le mode d'action du son d'avoine et je me suis appuyé sur les travaux existants. Le son d'avoine est l'enveloppe fibreuse qui entoure et protège le grain d'avoine. Le grain, à l'origine des flocons d'avoine, est riche en sucres rapides. Le son d'avoine est la chemise du grain pauvre en sucres rapides, très riche en protéines et surtout en fibres solubles.

Ces fibres possèdent deux propriétés physiques qui lui confèrent son rôle médicinal :

• Son pouvoir d'absorption. Il peut absorber plus de 20 fois son volume d'eau. À ce titre, dès son arrivée dans l'estomac, il gonfle et occupe suffisamment de place pour entraîner un rapide rassasiement.

• Son extrême viscosité. Parvenu avec les aliments réduits en bouillie dans l'intestin grêle, il va se comporter comme un attrape-mouche et coller à tous les nutriments qui l'entourent. Il freine leur passage dans le sang et en entraîne une petite partie avec lui dans les selles.

Rassasiement et déperdition calorique font du son d'avoine un précieux allié dans ma lutte contre le surpoids. Je dis bien ma lutte car la présence du son d'avoine ne me prive pas d'un des atouts majeurs de ma méthode, le libre accès aux quantités et à la consommation À VOLONTÉ de mes 100 aliments (72 protéines et 28 légumes – p. 343). Les régimes de basses calories n'y trouvent pas autant de bénéfice car ils intègrent déjà les féculents et même les aliments sucrés en quantités limitées et pesées.

J'ai personnellement travaillé à vérifier le mode d'action des fibres du son. L'étude coprologique permet de comparer la teneur en calories des selles de mêmes individus avec ou sans consommation de son d'avoine. Ce travail m'a permis de constater que tous les sons du marché ne se valaient pas et que le mode de fabrication du son avait un impact majeur sur son efficacité. Les premiers pays producteurs de son d'avoine sont le Canada et la Finlande. J'ai eu l'occasion de travailler avec les ingénieurs agronomes finlandais. Deux paramètres de fabrication se sont révélés cruciaux, la mouture et le blutage.

La mouture, c'est le broyage du son et donc la taille de ses particules.

Le blutage, c'est le travail de séparation du son de la farine d'avoine.

Une mouture trop fine stérilise le son et lui fait perdre presque intégralement son efficacité. De même, un son trop gros et insuffisamment moulu perd de sa surface utile de viscosité.

De même pour le blutage, un blutage insuffisant donne un son insuffisamment pur trop riche en farine. Mais un blutage trop poussé revient trop cher.

Avec ces agronomes et l'étude coprologique des selles, nous avons défini un indice d'efficacité du son intégrant la mouture et le blutage permettant de développer ses meilleurs effets médicinaux.

La mouture optimale est celle qui produit des particules de taille moyenne + : la M2bis. Quant au blutage, c'est celui du sixième passage au tamis, le B6, qui lui assure une teneur négligeable en glucides rapides. Ces deux indices réunis composent l'indice global M2bis-B6.

La plupart des fabricants, notamment les Anglo-Saxons, commercialisent le son pour son seul usage culinaire, comme le porridge anglais qui est une véritable institution nationale. Ils préfèrent le son de mouture très fine et ne font pas grand cas du blutage afin que l'ensemble soit le plus doux et moelleux en bouche mais ils se privent des effets médicinaux du son.

Des réunions sont prévues dans des colloques et congrès de nutrition et de diététique pour communiquer ces travaux et essayer de concilier le culinaire et le nutritionnel.

Je travaille actuellement avec les fabricants et distributeurs internationaux pour leur communiquer ces résultats et tenter de les rallier à cet indice dont la production est un peu plus coûteuse mais autrement plus intéressante sur le plan nutritionnel.

Au cours de la phase d'attaque, je prescris le son d'avoine à la dose de 1,5 cuillerée à soupe par jour. Je conseille de le prendre sous la forme d'une galette sucrée à l'aspartame ou salée en la préparant de la manière suivante :

---

### Galettes de son d'avoine

#### 2 portions

3 c. à soupe de son d'avoine*
3 c. à soupe de fromage frais 0 % ou de yaourt 0 %
1 blanc d'œuf ou 1 œuf entier**
Édulcorant, arôme ou sel, au goût

\* Remplacer une cuillerée de son d'avoine par 1 c. à soupe de son de blé pour un effet légèrement laxatif.

\*\* Œuf entier en l'absence de problème de cholestérol.

Dans un bol, mélanger le son d'avoine avec le fromage frais et le blanc d'œuf. Sucrer avec l'édulcorant ou saler légèrement selon votre goût. Déposer la moitié de la pâte dans une poêle à revêtement antiadhésif préalablement enduite de quelques gouttes d'huile puis essuyée avec un papier absorbant. Après trois minutes, retourner la galette et faire cuire l'autre côté.

---

Les galettes se conservent une bonne semaine au réfrigérateur mais sous papier aluminium ou plastique pour éviter leur dessèchement. Vous pouvez aussi les congeler, elles conservent leur saveur, leur consistance et leur intérêt nutritionnel.

La majorité de mes patients consomment leur galette le matin, ce qui leur évite les fringales de milieu de matinée. D'autres s'en servent de sandwich pour le repas de midi, garnie d'une belle tranche de saumon fumé ou de tranches de viande des Grisons.

D'autres, enfin, la consomment en milieu d'après-midi, à « l'heure du crime » où peuvent survenir des envies compulsives. Ou encore après le souper quand vient l'envie de fureter dans les placards à la recherche d'un dernier apaisant avant la nuit.

Vous trouverez des recettes de burger, de pizza à la fin de cet ouvrage et si vous avez envie d'autres recettes à base de son d'avoine, allez sur Internet et cliquez sur « son d'avoine » ou « recettes Dukan ». Vous y trouverez une multitude de recettes de crêpes, muffins, pain d'épices, fonds de pizza, pain de son d'avoine[1]…

À noter que la galette au son d'avoine est un formidable outil de défense pour la boulimique. Certes, les boulimiques sortent du cadre de mon plan d'amaigrissement mais il se peut que des boulimiques lisent ce livre et je sais pour l'utiliser régulièrement avec mes patientes que cela peut beaucoup les aider : il leur est possible de se confectionner autant de galettes qu'elles le souhaitent sous toutes leurs formes et leurs arômes, cela leur évitera des crises pouvant atteindre des sommets caloriques avec des aliments de très mauvaise qualité.

Mais sans être boulimique, il est possible de traverser des périodes troublées où des envies irrépressibles peuvent ruiner une phase bien construite et structurée d'amaigrissement. Dans ces cas inhabituels, il est possible d'augmenter pour un jour ou deux, j'ai bien dit un jour ou deux, la consommation du son d'avoine et d'aller jusqu'à trois galettes par jour.

---

1. Pour en savoir plus sur les vertus du son d'avoine et en essayer des recettes, lire *Mon secret minceur et santé*, du Dr Pierre Dukan, paru aux Éditions J'ai lu.

## *Les adjuvants*

• Le lait écrémé, soit frais, soit en poudre, est autorisé et peut améliorer la saveur et la consistance du thé ou du café et participer à la confection de sauces, crèmes, flans ou préparations diverses.

• Le sucre est interdit mais l'aspartame, l'édulcorant de synthèse le plus connu et utilisé de par le monde, est parfaitement autorisé et sans aucune restriction, y compris chez la femme enceinte, ce qui témoigne de sa totale innocuité. Il existe d'autres édulcorants à faible teneur en calories qui se prêtent bien à la cuisson.

• Le vinaigre, les aromates, les herbes, thym, ail, persil, oignon, échalote, ciboulette, etc., ainsi que toutes les épices sont non seulement autorisés mais vivement conseillés. Leur usage permet d'enrichir la saveur des aliments consommés et d'élever leur valeur sensorielle, c'est-à-dire la prise en compte de toutes les sensations de bouche par les centres nerveux gérant la satiété, ce qui augmente leur pouvoir de rassasiement. En clair, je dis que les épices ne sont pas simplement des sublimeurs de goût, ce qui ne serait déjà pas si mal, mais que ce sont des aliments qui facilitent la perte de poids. Certaines épices comme la vanille ou la cannelle ont vocation à échanger de leur saveur chaleureuse, rassurante et affective contre de la saveur sucrée. D'autres, comme la coriandre, le curry, le clou de girofle peuvent réduire le besoin de salé, notamment chez les femmes en rétention d'eau qui ont du mal à se priver de saler avant même d'avoir goûté.

• Les cornichons ainsi que l'oignon sont permis s'ils sont utilisés comme condiments mais sortent du cadre du régime des protéines pures si les quantités utilisées sont telles qu'il faille les considérer comme des légumes.

• Le citron peut être utilisé pour parfumer poissons ou fruits de mer, mais ne peut être consommé sous forme de citron pressé ou de citronnade, même non sucré, car, dès lors, il ne s'agit plus d'un condiment mais d'un fruit, acidulé certes, mais sucré et non compatible avec les deux premières phases du plan, l'attaque et la croisière.

• Le sel et la moutarde sont autorisés mais leur usage doit rester modéré, surtout en cas de tendance à la rétention d'eau, particulièrement fréquente chez l'adolescente aux règles anarchiques et chez la femme préménopausée ou en cours d'instauration d'un traitement hormonal de substitution. Pour les inconditionnels de ces saveurs, il existe des moutardes sans sel et des sels diététiques peu sodés.

• Le ketchup ordinaire n'est pas autorisé car à la fois très sucré et très salé, mais il existe des coulis de tomate de très grande qualité comme le célèbre Heinz et qu'il suffit d'aromatiser et de relever un peu pour en faire un véritable régal sans cet arrière-goût sucré qui nuit à la dégustation des viandes.

• Les gommes à mâcher méritent mieux que cette seule place dans la catégorie des adjuvants.

Pour moi, elles représentent un atout de premier plan dans la lutte contre le surpoids et tout particulièrement dans la traversée des deux premières phases amaigrissantes de mon plan, l'attaque et la croisière. Je ne suis pas moi-même un consommateur de gommes à mâcher, car la mastication altère l'élégance mais il m'arrive d'en consommer quand je suis un peu trop stressé. Les dentistes dénomment «bruxisme» l'affection nocturne qui consiste à grincer des dents au cours du sommeil jusqu'à en éroder l'émail. Et comme un grand nombre de personnes en surpoids mangent «sous le stress», une gomme peut freiner cette bascule mécanique du stress vers l'aliment. De plus, une bouche occupée à mâcher une gomme ne peut rien contenir d'autre, c'est la technique de la bouche occupée! En outre, il existe des gommes sans sucres tout simplement délicieuses, bourrées de saveurs variées, parfois extrêmes et stimulantes. De nombreuses études scientifiques prouvent d'ailleurs régulièrement l'intérêt de la gomme à mâcher dans la lutte contre le surpoids, le diabète et même la carie dentaire.

Que faut-il penser de la composition nutritionnelle des gommes sans sucres et lesquelles choisir ? Cette appellation signifie en fait sans sucre blanc de table, sans saccharose, mais les édulcorants utilisés n'en sont pas moins des sucres et de teneur calorique assez voisine de celle du sucre blanc. Fort heureusement, leur pouvoir sucrant est des centaines de fois plus puissant que celui du sucre ordinaire, leur absorption intestinale et leur assimilation très lentes et leur action sur l'insuline et le stockage des graisses très réduite. Choisissez les gommes à mâcher sans sucres en fonction de leur goût mais privilégiez celles dont la saveur dure le plus longtemps en bouche.

• Toutes les huiles sont interdites. Si certaines huiles, telle l'huile d'olive, ont la réputation justifiée d'être favorables au cœur et aux artères, elles n'en sont pas moins des huiles et des lipides purs qui n'ont pas leur place dans ce régime des protéines pures. En revanche, l'huile minérale est autorisée pour la préparation des vinaigrettes mais pas en cuisson. Utilisez-la en petites quantités et coupée à de l'eau Perrier qui l'allège et réduit son pouvoir huilant très élevé et aussi parce que, très lubrifiante, elle risque d'accélérer fâcheusement le transit intestinal.

---

**En dehors de ces adjuvants et des 11 grandes catégories décrites précédemment, RIEN D'AUTRE.**

Tout le reste, tout ce qui n'est pas expressément mentionné dans cette liste est interdit pendant le temps relativement bref imparti à ce régime d'attaque.

Concentrez-vous donc sur tout ce qui est autorisé et oubliez le reste. Faites varier votre alimentation, butinez ces aliments dans l'ordre ou le désordre, tentez de varier votre alimentation et n'oubliez jamais que les aliments autorisés et inscrits sur cette liste sont vraiment et totalement à vous.

## *Quelques conseils généraux*

**Mangez aussi souvent que vous le désirez**
Et n'oubliez pas que le secret de ce régime est de manger beaucoup et avant que la faim ne survienne pour éviter de succomber à un aliment tentateur absent de la liste.

**Ne sautez jamais un repas**
C'est une grave erreur qui part souvent d'une bonne intention mais qui risque de déstabiliser de proche en proche votre régime. L'économie réalisée au cours d'un repas est non seulement compensée par une prise supérieure au repas suivant, mais cette économie s'inverse car l'organisme intensifiera aussi le profit qu'il en tire et en extraira jusqu'à la dernière calorie. De plus, la faim, contenue et attisée, aura tendance à se déplacer sur des aliments plus gratifiants, obligeant à un surcroît de résistance dont la sollicitation trop fréquente peut miner les meilleures motivations.

**Buvez chaque fois que vous mangez**
Pour d'étranges raisons, il persiste dans l'esprit du public une vieille consigne datant des années soixante-dix qui préconisait de ne pas boire en mangeant. Cette consigne qui ne présente aucun intérêt pour le commun des mortels peut s'avérer nocive pour celui qui suit un régime, tout particulièrement un régime de protéines pures. Car négliger de boire en mangeant fait tout simplement courir le risque d'oublier de boire. De plus, boire en mangeant augmente le volume du contenu gastrique et génère une sensation de réplétion et de rassasiement. Enfin, l'eau dilue les aliments, ralentit leur absorption et étend la durée de la satiété.

**Ne manquez jamais des aliments nécessaires**
Ayez toujours sous la main ou au réfrigérateur un large choix des 11 catégories d'aliments qui vont devenir vos amis et vos

aliments fétiches. Emportez-les avec vous dans vos déplacements car la plupart des aliments protéinés nécessitent une préparation et, contrairement aux glucides et aux lipides, se conservent moins bien et ne se trouvent pas aussi facilement que des biscuits ou du chocolat dans les placards ou les tiroirs.

### Avant de consommer un aliment, assurez-vous qu'il figure sur la liste

Pour être bien sûr de vous, conservez cette liste avec vous pendant la première semaine, elle est simple et se résume en deux lignes : viandes maigres et abats, poissons et fruits de mer, volaille, jambons et œufs, des laitages et de l'eau.

### Le petit déjeuner

Le petit déjeuner est souvent l'objet d'un questionnement particulier pour ceux qui n'ont pas l'habitude d'incorporer des aliments protéinés lors du premier repas de la journée. Ce repas n'échappe cependant pas à la logique de la protéine pure. Le café ou le thé, sucré ou non à l'aspartame, peut être coupé de lait écrémé et il est possible de lui associer un laitage, un œuf à la coque, une tranche de dinde ou de jambon allégé, ce qui est, sur le plan de la nutrition, bien plus satisfaisant qu'une viennoiserie ou des corn flakes chocolatés et autrement plus rassasiant et dynamisant.

Le petit déjeuner est le moment idéal pour préparer votre galette de son d'avoine (p. 89). Si vous êtes trop pressé pour la préparer, vous pouvez consommer le son en le mêlant à du lait chaud édulcoré à l'aspartame pour en faire une crème épaisse ou le mélanger à du yaourt pour lui conférer un goût de gruau et une consistance plus dense.

Attention ! Pendant cette phase d'attaque, il n'est pas possible de dépasser la dose de 1,5 cuillerée à soupe de son d'avoine par jour pour ne pas perturber le mode d'action spécifique des protéines.

**Au restaurant**

C'est l'une des situations où le régime des protéines est le plus facile à suivre. Après une entrée comme un œuf en gelée, une tranche de saumon fumé ou un plateau de fruits de mer, le choix est large entre le pavé de bœuf, le faux-filet grillé, la côte de veau, un poisson ou une volaille. La difficulté surgit après le plat principal pour le gourmand de sucré ou l'amateur de fromage qui risque d'être tenté par son vis-à-vis. La meilleure stratégie défensive est le recours à un premier café qui peut être renouvelé si la conversation se poursuit. Quelques restaurateurs commencent à proposer des laitages allégés, voire maigres, à certaines tables célèbres. Si ce n'est pas le cas, ayez au bureau ou dans la voiture des yaourts nature ou fruités qui vous permettront de clôturer ce repas avec une note de dessert frais et onctueux.

## Durée du régime d'attaque

**Un choix décisif**

C'est l'une des décisions les plus importantes de ce plan, car cette attaque éclair par les protéines pures est à la fois le démarrage qui donne la première impulsion et le moule et l'empreinte première sur lesquels vont s'articuler les trois autres régimes jusqu'à la stabilisation définitive.

De plus, les protéines sont des aliments dont l'extrême densité et l'occupation durable du système digestif génèrent un fort effet de rassasiement. Surtout, leur désintégration au cours du métabolisme produit des corps cétoniques, réputés pour leur action de satiété.

Ces deux propriétés permettent aux protéines pures de s'opposer aux comportements compulsifs et d'introduire de l'ordre dans les alimentations déséquilibrées. Enfin, par son extrême efficacité, ce régime procure des résultats immédiats et patents qui euphorisent et dynamisent les patients qui le suivent et renforcent leur volonté d'en découdre.

C'est dire l'intérêt de réussir cette première étape, et pour cela de fixer avec précision la durée optimale qui lui est impartie.

### La durée moyenne du régime d'attaque est de cinq jours

C'est le temps qui permet au régime de fournir les meilleurs résultats sans développer de résistance métabolique ni lasser celui qui le pratique. C'est aussi la durée d'une attaque qui convient le mieux aux pertes de poids les plus fréquemment rencontrées, habituellement comprises entre 10 et 20 kilos. Nous verrons en fin de chapitre les résultats chiffrés attendus pour un tel régime parfaitement suivi.

### Pour des objectifs moins ambitieux et inférieurs à 10 kilos

La meilleure solution est ici fournie par une attaque de trois jours qui permet de passer sans effort à la phase des protéines alternatives.

### Parfois, pour des pertes inférieures à cinq kilos

Lorsque l'on cherche à éviter un démarrage trop rapide, une seule journée peut suffire. Cette première journée dite d'ouverture bénéficie d'un effet de rupture qui surprend l'organisme et permet une perte de poids surprenante et suffisamment encourageante pour lancer le régime.

### Pour des obésités majeures

Dans ces cas très particuliers, lorsque la perte recherchée dépasse les 20 kilos ou que la motivation est extrême ou que de très nombreux régimes ont été précédemment tentés avec rechute, cette phase peut, après avis médical, être portée à 7 jours, voire même 10 jours, à la condition expresse de boire sans désemparer.

## *Réactions de l'organisme*
## *au cours du régime des protéines pures*

### L'effet de surprise et le besoin de s'adapter
### à une nouvelle alimentation

Le premier jour de ce régime d'attaque est un jour d'adaptation et de combat. Bien sûr, il laisse la porte largement ouverte à de nombreuses catégories d'aliments usuels et savoureux, mais il la ferme à beaucoup d'autres que l'obèse a l'habitude de consommer sans toujours se rendre compte de leur nombre et de leur quantité.

Le meilleur moyen de remédier à cette sensation de restriction qui peut envahir les moins motivés est de profiter à plein des possibilités de ce régime qui, pour la première fois, permet de manger «à volonté» des aliments aussi denses et précieux que de la viande de bœuf ou de veau, du poisson, quel qu'il soit, y compris le saumon fumé, le thon en boîte, l'aiglefin, les bâtonnets de chair de poisson au goût de crabe (surimi), des huîtres, des langoustines, des œufs brouillés, l'infinie gamme des laitages allégés, des jambons dégraissés, sans oublier les flans au lait écrémé. Consultez les recettes pour la phase d'attaque, p. 301. Le premier jour, mangez donc davantage. Remplacez les qualités qui manquent par de la quantité. Et surtout, organisez-vous pour avoir toujours sous la main «tous» les aliments indispensables, car autorisés, dans vos placards ou votre réfrigérateur.

De plus, buvant davantage, vous aurez la sensation d'être «occupé» et plus vite rassasié. Vous urinerez beaucoup, car n'ayant pas l'habitude de boire autant, vos reins seront contraints d'ouvrir leurs vannes et d'éliminer.

Ce drainage asséchera les tissus si souvent infiltrés de la femme où l'eau stagne avec prédilection dans les membres inférieurs, cuisses, jambes et chevilles, dans les doigts boudinés qui emprisonnent les bagues ainsi que sur le visage.

Dès le lendemain matin, mettez-vous sur la balance et vous serez surpris de l'importance des premiers résultats.

*Pesez-vous très souvent, surtout les trois premiers jours. D'heure en heure, il peut y avoir du nouveau. Conservez d'ailleurs l'habitude de vous peser tous les jours de votre vie car si la balance est l'ennemie de celui qui grossit, c'est l'amie et la juste récompense de celui qui maigrit et toute perte de poids, aussi minime soit-elle, sera votre meilleur stimulant.*

## Une légère fatigue peut se faire sentir durant les deux premiers jours, avec une moindre résistance pour tous les efforts prolongés.

C'est la période de surprise où le corps brûle sans compter ni résister. Ce n'est donc pas le moment de lui imposer des dépenses extrêmes. Évitez pendant cette période les exercices violents, le sport de compétition et surtout le ski en altitude. Si vous aviez l'habitude de pratiquer de la gymnastique douce, du jogging ou de la natation, conservez-la, mais quel que soit le cas de figure, assurez-vous de pratiquer vos 20 minutes de marche qui font partie intégrante du plan.

Comme vous le verrez plus loin (p. 263), ces 20 minutes ne vous sont pas simplement conseillées, elles vous sont prescrites et de ce fait, ne sont pas négociables.

À partir du troisième jour, la fatigue cesse et laisse habituellement la place à une impression d'euphorie et de dynamisme que renforcent encore les messages encourageants de la bascule.

## Une haleine un peu forte et l'impression de bouche sèche

Ces symptômes ne sont pas spécifiques au régime des protéines, ils appartiennent à tout régime qui fait maigrir et seront donc un peu plus marqués ici que pour des régimes d'allure plus progressive, ils signifient donc que vous êtes en train de maigrir et vous devez accueillir avec satisfaction ces messages de succès. Buvez davantage pour les atténuer.

**Après le quatrième jour, la constipation apparaît**

Elle est plus sensible pour ceux qui y sont prédisposés et ceux qui ne boivent pas assez. Pour les autres, les selles se font plus rares, mais il n'y a pas lieu pour autant de parler de constipation. il s'agit seulement d'une réduction importante de déchets car les aliments protéinés contiennent très peu de fibres et les aliments qui en fournissent le plus, tels les fruits et les légumes, ne sont pas encore autorisés. Si cette réduction des selles vous préoccupe, achetez du son de blé en paillettes et ajoutez-en une cuillerée à soupe en substitution d'une cuillerée de son d'avoine dans votre galette de son d'avoine (p. 89) ou dans vos laitages.

Si cela ne suffit pas, prenez en fin de repas principal une cuillerée à soupe d'huile minérale. Et surtout buvez autant que prévu, car si l'eau est bien connue pour faire uriner, elle hydrate aussi et ramollit les selles, améliore le rendement des contractions et facilite le transit. Il y a des cas où une vraie constipation s'installe, désagréable et contre laquelle il faut prendre des dispositions. Votre pharmacien vous guidera et vous conseillera peut-être des produits naturels à base de fibres de fruits comme le pruneau.

Si cela ne suffit pas, il faut demander de l'aide à votre médecin.

Essayez de résister à la tentation de prendre des laxatifs, trop violents et auxquels on finit par s'habituer et dont l'efficacité passagère oblige à augmenter les doses.

**La faim disparaît après le troisième jour**

Cette disparition surprenante est liée à la libération accrue des fameux corps cétoniques en absence de consommation de tout sucre, les plus puissants des coupe-faim naturels. Pour ceux qui ne sont pas des passionnés de viandes et de poissons, une lassitude s'installe vite et la monotonie a un effet très marqué sur l'appétit. Les fringales et les compulsions réactionnelles disparaissent totalement. La ration de protéines, très importante les premiers jours, s'amenuise donc progressivement.

## *Faut-il prendre des vitamines ?*

Je le conseille (voir Régime et carences alimentaires, p. 292), mais ce n'est nullement obligatoire pour une période courte de trois à cinq jours. En revanche, si le régime de croisière doit s'attaquer à un excès de poids important et doit s'étendre sur une longue durée, il est utile d'associer une dose quotidienne de compléments polyvitaminés en évitant les fortes doses ou les divers et multiples dont l'accumulation peut s'avérer toxique. En pratique, il est souvent préférable et plus utile de consommer des aliments qui regorgent de vitamines et de se préparer une tranche de foie de veau deux fois par semaine, une cuillerée de levure de bière chaque matin et de se confectionner de bonnes salades composées à base de laitue, de poivron cru, de tomate, de carotte et d'endive dès que les légumes seront autorisés.

## *Quel résultat peut-on attendre ?*

### Facteurs généraux de résistance ou de facilitation

La perte de poids entraînée par le régime des protéines pures est, pour une aussi courte période, la plus importante qu'il soit possible d'espérer avec un régime composé d'aliments et analogue à celle obtenue avec des poudres ou même avec un jeûne sans leurs inconvénients majeurs.

Toutefois, cette perte dépend de l'importance du poids de départ. Il est évident que le corps d'un obèse de plus de 100 kilos laissera plus facilement partir ses premiers kilos que celui d'une jeune femme déjà mince qui tente de perdre ses ultimes réserves avant les vacances.

Intervient aussi l'effet de vaccination induit par le nombre de régimes préalablement pratiqués, ainsi que l'âge et, pour la femme, la croisée des grands carrefours hormonaux, tels la puberté, les suites de grossesse, la prise de contraceptifs oraux et surtout, surtout, la préménopause et ses dérèglements passagers avec un pic particulier pour les essais tâtonnants et prolongés de substitution hormonale.

### Pour une attaque de cinq jours de protéines pures

Dans ce cas qui est le plus souvent pratiqué et le plus efficace, la perte de poids habituelle varie entre deux et trois kilos. Cette perte peut atteindre quatre, voire cinq kilos chez certains grands obèses, notamment des hommes actifs, et peut, dans le pire des cas, descendre à un seul kilo chez la femme ménopausée en cours d'institution de traitement hormonal, sujette à la rétention d'eau et aux œdèmes.

Il faut aussi savoir qu'il existe une période de trois à quatre jours précédant les règles au cours desquels le corps de la femme retient l'eau. Cette rétention réduit l'élimination des déchets, éteint en amont la combustion des graisses, ce qui réduit momentanément l'efficacité du régime et bloque le poids.

Il est important de comprendre qu'en attente de règles, la perte de poids n'est pas interrompue, mais seulement camouflée et différée par la rétention d'eau et réapparaîtra dès le deuxième ou le troisième jour après le début des règles.

Ce plateau prémenstruel, lorsqu'il n'est pas compris et interprété, peut désespérer des femmes qui estiment à juste titre ne pas être récompensées de leur effort, briser leur détermination et les inciter à abandonner le régime. Il faut toujours attendre la fin des règles avant de prendre une telle décision car dès l'élimination de l'eau, à marée basse après la marée haute prémenstruelle, il n'est pas rare de voir la bascule décrocher vertigineusement et chuter d'un, voire deux kilos, au cours d'une nuit passée à se lever pour uriner.

### Lorsque la période d'attaque ne dure que trois jours

La perte de poids attendue ici se situe entre 1 et 2,5 kilos.

### Pour une attaque d'une seule mais première journée

La perte habituelle atteint souvent un kilo car l'effet de surprise est maximal lors de cette première journée.

## Résumé mémento du régime d'attaque

Au cours de cette période dont la durée peut varier entre 1 et 10 jours selon les cas, vous aurez droit aux 11 catégories d'aliments décrites et aux adjuvants. De ces 11 catégories, vous pourrez consommer autant d'aliments qu'il vous plaira ou conviendra, sans aucune limitation et quelle que soit l'heure de la journée.

Vous aurez aussi la liberté de mélanger ces aliments entre eux.

Le mot d'ordre est donc simple et non négociable : tout ce qui est mentionné ci-dessous est à vous et totalement à vous, ce qui ne s'y trouve pas n'est pas à vous, oubliez-le pour le moment, en sachant que dans un avenir proche, tous les aliments vous reviendront.

1. Les viandes maigres : veau, bœuf, cheval sauf l'entrecôte et la côte de bœuf, grillées ou rôties sans matières grasses.

2. Les abats : foie, rognons et langue de veau et de bœuf (pointe).

3. Tous les poissons, gras, maigres, blancs, bleus, crus ou cuits.

4. Tous les fruits de mer (coquillages et crustacés).

5. Toute la volaille, sauf le canard et l'oie, et sans peau.

6. Jambons maigres, tranches de dinde, poulet et porc maigres.

7. Les œufs.

8. Les laitages maigres.

9. 1,5 litre d'eau non salée.

10. La galette de son d'avoine ou 1,5 cuillerée à soupe de son d'avoine dans du lait ou un laitage.

Vingt minutes de marche par jour obligatoires.

Les adjuvants : café, thé, tisanes, vinaigres, aromates, herbes, épices, cornichons, citron (pas en boisson), sel et moutarde (avec modération).

En dehors de ces adjuvants et des 11 grandes catégories décrites précédemment, RIEN D'AUTRE.

Tout le reste, tout ce qui n'est pas expressément mentionné dans cette liste est interdit pendant le temps relativement bref imparti à ce régime d'attaque.

Concentrez-vous donc sur tout ce qui est autorisé et oubliez le reste.

Faites varier votre alimentation, butinez ces aliments dans l'ordre ou le désordre, tentez de varier votre alimentation et n'oubliez jamais que les aliments autorisés et inscrits sur cette liste sont vraiment et totalement à vous.

## Période de croisière :
## Le régime des protéines + légumes

Vous voilà lancé dans votre entreprise et au volant d'un bulldozer prêt à tout laminer sur son passage. Commence alors la phase de croisière qui doit mener d'un seul tenant jusqu'au poids désiré.

Cette phase est occupée par deux régimes qui vont se relayer en alternant : le régime des protéines + légumes (PL) et le régime des protéines pures (PP), jusqu'à l'obtention du poids fixé.

Nous venons de décrire dans le détail le régime des protéines pures ; examinons à présent le régime des protéines + légumes.

Ici encore, comme pour la période d'attaque, le rythme d'alternance de ces deux régimes n'est pas un standard uniforme mais s'adapte à chaque situation et à chaque cas selon des modalités que je vous décrirai dans ce chapitre. Pendant longtemps, le modèle que j'utilisais le plus fréquemment était l'alternance 5/5, cinq jours de protéines + légumes puis cinq jours de protéines pures. Avec le temps et tout particulièrement pour les objectifs de perte de poids supérieure à 10 kilos, j'ai lentement dérivé vers l'alternance 1/1, une seule journée de protéines + légumes suivie d'une journée de protéines pures. Mes statistiques personnelles me montraient qu'au terme du premier mois, les pertes de poids de deux groupes comparés étaient les mêmes et cela se comprenait parfaitement puisqu'au terme des 30 jours, chaque groupe avait effectué 15 jours de protéines et 15 jours de protéines + légumes. Mais, plus décisif, l'alternance 5/5 prenait sur la durée plus de risque de lasser que le 1/1.

J'ai constaté en rencontrant des lecteurs ou en lisant leur courrier que dans leur grande majorité, ils avaient toujours choisi les solutions les plus radicales, comme le 7 à 10 jours d'attaque et le 5/5 de croisière. Cela confirme l'une de mes plus constantes observations de terrain : lorsqu'une personne en surpoids ayant longtemps reporté l'idée de se lancer dans un régime se sent mobilisée par un déclic, elle sait parfaitement que cette force qui soudain l'habite est aussi puissante que fragile et que le meilleur moyen de l'entretenir est de suivre au plus serré des consignes extrêmement précises, simples, cadrées, concrètes et aussi peu négociables que possible.

Donc, je vous demande de me faire confiance et de suivre cette phase de croisière en mode 1PP/1PL.

En finissant le régime d'attaque strictement protéiné, surtout lorsque ce dernier a duré 5 jours, il est une catégorie d'aliments dont l'absence se fait particulièrement sentir : les légumes verts et les crudités, ce qui tombe parfaitement à point puisque c'est justement le moment de les introduire.

Pour être parfaitement clair, tout ce qui était permis dans le régime des protéines pures reste permis avec la même liberté pour les quantités, les horaires et les mélanges. Ne faites pas l'erreur parfois commise qui consiste à ne se nourrir que de légumes en supprimant les protéines.

### *Légumes autorisés et légumes interdits*

Désormais, en plus des aliments protéinés, vous avez droit à tous les légumes crus ou cuits, et là aussi, sans aucune restriction de quantité, d'horaire ou de mélange. Sont donc permis tomates, concombres, radis, épinards, asperges, poireaux, haricots verts, choux, champignons, céleri, fenouil, toutes les salades y compris les endives, les blettes, aubergines, courgettes, poivrons et même les carottes et les betteraves à condition de ne pas en consommer à chaque repas.

Sont interdits ceux qui sont désignés comme des féculents : les pommes de terre, riz, maïs, pois, petits pois frais ou pois secs, pois chiches et pois cassés, fèves, lentilles, flageolets. Sans oublier l'avocat qui n'est pas un légume mais un fruit et, de surcroît, un oléagineux très gras mais que certains sont tentés de consommer car il est souvent pris pour un légume de couleur verte.

L'artichaut et le salsifis, à mi-chemin entre le légume vert et le féculent, doivent aussi être supprimés car ils ne peuvent profiter de la totale liberté quantitative dont bénéficient les autres légumes.

## Comment préparer ces légumes ?

### En crudités

Pour tous ceux dont l'intestin tolère les légumes crus, il est toujours préférable de consommer les légumes dans leur totale fraîcheur et sans les cuire pour éviter l'évasion d'une bonne part de leurs vitamines.

• **Le problème de l'assaisonnement.** Sous d'innocentes apparences, l'assaisonnement pose l'un des problèmes majeurs de la diététique amaigrissante. En effet, pour bien des gens, crudités et salades représentent la base même d'une alimentation de régime, peu calorique et riche en fibres et en vitamines. Ce qui est parfaitement exact, mais c'est oublier la sauce d'accompagnement qui bouleverse radicalement ce bel ensemble de qualités. Ainsi, pour prendre un exemple simple, dans un saladier ordinaire contenant deux belles laitues ou endives et deux cuillères à soupe d'huile, il y a 20 calories de salade et 280 calories d'huile, invasion insidieuse expliquant l'échec de tant de régimes à base de salades dites composées desquelles on oublie de décompter la valeur calorique des sauces.

Il faut aussi lever une ambiguïté concernant l'huile d'olive. Si cette huile mythique et symbole de la civilisation méditerranéenne est unanimement reconnue comme l'huile de référence de la protection cardiovasculaire, elle n'est pas moins riche en calories que les autres huiles du marché.

Pour toutes ces raisons, pendant les deux premières phases d'attaque et de croisière proprement amaigrissantes, il est donc fondamental d'éviter de préparer les légumes verts et les crudités avec une sauce contenant une quelconque huile de table.

---

### La vinaigrette à base d'huile minérale

C'est la meilleure solution de remplacement à condition de ne pas avoir d'idées préconçues ni de diarrhée chronique.

L'huile minérale que l'on trouve en pharmacie présente deux avantages majeurs : elle ne contient aucune calorie et, très bon lubrifiant, elle facilite le transit intestinal, et quelles que soient les rumeurs que vous entendrez au sujet de cette huile, n'en tenez pas compte, son usage, même prolongé, ne pose aucun problème.

Son seul inconvénient concerne son dosage qui, s'il est trop élevé, fait peser le risque de légères fuites pouvant tacher les sous-vêtements.

Pour éviter ce type d'inconvénients et alléger sa consistance un peu plus lourde que celle de l'huile de table, prenez un vieux pot de moutarde vide et mélangez-y :

- 1 c. à soupe de moutarde de Dijon ou mieux, de la moutarde de Meaux à l'ancienne.
- 5 c. à soupe de vinaigre balsamique*
- 1 c. à soupe d'eau pétillante**
- 1 c. à thé d'huile minérale
- Assaisonnement : 1 gousse d'ail entière et 8 feuilles de basilic

* Si vous n'aimez pas le vinaigre balsamique, voir la vinaigrette Dukan (p. 302).

** Choisissez de préférence l'eau Perrier qui facilite l'émulsion de l'huile minérale.

*Il faut savoir que le vinaigre est un condiment pouvant jouer un rôle majeur au cours de tout régime amaigrissant. On sait en effet depuis peu que l'homme dispose de la perception de quatre saveurs universelles : le sucré, le salé, l'amer et l'aigre, et que le vinaigre est le seul aliment du registre alimentaire humain permettant cette précieuse et rare sensation de l'aigre.*

D'autre part, de récents travaux ont aussi prouvé l'importance des sensations de bouche, de la quantité et de la variété des saveurs sur la production du rassasiement et de la satiété.

*On sait par exemple aujourd'hui que certaines épices fournissant des saveurs extrêmes, notamment le clou de girofle, le gingembre, l'anis étoilé, la cardamome permettent l'accumulation de sensations puissantes et pénétrantes qui ont le pouvoir d'élever la jauge de l'hypothalamus, centre cérébral chargé de les comptabiliser jusqu'à déclenchement de la satiété. Il est donc très important d'utiliser autant que faire se peut et si possible en début de repas toute la gamme de ces épices et de tenter de s'y habituer si l'on n'est pas un amateur inconditionnel.*

---

### Sauce au yaourt ou au fromage frais

Pour ceux qui ne se résoudraient pas à l'usage de l'huile minérale, il est possible de se préparer une sauce savoureuse et naturelle avec un laitage allégé.

Choisir un yaourt de type grec, plus onctueux, ou du fromage frais 0 %.

Ajouter une cuillerée à soupe rase de moutarde de Dijon et battre pour faire monter le mélange à la manière d'une mayonnaise jusqu'à ce que la sauce prenne.

Ajouter alors un filet de vinaigre, du sel, du poivre et des herbes.

Voir aussi la section Les vinaigrettes et les sauces (p. 301) pour d'autres idées.

---

### Sous forme de garniture cuite

C'est le moment d'utiliser les haricots verts, les épinards, les poireaux, les choux de toute nature, les champignons, les endives braisées, le fenouil, le céleri.

Ces légumes peuvent être cuits à l'eau, bouillis ou, mieux, cuits à la vapeur pour conserver le maximum de vitamines.

On peut aussi les préparer au four dans le jus de la viande ou du poisson tels le loup au fenouil, la dorade à la tomate ou le chou farci à la viande de bœuf.

Enfin la cuisson en papillote conjugue tous les atouts, tant au niveau du goût que de la valeur nutritionnelle, avec un avantage décisif pour le poisson et tout spécialement le saumon qui conserve son moelleux sur un lit de poireau ou de caviar d'aubergine.

L'introduction des légumes après la période d'attaque des protéines a apporté de la fraîcheur et de la variété au régime d'attaque initial. Il le rend plus facile et plus confortable. Il est désormais pratique de commencer son repas avec une salade bien assaisonnée, riche en couleurs et en saveurs, ou le soir et en hiver avec une soupe, puis de passer au plat de viande ou de poisson mijoté dans des légumes parfumés et aromatisés.

## *Quantité de légumes autorisée*

En principe, la quantité n'est pas limitée. Mais il est conseillé de ne pas dépasser les limites du bon sens pour simplement braver cette absence de restriction. Je connais des patients qui s'installent devant de monstrueux raviers de salades mélangées et qui grignotent sans faim, tout comme ils mâcheraient de la gomme. Prenez garde à cette tentation, les légumes ne sont pas inoffensifs, mangez-en jusqu'à totale satisfaction de la faim mais pas au-delà. Cela ne change en rien le principe de non-restriction quantitative qui est au cœur de mon plan et par extension de ma méthode ; quelle que soit la quantité ingérée, la perte de poids se maintiendra mais à un rythme moins soutenu et par là même moins encourageant.

À ce propos, je dois vous avertir d'une réaction fréquente qui survient lors du passage du régime d'attaque strictement protéiné au régime amélioré par l'introduction des légumes.

Très souvent, l'amaigrissement a été spectaculaire pendant la première phase et puis, dès l'introduction des légumes, la balance semble figée et cesse de descendre et menace même d'une légère reprise. Ne vous inquiétez pas, vous n'êtes pas sur la mauvaise pente, mais que se passe-t-il ?

Au cours de la phase d'attaque, l'alimentation limitée aux seuls aliments protéinés développe un puissant effet hydrofuge qui, non seulement fait perdre de la graisse de réserve, mais fait fuir une forte quantité d'eau qui stagnait depuis longtemps dans l'organisme. C'est cet effet d'eau et de graisse éliminée qui explique l'importance de la perte massive qu'enregistre la bascule.

Mais dès que les légumes viennent s'ajouter aux protéines, cette eau, artificiellement chassée, revient et explique cette subite et incompréhensible stagnation. La perte réelle de poids, celle liée à la fonte des graisses, persiste, bien que réduite par l'introduction des légumes, mais elle est camouflée par le retour de l'eau. Un peu de patience et dès la reprise du régime des protéines pures, la grande chasse d'eau s'exercera de nouveau et révélera le poids réellement perdu.

Sachez cependant que dans cette période de régime alternatif qui sera votre lot jusqu'à atteinte du poids fixé, c'est toujours la phase des protéines sans légumes qui tracte la machine et qui est responsable de l'efficacité générale. Ne vous étonnez donc pas de voir le poids descendre en marches d'escalier, chutant avec les protéines pures et plafonnant avec le retour des légumes.

## *Rythme d'alternance*

Le régime des protéines alternatives, bénéficiant de l'élan et de la vitesse acquise fournis par le régime d'attaque des protéines pures, a désormais la responsabilité de conduire jusqu'au poids choisi. Il occupera donc la plus grande partie du volet strictement amaigrissant du plan Dukan.

L'adjonction rythmée des légumes réduit beaucoup l'impact des protéines pures et donne à l'ensemble de ce deuxième régime une allure syncopée tant dans l'organisation des repas que dans l'obtention des résultats. En effet, la perte de poids va au fil des semaines se concentrer sur les périodes de protéines pures au cours desquelles l'organisme n'a pas les moyens de résister à la violence de ce régime, mais à chaque fois que les légumes referont leur apparition, le corps retrouvera le contrôle de la situation et sera en mesure de résister. Le tout réalisant des pauses entrecoupées d'accélérations, une série de conquêtes suivies de repos qui conduisent néanmoins et alternativement jusqu'au but.

Quel rythme d'alternance devra suivre ce régime ?
Je m'en suis déjà expliqué mais je le répète succinctement.

• Le plus efficace sur le court terme est le 5/5, cinq jours de régime protéines pures suivis de cinq jours de protéines associées à des légumes. Ce n'est pas le plus facile, mais il démarre en fanfare. Par contre, il peut devenir lassant avec les risques que cela implique.

• L'autre solution est la cadence 1/1, une journée de protéines pures alternant avec une journée de protéines + légumes. Cette alternance est celle qui démarrera un peu moins vite mais qui en 20 jours aura rattrapé son retard et qui, sur la durée, sera plus facile à suivre, moins sujette à frustration.

• Il existe une troisième solution qui convient aux surcharges minimes, la cadence 2/7 qui associe deux jours par semaine de protéines pures, le lundi et le jeudi, à cinq jours de protéines + légumes.

• Une variante du 2/7 est le 2/0, soit deux jours de protéines pures, lundi et jeudi, par semaine et cinq jours ordinaires, sans régime particulier, mais sans excès particuliers. C'est le régime et la cadence qui conviennent le mieux aux femmes cellulitiques, souvent très minces de la partie supérieure du corps, buste, poitrine, visage, et arborant des hanches et surtout des cuisses luxuriantes.

## Le son d'avoine

Au cours de la phase de croisière, le son d'avoine doit être utilisé à la dose de deux cuillerées à soupe par jour et entrer dans les mêmes préparations que celles de la phase d'attaque.

## L'activité physique

Trente minutes de marche. En cas de traversée de palier de stagnation, passez à 60 minutes de marche pendant 4 jours seulement pour « casser » ce palier.

## Quelle perte de poids peut-on attendre ?

Lorsque la surcharge est très importante, de l'ordre de 20 kilos ou plus, la perte obtenue est difficile à fixer pour chaque semaine, mais l'expérience prouve que la perte moyenne s'établit autour d'un kilo par semaine.

Dans la première moitié du régime, la perte est en générale supérieure au kilo, proche du kilo et demi en début de régime, ce qui permet habituellement de perdre les 10 premiers kilos en un peu moins de 2 mois.

Passé les deux premiers mois, la courbe pondérale s'infléchit progressivement en raison d'un processus métabolique de défense que je vous décrirai en détail au moment du régime de consolidation, troisième phase du plan. La courbe stationne un moment autour du kilo par semaine puis passe sous la barre psychologique du kilo avec quelques périodes de stagnation dans les moments d'abandon ou, chez la femme, au cours du syndrome prémenstruel.

À ce propos, il faut savoir que l'organisme accepte sans trop de résistance la perte des premiers kilos. Il réagit bien davantage lorsque le pillage de ses réserves devient plus menaçant.

En théorie, ce serait donc le moment de renforcer encore le régime. Mais en pratique, c'est souvent l'inverse qui se produit. Les volontés les mieux trempées finissent parfois par s'éroder, les tentations longtemps repoussées, les invitations différées se font plus insistantes. Mais la vraie menace vient d'ailleurs. La perte des 10 premiers kilos entraîne une amélioration franche de l'état général, la forme, la souplesse reviennent, l'essoufflement disparaît, les compliments affluent ainsi que la satisfaction de pouvoir remettre des vêtements interdits.

Le tout se conjuguant et le classique argument du « pour une fois » aidant, la belle et franche détermination du début cède la place à des abandons suivis de reprises en main drastiques qui créent une situation chaotique et syncopée rapidement menaçante.

C'est dans de telles conditions que la personne en surpoids, jusque-là victorieuse, risque de s'endormir sur ses lauriers, de stagner et de finir par abandonner son pari. Il faut savoir qu'à mi-parcours, dans ces eaux dangereuses de la lassitude et de l'autosatisfaction propres à tout régime amaigrissant prolongé, un obèse sur deux tombe dans ce piège et s'effondre.

Dans ce cas, il a trois manières possibles d'évoluer :

• Soit abandonner le régime et sombrer avec complaisance dans des comportements revanchards et compulsifs mais avec un profond sentiment d'échec qui conduit à une reprise de poids très rapide et un dépassement fréquent du poids initial.

• Soit se ressaisir et, après avoir retrouvé un second souffle, revenir fermement au régime du départ et tenir jusqu'à atteindre l'objectif fixé.

• Soit se sentir incapable d'aller plus loin mais tout faire pour conserver au moins le fruit de son effort et, pour cela, interrompre la phase amaigrissante du plan pour passer directement à la phase de consolidation, bien plus diversifiée et de durée facile à établir (10 jours par kilo perdu), puis à son régime de stabilisation définitive qui laisse libre cours à la spontanéité alimentaire avec un seul jour de régime protéines pures par semaine de rappel.

## *Combien de temps doit durer le régime ?*

Le régime de croisière est le temps le plus fort et le plus stratégique de la période d'amaigrissement, celui qui conduit à votre objectif, votre Juste Poids. C'est à lui que revient, après l'amorce foudroyante du régime d'attaque, de conduire d'un seul tenant jusqu'au poids désiré et fixé dès le début.

Si l'on considère le cas d'une obésité franche et d'une surcharge de 20 kilos, on peut, si le cas ne présente pas de difficultés particulières, espérer obtenir cette perte en 20 semaines de régime alternatif, soit en un peu moins de cinq mois.

Lorsque le cas est plus difficile :

• Soit pour des raisons de type psychologique, une volonté faible, une motivation floue.

• Soit pour des raisons physiologiques, une tendance familiale à l'obésité.

• Soit pour des raisons historiques, un parcours semé d'échecs et l'usage de multiples régimes mal choisis, mal conduits ou abandonnés en cours de route.

• Soit enfin chez la femme lors de la traversée des carrefours dangereux de la vie hormonale, au moment de la prépuberté chaotique avec installation anarchique des règles, de la grossesse, et surtout au moment de la préménopause et de la ménopause confirmée et tout particulièrement lors d'instauration de traitements de substitution hormonale sans subtilité.

Dans tous ces cas, la progression de la perte est ralentie et demande des ajustements particuliers. Cependant, même dans ces cas difficiles, l'élan du régime initial reste toujours aussi percutant, ainsi que l'allure des deux ou trois premières semaines, qui brise toutes les résistances et les inhibitions latentes, ce qui procure en général une perte de quatre à cinq kilos.

À partir de là, les vieux démons peuvent resurgir et réduire l'allure.

• Le sujet doué d'une forte prédisposition à la surcharge passera en un peu moins de 1 mois sous la barre du kilo hebdomadaire pour tenir une allure acceptable de 3 kilos par mois pendant 2 à 3 mois, ce qui, cumulé à la perte initiale, approche des 15 kilos. À ce stade, la perte mensuelle va encore se réduire pour s'établir autour des 2, voire 1,5 kilo par mois. La question pour eux est simple : le jeu en vaut-il la chandelle ? Le plus souvent la réponse est non. Sauf en cas particulier d'indication formelle à la perte de poids tels un diabète menaçant ou une arthrose sévère et inopérable ou une raison personnelle impérative, il est préférable de ne pas insister pour ne pas menacer le résultat acquis, de prendre son bénéfice en consolidant puis en stabilisant et d'attendre des jours meilleurs et un retour au calme de l'organisme pour atteindre le but initialement fixé.

Bilan de l'opération : 15 kilos perdus en 4 mois de régime alternatif.

• Le sujet peu motivé ou à faible volonté est plus mal loti. Lui aussi perdra ses quatre ou cinq premiers kilos et la tentation et les abandons apparaîtront aussitôt. Dans le meilleur des cas, si l'entourage est pressant et l'aide soutenue, notamment celle du médecin, il est possible d'espérer une perte complémentaire de cinq kilos en cinq semaines et de passer d'urgence à la consolidation et encore plus vite à la stabilisation définitive qui doit malgré tout imposer un jour par semaine de régime protéines pures à vie, à accepter impérativement et dès le départ ou éviter catégoriquement d'entrer dans ce plan. Bilan de l'opération : 10 kilos en 2,5 mois de régime alternatif.

• Le vacciné aux régimes mal choisis ou mal conduits trouve ici sa meilleure indication. Le régime d'attaque passe aussi chez lui à la manière d'un bulldozer se jouant de toute résistance.

Lui aussi bénéficiera des 5 premiers kilos obtenus en 3 semaines, mais il pourra, s'il se tient fermement aux consignes précises du plan et de ses 4 régimes intégrés successifs, continuer à maigrir sans désemparer pour obtenir ses 20 kilos en 6 mois de régime alternatif, soit peu de différence avec le cas facile, car la vaccination aux régimes préalables ne concerne que les phases de protéines associées aux légumes mais pas les périodes de protéines pures. Il faut savoir que le plan Dukan peut être repris ultérieurement sans grand risque d'usure, cette résistance à la vaccination tient à l'impact des protéines alternatives.

• La femme aux alentours de la ménopause. Elle traverse successivement préménopause puis ménopause confirmée et affronte la période de sa vie de femme la plus menacée par le surpoids et tout spécialement si elle y arrive déjà en excès pondéral. En traversant ce long tunnel qui peut parfois durer une dizaine d'années, de 42 à 52 ans, elle est soumise à un éclairage hormonal excessif puis dissocié et qui s'éteint parfois brusquement sous une avalanche de bouffées de chaleur.

Mais aussi paradoxal que cela puisse paraître, c'est parmi les femmes malmenées par cette tourmente physiologique que l'on trouve les lutteuses les plus déterminées et les plus acharnées, celles dont on peut être assuré qu'elles iront jusqu'au bout de leur entreprise et par tous les temps.

Chez cette femme, la résistance au régime est telle que même les premiers kilos obtenus sans coup férir par toutes les autres catégories de cas difficiles peuvent se révéler difficiles à décrocher.

Il est donc impératif pour elle et avant d'entrer dans ce plan de mettre de l'ordre dans sa situation hormonale. Ceci est du registre de son gynécologue ou de son généraliste, mais elle doit savoir que la prise de poids occasionnée par la ménopause n'est pas une fatalité et que s'il existe effectivement une période difficile, elle peut être franchie après une attente armée qui ne dure guère plus de six mois à un an et que l'instauration du traitement hormonal, s'il est bien conduit en partant des dosages les plus légers pour atteindre progressivement la dose utile, est souvent le meilleur moyen de parvenir à perdre du poids efficacement.

Bilan des opérations : sans modification du terrain ni régulation hormonale spécialisée, la perte de 20 kilos peut durer 1 an et sembler longue mais il y a bien des femmes pour le faire. Avec une aide spécialisée bien conduite, le choix d'hormones naturelles et l'usage parfois nécessaire d'antialdostérone qui facilite les éliminations et les œdèmes irréductibles, les 20 kilos peuvent être obtenus en 6 à 7 mois de régime alternatif.

**Résumé mémento du régime de croisière**

Conserver tous les aliments autorisés dans le régime d'attaque et ajouter les légumes crus ou cuits suivants, sans restriction de quantité, de mélange ou d'horaires : tomates, concombres, radis, épinards, asperges, poireaux, haricots verts, choux, champignons, céleri, fenouil, toutes les salades y compris les endives, les blettes, aubergines, courgettes, poivrons et même les carottes et les betteraves à condition de ne pas en consommer à chaque repas. Tout au long de cette phase de croisière, faire alterner période de protéines avec légumes et période de protéines sans légumes jusqu'à l'obtention du poids fixé.

## *Attention!*

Si en suivant mon plan, vous parvenez à ce moment de votre feuille de route et avez obtenu votre Juste Poids, bravo. Sachez que vous vous trouvez sur le seuil d'une frontière décisive pour l'avenir de votre poids.

Sur la base de mes statistiques, je me dois de vous faire savoir que :

• 50 % des lecteurs s'y arrêtent, ils s'estiment guéris. Ils oublient qu'il reste encore deux phases à accomplir qui, seules, assurent la conservation de ce poids sur la longue, la très longue durée. Tous ces impatients, sans exception, regrossissent ou s'inscrivent dans une démarche chaotique ne pouvant finir que dans l'échec. Vous voilà prévenus.

• L'autre moitié de ces lecteurs ne s'arrêtent pas là et me suivent dans leur troisième phase de consolidation. Quatre-vingt-cinq pour cent d'entre eux vont jusqu'au bout et obtiennent un poids consolidé. C'est mieux mais ce n'est pas suffisant. Seuls celles et ceux qui pénètrent dans leur quatrième et ultime phase de stabilisation définitive et la suivent atteignent le seul objectif qui vaille : « guérir du surpoids ».

J'espère de tout cœur, lecteur, que vous ne vous arrêterez pas là et que vous irez au bout de notre entreprise commune. Sinon, j'aurais fait ce qui s'est toujours fait depuis 60 ans, je vous aurais entraîné avec moi dans le désert en vous abandonnant aux portes de l'oasis.

## LE RÉGIME DE CONSOLIDATION DU POIDS PERDU : INDISPENSABLE PALIER DE TRANSITION

Nous voilà parvenus, soit au poids idéal, soit au poids accepté et fixé en début de régime, soit au poids de résignation accepté comme un pis-aller ou une demi-victoire en sachant que l'investissement, pour persévérer, était trop coûteux et risquait de menacer l'édifice.

Le temps des fortes contraintes est donc passé, vous êtes enfin en terrain plat. Votre organisme et vous-même avez fourni un effort prolongé, vous êtes récompensé, mais un immense danger vous menace, le triomphalisme. Vous êtes au poids qui vous convient mais ce poids que vous portez ne vous appartient pas encore. Vous êtes dans la situation d'un voyageur dont le train entre en gare pour une brève halte dans une ville inconnue et qui s'en estimerait l'habitant, sans même la connaître ou y avoir vécu. Rien de moins sûr ; le train peut repartir d'un instant à l'autre avec vous, et si vous décidiez vraiment d'y rester, encore faudrait-il que vous y transportiez vos valises, que vous y trouviez un logement, un emploi et des amis. Il en va de même du poids que vous venez d'obtenir ; ce poids sera réellement à vous si vous prenez le temps de l'apprivoiser et si vous lui accordez l'effort minimum nécessaire à sa conservation.

Débarrassez-vous donc de l'illusion qui vous porterait à croire que vous êtes enfin débarrassé de vos problèmes de poids et que vous pouvez dès à présent revenir à vos anciennes habitudes.

Ce serait catastrophique car les mêmes causes entraînant les mêmes effets, vous ne tarderiez pas à retrouver votre poids de départ. Il n'est cependant pas question de conserver indéfiniment le type d'alimentation de combat que vous venez de suivre. Qui pourrait l'accepter ?

Toutefois, la prise de poids qui vous avait conduit à faire ce régime, surtout si elle était importante ou, pire, récidivante, n'était certainement pas accidentelle. Qu'elle soit d'origine familiale ou acquise, elle est désormais, telle une information mémorisée dans un ordinateur, inscrite dans votre disque dur et n'en sortira plus. Il vous faudra donc dans l'avenir trouver un moyen, le moins contraignant possible, à incorporer définitivement à votre mode de vie pour lutter contre cette tendance et ne pas grossir à nouveau.

Ce moyen existe, c'est le thème de la quatrième phase de ce plan et son régime de stabilisation ultime.

Mais vous n'y êtes pas encore car votre organisme est toujours sous le coup des contraintes du régime suivi pendant les mois qui viennent de passer. Vous êtes toujours un candidat prédisposé à la surcharge pondérale, mais cette tendance à l'embonpoint est actuellement démultipliée par les réactions de défense de l'organisme déclenchées par le pillage de ses réserves.

Il faut donc commencer par faire la paix avec votre corps qui n'attend que l'occasion de refaire ses réserves. C'est l'objectif de ce palier de consolidation du poids perdu que je vais vous proposer ici et qui, lorsque vous l'aurez achevé, ouvrira la porte dont rêve tout candidat à l'amaigrissement : la stabilisation définitive et sa mesure minimale, la journée hebdomadaire de sécurité qui sera le thème du quatrième et dernier régime du plan Dukan.

Pour être à même de bien suivre le palier de consolidation que je vais vous proposer ici, vous devez comprendre pourquoi vous êtes actuellement trop vulnérable et votre corps trop exaspéré et trop soumis au phénomène du rebond pour passer dès à présent à la stabilisation.

Après cette brève et indispensable explication théorique, nous verrons dans le détail comment suivre en pratique ce palier de consolidation, avec quels nouveaux aliments et pendant combien de temps.

## Le phénomène du rebond

Lorsqu'un organisme vient de perdre un bon nombre de kilos sous la pression d'un régime efficace, plusieurs réactions apparaissent qui vont concourir à lui faire reprendre ce poids.

Comment expliquer ces réactions? Pour les comprendre, il faut savoir ce que signifie la formation de graisses de réserve pour un organisme normal. Le stockage de la graisse au cours d'une alimentation dont les apports sont supérieurs aux dépenses est un moyen simple d'épargner un surplus de calories inutilisables sur le moment, mais qu'il importe de ne pas laisser fuir afin de pouvoir s'en servir ultérieurement si les sources alimentaires venaient à se tarir.

C'est la manière la plus simple inventée par la nature pour préserver et stocker de l'énergie sous la forme la plus concentrée connue dans le règne animal (1 gramme de graisse = 9 calories).

De nos jours, et dans un monde où la nourriture est si facilement accessible, on peut s'interroger sur la raison d'être de tels mécanismes.

Mais il faut, encore une fois, se souvenir que nos structures biologiques n'ont pas été conçues pour un tel monde; elles se sont mises en place à une époque où l'accès à la nourriture était occasionnel, hasardeux, et toujours la récompense d'une activité ou d'un combat acharné.

La possession de ces graisses aujourd'hui embarrassantes a dû représenter, pour les premiers humains, un précieux outil de survie.

C'est dire qu'un organisme dont la programmation biologique n'a guère évolué depuis l'origine accorde toujours la même importance à ces graisses sécurisantes, et assiste avec une certaine détresse à leur pillage.

Un organisme qui maigrit prend le risque de se trouver totalement dépourvu devant le moindre incident de parcours alimentaire. C'est pourquoi il va réagir car il est biologiquement menacé. Et toutes ses réactions n'auront qu'un seul et même objectif : reconquérir aussi vite que possible l'essentiel de ses graisses perdues. Pour ce faire, votre corps dispose de trois moyens très efficaces :

• Le premier consiste à déclencher et aiguiser la sensation de faim responsable du comportement d'appétence envers la nourriture, et cette réaction est d'autant plus forte que le régime aura été frustrant. Sur le plan biologique et instinctif, la plus grande des frustrations alimentaires est occasionnée par les repas en poudre responsables, lorsque ces diètes ont été trop exclusives et trop longues, d'explosions boulimiques et de comportements compulsifs.

• Le deuxième moyen utilisé par l'organisme consiste à réduire ses dépenses énergétiques. Lorsque le salaire d'un individu baisse, sa première réaction est de moins dépenser. Une réaction similaire se met en place au niveau des organismes biologiques.

C'est pourquoi, au cours de régimes amaigrissants, nombreux sont les patients qui se plaignent de devenir frileux. C'est la conséquence des réductions de dépenses de chauffage. Il en va de même de la fatigue, sensation dont le but est de faire perdre l'envie de l'effort inutile. Toute activité excessive devient alors pénible, chaque geste s'effectue au ralenti. La mémoire et le travail intellectuel, grands consommateurs d'énergie, s'en ressentent également. Le besoin de repos et de sommeil, sources d'économies, devient plus impérieux. Les cheveux et les ongles poussent moins vite. Bref, en cours d'amaigrissement prolongé, l'organisme hiberne pour s'adapter.

• Enfin, la troisième réaction de l'organisme, la plus efficace et la plus dangereuse, tant pour celui qui tente de maigrir que pour le candidat à la stabilisation, consiste à mieux assimiler les calories alimentaires et à en tirer le profit maximum.

Un individu qui ordinairement tirait 100 calories d'un innocent petit pain au lait réussira, en fin de régime, l'exploit d'en soutirer 120 à 130. Chaque aliment sera passé au crible et livrera sa « substantifique moelle ». Cette augmentation des performances de l'extraction des calories s'opère dans l'intestin grêle, l'interface entre le milieu extérieur et le sang.

Augmentation de l'appétit, réduction des dépenses et extraction maximale conjuguent des efforts pour transformer l'ancien gros amaigri en une véritable éponge à calories.

C'est en général le moment où notre patient, satisfait du résultat obtenu, estime qu'il peut enfin baisser les bras et se laisser aller à ses anciennes habitudes, et c'est la raison la plus naturelle, et la plus fréquente, des reprises de poids rapides.

C'est donc après un régime bien conduit, quand on a atteint le poids désiré, qu'il conviendra d'être le plus prudent. C'est la période dite du rebond car, comme une balle qui vient de toucher le sol, le poids a tendance à rebondir.

**Combien de temps dure cette réaction de rebond?**
Aucun moyen naturel ou thérapeutique n'existe à ce jour pour contrer le rebond. Le meilleur moyen de s'en protéger est d'abord d'en connaître la durée pour lui opposer pendant ce laps de temps, clairement identifié, une stratégie alimentaire adaptée.

J'ai longtemps et patiemment observé les effets du rebond sur un grand nombre de patients, et j'en ai conclu que la période à haut risque de reprise pondérale durait environ 10 jours par kilo perdu, soit 30 jours ou 1 mois pour 3 kilos, 100 jours pour 10 kilos.

J'accorde beaucoup d'importance à cette règle, car, là encore, c'est le flou ou l'absence d'information qui fait courir le plus grand risque au gros qui vient de terminer son régime. La connaissance du danger et de sa durée peut considérablement aider celui qui vient de maigrir à traverser la période de transition et à accepter sans trop souffrir le complément d'effort indispensable à la neutralisation du rebond.

Le simple temps qui passe, sans relâchement excessif, permettra à son organisme réactif, conservateur et en alerte de s'apaiser. Au bout du tunnel l'attendent une mer calme et mon plan de stabilisation définitive, avec ses trois mesures simples, concrètes et indolores dont le fameux jeudi de protéines.

Entre-temps, il lui faudra suivre un régime nouveau, un régime d'ouverture qui n'est pas un régime amaigrissant car il n'est plus question de maigrir, mais pas encore un régime libre de toute contrainte, c'est une liberté surveillée destinée à maîtriser les réactions excessives de l'organisme et à empêcher le rebond du poids.

## Comment choisir un bon poids de stabilisation ?

Il est difficile d'entrer en stabilisation, surtout si l'on a en tête de tout faire pour ne plus jamais reprendre ce poids si difficilement perdu, sans avoir un objectif pondéral précis, sans avoir défini pour l'avenir un poids à la fois gratifiant et conservable. Je me dois donc de vous donner ici mon avis car j'ai trop souvent assisté à des échecs dont la cause principale était un choix irréaliste de ce poids de stabilisation.

Il existe un grand nombre de formules abstraites qui tentent de définir le poids idéal en fonction de la taille, de l'âge, du sexe et de l'ossature. Toutes ces formules sont théoriquement applicables, mais je m'en méfie beaucoup, car elles intéressent des individus statistiques qui n'existent pas dans la réalité. Elles ne tiennent pas non plus compte de ce qui fait la marginalité de l'obèse, c'est-à-dire sa prédisposition à prendre du poids.

J'aurais donc tendance à substituer à ce poids théorique la notion plus valable de poids stabilisable car pour une personne donnée, tous les poids ne sont pas stabilisables. Et ce n'est pas du tout la même chose.

Le meilleur moyen de calculer un bon poids de stabilisation, c'est de demander au gros lui-même de définir le poids qui lui est le plus facile à atteindre et à partir duquel il se sent « bien dans sa peau ». Ceci pour deux raisons.

Tout d'abord, chaque obèse aura remarqué qu'il existe des niveaux de poids où il maigrit facilement, d'autres où cela devient plus difficile, et enfin des zones extrêmes où, quel que soit le régime entrepris, son poids est mystérieusement bloqué. Dans son expérience apparaît la notion de « plateau » qu'il est difficile de franchir.

Tenter de stabiliser son poids dans cette dernière zone est voué à l'échec, car l'effort nécessaire pour l'atteindre est disproportionné par rapport au résultat obtenu. Dans l'hypothèse où un tel poids aurait cependant été atteint, vouloir le conserver demanderait trop d'efforts, intenables sur une longue durée.

De plus, pour des cas de surcharge chronique, j'accorde beaucoup plus d'importance à la notion de bien-être qu'à la valeur symbolique d'un chiffre abstrait et prétendu normal. Le prédisposé à la surcharge n'est pas un être normal. Ceci n'a rien de péjoratif, mais cela sous-entend qu'il ne faut pas lui conseiller un poids de stabilisation inadapté à sa nature. Ce qu'il lui faut, c'est pouvoir vivre normalement, en acceptant un poids où il se sente à l'aise. Et c'est déjà une prouesse s'il peut le conserver.

Enfin, il faut que le gros garde en mémoire les poids maximum et minimum atteints au cours de ses grandes variations pondérales. Car le poids maximum atteint, quel que soit le temps où il a été porté est inscrit à jamais dans son organisme. Prenons un exemple concret :

Imaginez une femme de 1,60 m qui a, un seul jour dans sa vie, pesé 100 kilos. Il est à tout jamais impossible à une telle femme d'espérer se stabiliser à 52 kilos comme certaines tables théoriques pourraient le lui suggérer. La mémoire biologique de son organisme gardera un souvenir de son poids maximum qui ne s'effacera jamais. Lui proposer d'atteindre et de conserver 70 kilos semble sur le papier, beaucoup plus judicieux, à la condition expresse qu'elle se sente déjà à l'aise à ce poids.

Enfin, il est un autre cliché erroné dont il convient de se débarrasser. La majorité des gros et des moins gros s'imaginent qu'ils se stabiliseront mieux à un certain poids s'ils maigrissent un peu plus afin d'avoir un ou deux kilos de marge de sécurité leur donnant le temps de réagir.

Vouloir par exemple atteindre 60 kilos pour se stabiliser à 70 est plus qu'une erreur, c'est une faute, car l'effort de volonté ainsi gaspillé manquera cruellement au moment d'entreprendre la stabilisation. Et surtout, plus on tente d'abaisser le poids d'un organisme, plus il sera réactif et aura tendance à rebondir vers le haut.

En conclusion, il faut choisir un poids à la fois «atteignable ET stabilisable», suffisamment élevé pour être accessible sans se perdre en chemin, et assez bas pour pouvoir fournir de la gratification et suffisamment de bien-être pour être enclin à le conserver.

Ce poids, je l'ai appelé le Juste Poids. Il diffère de l'IMC, Indice de Masse Corporelle qui est intéressant pour repérer des populations à risque et qui donc n'a pas d'intérêt pour déterminer un poids personnel et fixer un objectif stratégique.

### Comment déterminer le Juste Poids?

Ce poids est par définition personnel, il doit, pour être pertinent et opérationnel, prendre en compte le sexe et l'âge afin de pouvoir différencier le morphotype de la femme de celui de l'homme et surtout le différentiel d'exigence de minceur entre la première et le second. De même pour l'âge, on sait que chaque décade doit élever le poids d'équilibre de 800 grammes chez la femme et de 1,2 kilo chez l'homme. De plus, comment ne pas faire la différence entre les besoins et surtout les possibilités d'atteindre un poids à 20 ou à 50 ans?

Mais dans cette recherche du Juste Poids, il faut aussi prendre en compte l'hérédité. Là encore, il n'est pas pertinent de demander à une femme issue d'une famille d'obèses d'ambitionner le même poids d'équilibre qu'une femme issue d'une famille de maigres constitutionnels. Mais plus encore, il est absolument indispensable de prendre en compte l'historique du surpoids d'un individu, le moment crucial du début de son dérèglement ; l'enfance, l'adolescence, la première pilule contraceptive, les grossesses, la préménopause, un stress majeur, un traitement médicamenteux, une dépression ? Chaque cas diffère des autres et doit s'intégrer dans la résultante proposée. Il convient tout autant de prendre en compte ce que j'ai appelé « l'envergure pondérale », l'écart entre le poids minimum jamais pesé après 20 ans et le poids maximum pesé en dehors des grossesses. Cette envergure témoigne de ce qui est inscrit dans la mémoire biologique du corps et qui n'en sort plus. Et tout autant du nombre de régimes infructueux déjà suivis et desquels, car il y a des régimes dont le corps ne se remettra jamais tout à fait, des régimes contre-nature qui ont déclenché des « angoisses corporelles ». Le plus connu d'entre eux étant celui des substituts en sachets ou en poudres qui sont à l'opposé de la nature alimentaire humaine. L'homme n'est pas programmé pour se nourrir de poudres. Il peut le faire pour un temps très court mais, surtout s'il maigrit en se nourrissant de ces poudres, il peut développer une réaction de type aversif qui le rendra malheureusement résistant à d'autres méthodes naturelles. Le jeûne qui consiste à ne rien avaler d'autre que de l'eau est une catastrophe pour la masse musculaire dans laquelle le corps va trouver les protéines indispensables à sa survie. Mais le jeûne est infiniment plus naturel que l'alimentation en poudre : en effet, il est fréquent qu'un prédateur soit en mal de proies et ait à jeûner pendant quelques jours.

Vous voyez, il existe de nombreux paramètres intervenant dans le calcul du Juste Poids dont la connaissance est indispensable pour établir une feuille de route. Trop pour pouvoir le calculer avec seulement un crayon et du papier.

Je vous conseille d'aller sur le site www.regimedukan. com ou sur www.livredemonpoids.com et dans chacun d'eux, vous trouverez le questionnaire gratuit avec ses 11 questions, remplissez-le et vous obtiendrez immédiatement votre Juste Poids. Vous saurez alors exactement où se trouve le mille de la cible, vous connaîtrez la distance, je vous confierai l'arc et la flèche, vous aurez de bien meilleures chances de faire mouche.

### Pratique quotidienne du régime de transition

Vous venez de terminer votre dernier jour du régime des protéines alternatives et sur la balance vous venez de lire pour la première fois le chiffre fatidique, votre Juste Poids, celui que vous aurez j'espère réussi à obtenir. Si ce n'est pas le cas, le poids que vous vous étiez fixé en démarrant votre régime.

Comme bien d'autres avant vous, emporté par l'élan, vous serez tenté de continuer pour avoir une marge de sécurité. N'en faites rien, les dés sont jetés, vous avez voulu ce poids, vous l'avez, il faut mettre toutes vos forces en jeu pour tenter de le conserver, et ce n'est pas une formalité, puisque *un échec sur deux survient dans les trois premiers mois qui suivent l'accès au poids désiré.*

---

#### Durée du régime de transition

La durée de ce régime de transition se calcule en fonction du poids perdu, sur la base de 10 jours du nouveau régime par kilo perdu. Si vous venez de perdre 20 kilos, il vous faudra donc le suivre pendant 20 fois 10 jours, soit 200 jours (6 mois et 20 jours), et pour 10 kilos, 100 jours (3 mois et 10 jours).

Chacun calculera le plus facilement sur cette base le temps exact qui le sépare de la stabilisation définitive.

---

Vais-je pour autant vous donner le régime de stabilisation dès maintenant? Non, vous le savez maintenant, vous êtes actuellement trop vulnérable et semblable à un plongeur sous-marin qui remonte des profondeurs et qui doit observer un palier de sécurité, et c'est le rôle du régime que je vais vous proposer à présent.

Pendant toute la phase de consolidation du poids, vous observerez donc le plus fidèlement possible le régime qui va suivre et dans lequel vous pourrez consommer à votre guise les aliments suivants :

### Les protéines et les légumes

Jusqu'à présent, pendant toute la durée du régime de croisière, vous vous êtes nourri alternativement de protéines entrecoupées de protéines + légumes, c'est dire que vous connaissez bien ces deux catégories d'aliments. Désormais, l'alternance n'a plus cours, protéines et légumes sont à vous, intégralement, ensemble et toujours à volonté.

Protéines et légumes constituent un socle stable et incompressible sur lequel vous allez désormais composer le palier de consolidation qui nous intéresse ici ainsi que la stabilisation définitive qui lui fera suite. C'est dire l'intérêt de ces deux catégories majeures d'aliments qui, pour le restant de votre vie, pourront être consommés sans aucune limitation de quantité, à l'heure qui vous plaira et dans les proportions et les mélanges qui vous conviendront.

Vous en connaissez probablement tous les éléments, mais je vous les rappelle brièvement pour éviter tout risque de malentendu. Pour de plus amples détails, vous en trouverez la liste complète dans les chapitres consacrés au régime d'attaque et au régime des protéines alternatives. Ce sont donc :
  • les viandes maigres, morceaux les moins gras du bœuf, veau, cheval ;
  • les poissons et les fruits de mer ;

- la volaille sans peau à l'exception du canard et de l'oie ;
- les œufs ;
- les laitages maigres ;
- 1,5 litre d'eau ;
- les légumes verts et les crudités.

Sur cette base de protéines et de légumes qui vous est familière, votre consolidation ouvre la porte à de nouveaux aliments qui vont améliorer votre quotidien et que vous pouvez introduire dès à présent dans les proportions et les quantités suivantes.

**Une portion de fruit par jour**
Voilà l'occasion de parler de cet aliment que l'on considère volontiers comme le type même de l'aliment sain.

C'est partiellement vrai dans la mesure où il s'agit d'un produit strictement naturel et dépourvu de toxicité. D'autre part, c'est une des meilleures sources connues de vitamine C et de carotène.

Mais ces deux atouts sont mythifiés par deux récentes préoccupations de la civilisation occidentale : le goût d'un retour inconditionnel au naturel, et la croyance aux vertus magiques des vitamines.

Or, ce qui est naturel n'est pas systématiquement bénéfique, et les vitamines ne sont pas aussi indispensables que le prétend une certaine mode.

En fait, les fruits représentent le seul aliment naturel qui contienne ce que les diabétologues appellent des sucres d'assimilation rapide. Tous les autres aliments qui nous en procurent sont des aliments conçus et élaborés par l'homme.

Le miel, par exemple est un aliment dérobé. C'est une sécrétion animale, une sorte de lait de croissance destiné aux seules abeilles immatures, et que l'on s'approprie pour le seul plaisir du palais.

Le sucre raffiné, le sucre blanc, n'existe pas sous cette forme dans la nature. C'est un aliment artificiel extrait industriellement de la canne à sucre ou chimiquement de la betterave.

Le fruit lui-même à l'état sauvage est un aliment rare qui fut longtemps un simple gadget de table, une récompense colorée et gratifiante pour l'homme. Seule sa culture intensive et sélective peut nous donner aujourd'hui l'illusion d'un approvisionnement facile. Enfin, la plupart des fruits très sucrés comme l'orange, la banane, la mangue sont des aliments importés de régions très lointaines et exotiques et introduits fort récemment dans notre alimentation grâce aux progrès des moyens de transport, ce qui explique probablement les allergies parfois graves, certaines mortelles à certains fruits (kiwi ou arachide).

En fait, le fruit n'est pas le prototype de l'aliment sain et naturel. Consommé en grandes quantités, il peut se révéler dangereux, en particulier chez le diabétique et, nous y sommes, chez le gros habitué à grignoter des fruits en dehors des repas.

*À la dose d'un fruit par jour, tous les fruits vous sont autorisés, à l'exception de la banane, du raisin, des cerises et des fruits secs (noix, noisettes, arachides, amandes, pistaches ou noix de cajou).*

En ce qui concerne la notion de ration, c'est souvent l'unité pour les fruits de la taille d'une pomme, d'une poire, d'une orange, d'un pamplemousse, d'une pêche, d'un brugnon, d'une nectarine.

Pour des fruits de plus petite ou de plus grande taille, c'est la ration habituelle, une coupe de fraises ou de framboises, une tranche de cantaloup ou la belle tranche de pastèque, deux kiwis ou deux beaux abricots ou une mangue de petite taille ou la moitié d'une grosse mangue. Tous ces fruits sont à vous à raison d'une ration par jour et non par repas.

Cependant, si vous avez le choix et que vos goûts vous y portent, sachez que votre meilleur fruit dans le cadre d'une stabilisation du poids est à mon sens classé par ordre de valeur décroissante dans la liste suivante : priorité à la pomme dont la richesse en pectine en fait un fruit bénéfique pour la ligne, la fraise et la framboise pour la faible valeur calorique conjuguée

à l'aspect coloré et festif, le melon et la pastèque pour leur grande teneur en eau et leur faible valeur énergétique à condition de
s'en tenir à la portion, le pamplemousse et enfin le kiwi, la pêche et la poire, le brugnon, la nectarine et la mangue.

### Deux tranches de pain complet par jour

Si vous êtes prédisposé au surpoids, prenez l'habitude d'éviter
de consommer du pain blanc. C'est un aliment dénaturé par
son mode de fabrication, pétri dans une farine dont le blé a été
artificiellement séparé de son écorce, le son. Cette séparation
facilite l'obtention de farines industrielles, mais le pain blanc
qui en provient est un aliment trop raffiné, un aliment dopé et
pénétrant trop vite et trop massivement dans le sang.

Le pain complet ou le pain intégral, dont le goût est tout
aussi agréable, contient une proportion naturelle de son. Et ce
son est un allié de tout premier ordre. Sa structure végétale, son
armature fibreuse est suffisamment solide pour résister à la
puissance de feu de votre digestion. De ce fait, il accélère le
transit intestinal et crée dans le côlon un écran de protection
entre la paroi intestinale et les déchets dangereux qui y stagnent
et se concentrent.

Attention! Ne confondez pas son de blé et son d'avoine, le
son de blé du pain complet est une fibre insoluble alors que le
son d'avoine est hautement soluble, ce qui lui permet de gonfler dans l'estomac et de le distendre jusqu'à rassasiement et
surtout de piéger dans l'intestin des nutriments et leurs calories
et de les entraîner avec lui dans les selles.

Pour l'instant, et pour la période que nous traversons, vous
êtes encore sous haute surveillance, car un rien peut vous profiter, mais parvenu au stade de la stabilisation définitive, vous
n'aurez plus à redouter le pain, que vous pourrez consommer
normalement, à la seule condition que ce soit du pain complet
ou, mieux encore, du pain enrichi en son.

Dès maintenant, si vous êtes de ceux qui aiment le pain au
petit déjeuner, vous pouvez beurrer légèrement avec du beurre

allégé ces deux tranches de pain complet. Mais vous pourrez aussi utiliser ces deux tranches de pain à un autre moment de la journée, à midi en sandwich avec viande froide ou jambon ou le soir avec le fromage qui est le prochain aliment à intégrer à votre liste.

### Une portion de fromage par jour

De quel fromage s'agit-il, et en quelle quantité est-il autorisé?

Vous avez droit pour l'instant à tous les fromages à pâte non cuite, tels le Bonbel, le gouda, l'édam, la tomme, la mimolette jeune, le cheddar, le comté, etc. Évitez encore les fromages fermentés comme le camembert, le roquefort, le chèvre.

Pour les quantités, je vous conseille l'équivalent de 40 grammes. Je n'aime pas beaucoup la pesée des aliments mais nous sommes dans une période intermédiaire appelée à durer peu de temps et, de surcroît, 40 grammes représentent une portion standard qui convient à la plupart des appétits modérés.

Choisissez le repas qui vous plaira, midi ou soir, mais prenez cette portion en une seule fois.

Que penser des fromages affinés allégés? La plupart d'entre eux sont de piètre qualité et il est difficile de conseiller ces aliments qui ont perdu une grande part de leur saveur.

Quant aux vrais grands fromages affinés, véritables œuvres d'art gustatives, rassurez-vous, ils ne vous sont pas totalement interdits, patientez, vous aurez une bonne surprise dans le paragraphe sur les repas de gala.

### Deux portions de féculents par semaine

Jusqu'à présent, les aliments réintroduits étaient autorisés quotidiennement. Avec les féculents puis avec les repas de gala, la fréquence va devenir hebdomadaire.

D'autre part, pour ces deux nouveaux éléments de grande portée, il vous faudra distinguer deux parties dans cette phase de consolidation. Après avoir calculé sa durée sur la base de

10 jours par kilo perdu, divisez cette phase en deux parties égales : la première partie et la seconde.

Dans la première, vous aurez droit à une portion de féculents par semaine, dans la deuxième à deux portions, ce qui évitera le risque d'un accès trop abrupt aux aliments riches en sucres.

Revenons à nos féculents. Longtemps, on a réservé ce terme à la pomme de terre, mais une dérive sémantique a fait de cette famille un fourre-tout où l'on trouve tout autant les tubercules comme la pomme de terre que les farineux comme le pain ou les pâtes ainsi que les céréales comme le riz ou le maïs.

Mais pour nous, dans cette phase de consolidation où la prudence est de règle, tous les féculents ne se valent pas et je vous les proposerai ici dans un ordre d'intérêt décroissant.

• **Les pâtes alimentaires** représentent le féculent le mieux adapté à notre propos du moment, car elles sont fabriquées à partir de blé dur dont la texture végétale est très résistante, bien plus que celle du blé tendre ou du froment. Cette résistance physique à la désintégration ralentit sa digestion et l'absorption de ses sucres. De plus, les pâtes sont des aliments appréciés de tous les publics et rarement associés à la notion de régime, ce qui gratifie et conforte l'obèse sortant de longues restrictions. Enfin et surtout, les pâtes sont des aliments consistants et rassasiants. Leur seul défaut réside dans leur préparation qui incorpore du beurre, de l'huile ou de la crème et de surcroît du fromage, ce qui double leur valeur calorique.

Prenez donc des pâtes, une portion correcte de 220 grammes, mais évitez de les graisser et préférez une bonne sauce tomate fraîche avec oignons et aromates. Si vous êtes pressé, vous pouvez utiliser un coulis ou des tomates concassées en boîte. Quant au fromage, évitez le gruyère, trop gras et dont la fadeur oblige à forcer sur les quantités. Vous avez droit à un voile de parmesan, bien moins riche et de goût plus corsé ; les Italiens ne s'y trompent pas.

• **La semoule de couscous, la polenta, le boulgour et les grains de blé entiers** sont autorisés à raison d'une ration de 200 grammes deux fois par semaine. S'ils proviennent du blé dur, ils jouissent de ce fait des mêmes propriétés que les pâtes. Ces aliments sont en général moins connus et moins utilisés car provenant de cultures étrangères.

Le couscous est souvent et à juste titre considéré comme un aliment de confection complexe et longue et réservé au restaurant. C'est se priver inutilement d'un précieux aliment très favorable à la stabilisation.

Pour le préparer rapidement, mettez la semoule dans un récipient non métallique et ajoutez de l'eau aromatisée avec un cube de bouillon jusqu'à la noyer et dépasser son niveau d'un bon centimètre. Laissez la graine s'imbiber et gonfler pendant cinq minutes.

Puis mettez le tout au micro-ondes pendant une minute, sortez-le et peignez la graine à la fourchette pour éviter les grumeaux et repassez au micro-ondes pendant une autre minute, et le tour est joué.

N'ajoutez pas de matières grasses, le cube de bouillon suffit. Ne consommez pas de couscous au restaurant car la graine y est habituellement noyée dans le beurre.

Polenta italienne et boulgour libanais sont autorisés dans des rations et des préparations similaires.

• **Les lentilles** représentent un autre féculent de choix, l'un des sucres les plus lents de la création. Malheureusement, elles nécessitent un certain temps de préparation, ne sont pas unanimement appréciées et, pire, bien souvent mal tolérées car réputées responsables de flatulences. Mais pour ceux qui les apprécient et les tolèrent, c'est un excellent aliment de stabilisation très rassasiant. Chaque portion donne droit à 220 grammes de lentilles (pesées cuites) selon le stade de la stabilisation. Ici non plus, pas de matières grasses, mais de la tomate, des oignons et des aromates.

Les autres légumineuses méritent les mêmes mentions et sont autorisées dans des rations de même ordre de grandeur et des préparations dépourvues de matières grasses. Les flageolets, les pois secs, pois cassés, pois chiches appartiennent à cette grande famille qui trouve peu d'adeptes car ils sont en général encore plus mal supportés que les lentilles mais sont, sur le plan nutritionnel, d'excellents aliments.

• **Le riz et les pommes de terre** sont aussi autorisés mais, comme vous le constatez, ces deux féculents sont classés en fin de liste et sont donc à consommer occasionnellement en accordant la priorité à tous ceux qui les précèdent.

Le riz est à consommer de préférence complet, sauf si vous êtes au restaurant japonais ou chinois, et sans matières grasses en le choisissant parmi ceux qui ont la saveur la plus développée, tels le basmati, le riz sauvage ou le riz complet d'assimilation ralentie par ses fibres. Chaque portion donne droit à 150 grammes de riz blanc ou 220 grammes de riz complet pesé cuit.

Quant à la pomme de terre, elle est à consommer en robe des champs ou en papillote dans son habit d'aluminium, sans adjonction de matières grasses. La frite, ou pire la chips, est l'un des rares aliments que je vous conseille d'oublier car, non seulement elles sont gorgés d'huile et de calories, mais ce sont des aliments dangereux sur le plan de la prévention des maladies cardiovasculaires et du cancer.

### Les nouvelles viandes

Jusqu'à présent, vous aviez droit aux parties maigres du bœuf et du veau et à la quasi-totalité du cheval. Désormais, vous pouvez ajouter le gigot d'agneau et le rôti de porc ainsi que le jambon blanc, sans précision de fréquence ni de quantité particulière ; lorsque l'occasion se présente, une à deux fois par semaine.

• **Le gigot d'agneau** est le morceau le plus maigre de l'agneau. Évitez pourtant soigneusement l'entame, la première tranche, et ce pour deux bonnes raisons. La première est que la graisse qui entoure le gigot ne se détache pas facilement et il demeure toujours un reliquat qui élève beaucoup la teneur en matières grasses et en calories de l'entame. La deuxième est que, pour qu'un gros gigot de plusieurs kilos soit cuit en profondeur, il faut que la température de surface soit très élevée et à ces températures, le gras carbonise et devient cancérigène. Si vous aimez les parties cuites, prenez la deuxième tranche, c'est plus sûr.

• **Le rôti de porc** jouit des mêmes autorisations car c'est avec le jambon le morceau le plus maigre de l'animal, à la condition expresse de le choisir dans le filet et non pas dans l'échine qui est très exactement deux fois plus calorique. À ne pas oublier.

• **Le jambon blanc** fait ici sa réapparition. Désormais, vous n'êtes plus limité aux seuls jambons dits dégraissés découennés. Vous pouvez utiliser librement cet aliment savoureux, facile à consommer sur le pouce, à n'importe quelle heure de la journée en veillant à écarter le gras qui entoure le muscle. Évitez aussi les jambons crus de pays (Parme, Bayonne, prosciutto) qui ne sont pas encore autorisés.

Voici donc l'ensemble des catégories d'aliments qui composent la plateforme de votre régime de transition. Rappelons, au risque de se répéter, que ce régime n'est en aucun cas un régime définitif, et encore moins un régime amaigrissant. C'est un régime sain et équilibré dont le seul rôle est de vous aider à traverser une période tumultueuse au cours de laquelle votre corps, inquiet de sa perte de poids, cherche tout moyen nécessaire pour le reprendre.

Dix jours par kilo perdu, c'est à peu près le temps qu'il lui faut pour faire le deuil de cette perte, se rassurer et accepter ce poids nouveau que vous tentez de lui imposer. Passée cette période, vous retrouverez une certaine spontanéité alimentaire six jours sur sept. C'est une perspective qui devrait vous donner du courage et la patience nécessaire. Vous savez en tout cas où vous allez et le temps que cela prendra.

Mais ce n'est pas tout. Pour clore ce régime de transition, il me reste à vous annoncer deux nouvelles d'importance : une bonne et une nécessaire. Je commence par la bonne.

### Deux repas de gala par semaine

Comme je vous l'ai indiqué pour les féculents, pendant la première moitié de la phase de consolidation, vous avez droit à un repas de gala par semaine pour passer à deux pendant la deuxième moitié. Pour éviter de vous tromper, je vous donne un exemple simple : vous venez de perdre 10 kilos, votre phase de consolidation devra durer 100 jours. Divisez ces 100 jours en 2 parties égales de 50 jours. Les 50 premiers jours, vous aurez droit à 1 féculent et 1 repas de gala par semaine. Les 50 derniers jours, 2 féculents et 2 galas.

Avant toute chose, j'aimerais insister sur le mot de repas car, et bien que je le mentionne de ma main sur l'ordonnance, il y a toujours une certaine proportion de patients qui lisent ou interprètent deux « journées ».

#### En quoi consiste un repas de gala ?
Un repas de gala se pratique au cours de n'importe lequel des trois repas de la journée. Je vous conseille néanmoins de choisir le souper pour avoir le temps d'en profiter et éviter le stress professionnel ambiant qui vous en ferait perdre des miettes.

Gala signifie fête car, à chacun de ces deux repas, vous aurez la possibilité de consommer n'importe quel type d'aliments, et tout particulièrement ceux qui vous auront manqué le plus pendant la longue période d'amaigrissement.

Deux conditions cependant et d'importance : ne jamais se resservir deux fois du même plat et ne jamais pratiquer deux repas de gala successifs. Tout donc mais à l'unité : une entrée, un plat principal, un dessert ou un fromage, un apéritif, un verre de vin, tout en bonne quantité mais une seule fois.

Veillez aussi à espacer ces repas. Laissez au corps le temps de s'en remettre. Si vous avez par exemple choisi le mardi midi comme premier repas, évitez de recommencer le mardi soir. Laissez au moins un repas s'intercaler entre ces deux bons moments. Choisissez de préférence les jours de week-end et les soirs d'invitation.

Pour ceux qui rêvent d'une bonne choucroute, d'une paella, d'un vrai couscous ou de n'importe quel autre plat, c'est donc enfin le moment.

Pour ceux qui attendent depuis si longtemps de finir sur un vrai dessert, sur une portion de gâteau au chocolat ou sur une glace, c'est désormais possible.

Pour ceux qui aiment le bon vin, le champagne ou l'apéritif, la voie est de nouveau libre.

Il vous est donc possible, sans inquiétude, mais une puis deux fois par semaine, d'accepter enfin les nombreuses invitations si longtemps différées.

Nombreux sont ceux qui, parvenus à ce stade de leur stabilisation et habitués à cette nouvelle manière de se nourrir, redouteront ces retrouvailles avec les goûts et saveurs et hésiteront à pratiquer de tels repas aussi ouverts.

Rassurez-vous, ces repas ont été composés sciemment. Ils font partie d'un tout qui les intègre avec suffisamment de bosses et de creux pour tenir en équilibre.

De plus, ces repas de gala ne sont pas de simples propositions, ce sont des consignes que vous devez suivre à la lettre. Le plan Dukan est un plan global dont on ne peut séparer les parties sans prendre le risque de réduire son efficacité. Peut-être ne comprenez-vous pas le sens de ces libéralités et l'intérêt de ces deux repas de gala.

C'est donc le moment de vous parler de cette part immatérielle de l'alimentation qu'est le plaisir. Se nourrir, ce n'est pas seulement ingérer les calories nécessaires à la survie, c'est peut-être même davantage encore, incorporer du plaisir. Et ce plaisir biologique, cette récompense vitale vous ont été interdits pendant la durée de votre amaigrissement, c'est le moment de les réintégrer.

*Puisque nous en sommes au plaisir de bouche, j'en profiterai pour vous donner un conseil capital et indispensable à toute stabilisation définitive. Ne le prenez pas à la légère.*

*Lorsque vous mangez, et tout particulièrement si ce que vous mangez est savoureux et riche, **pensez à ce que vous mangez**, concentrez-vous sur ce que vous avez en bouche et sur chaque parcelle de sensations que cet aliment vous procure.*

*De nombreuses études conduites par des nutritionnistes tendent aujourd'hui à démontrer le rôle majeur des sensations de bouche dans l'élaboration de la satiété. Toutes les sensations provenant du goût, des muqueuses de la langue, chaque mouvement de mastication et de déglutition sont perçus et analysés par l'hypothalamus, le centre cérébral responsable de la faim et de la satiété. L'accumulation de ces sensations élève une jauge sensorielle qui intervient dans le déclenchement de la satiété.*

***Mangez donc lentement en concentrant le faisceau de votre conscience sur ce que vous avez en bouche.** Évitez de manger des aliments caloriques devant la télévision ou en lisant, vous réduisez de moitié l'intensité des sensations qui parviennent à votre cerveau ; les nutritionnistes expliquent ainsi l'épidémie d'obésité infantile qui sévit en Amérique du Nord où les enfants grignotent toute la journée devant la télévision et qui, devenus adultes, continuent de se nourrir à tout moment de la journée.*

Goûtez donc sans arrière-pensée ces deux bons moments, et, croyez-moi, il ne vous en coûtera rien.

**Mais à deux conditions.**

• **La première est capitale.** Ce moment de liberté alimentaire retrouvée a des limites bien précises dans le temps, il ne s'agit pour l'instant que d'un puis de deux repas de gala. Méconnaître ces limites peut vous conduire à sortir du chemin que nous nous sommes tracé. C'est un danger qu'il ne faut pas minimiser. Si vous avez, par exemple, décidé de choisir le mardi soir pour votre premier repas de gala, c'est le mercredi matin que tout va se jouer pour vous et l'avenir de votre stabilisation.

Ayant largement ouvert une porte, aurez-vous le courage de la refermer, ou serez-vous de ceux qui, au réveil et sur leur lancée, ne pourront s'empêcher de tartiner leur pain d'une épaisse couche de confiture?

Ces deux repas de gala sont des embellies dans votre grisaille alimentaire qui doivent vous aider à tenir jusqu'à ce que votre corps accepte ce nouveau poids. Ils font partie intégrante de votre régime de transition que j'ai composé en y intégrant tout ce qui était en mon pouvoir de vous donner. Dépasser ses limites risquerait de compromettre l'édifice que vous avez si patiemment construit.

• **La deuxième condition tombe sous le sens.** Ce repas de gala est destiné à vous procurer une certaine dose de plaisir alimentaire, mais certainement pas à vous permettre de vous venger. Celui qui prendrait prétexte de cette liberté pour se goinfrer m'aurait mal compris et risquerait de malmener ses organes de nutrition.

La finalité de ces deux repas est de vous redonner un certain équilibre. Dévorer jusqu'à la nausée ou boire jusqu'à l'ivresse seraient des comportements profondément déséquilibrants.

Et même si vous reveniez comme prévu, le lendemain, à la plateforme de consolidation, cette démarche syncopée ruinerait votre espoir de stabilisation ultérieure.

Aussi, si vous voulez un conseil simple, mangez ce que vous voulez, servez-vous copieusement, mais ne vous resservez jamais deux fois du même plat. Faites chez vous ou chez vos amis qui vous invitent comme au restaurant où il n'est pas coutume de redemander du supplément.

## *Un jour de protéines pures par semaine : LE JEUDI*

Vous voilà en possession de tous les éléments qui composent le régime de consolidation. Vous savez désormais avec quoi vous nourrir pendant ce laps de temps facile à calculer et nécessaire à votre corps pour accepter ce nouveau poids imposé.

Cependant, il manque encore un élément clé indispensable à la sécurisation de cette phase de stabilisation. Une telle alimentation, assortie de ses deux repas de gala, ne peut, à elle seule, garantir la parfaite maîtrise du poids dans cette période hautement réactive. C'est la raison pour laquelle j'ai inclus, en guise de sécurité, au cœur de ce régime de consolidation, une pleine journée de régime protéines pures par semaine dont vous avez testé l'extrême efficacité.

Ce jour-là, vous reviendrez aux seuls aliments riches en protéines – PP. Vous les avez suffisamment pratiqués pour parfaitement les connaître. Je vous en rappelle les grandes catégories : les viandes maigres, tous les poissons et fruits de mer, la volaille sans peau, les œufs, les jambons dégraissés, les laitages et deux litres d'eau. De ces sept catégories de protéines alimentaires, vous pourrez manger autant que vous le désirerez, aussi souvent qu'il vous plaira et selon les proportions et les mélanges qui vous conviendront.

Cette journée de protéines pures est à la fois le moteur et le cran de sécurité de votre régime de consolidation. Ce sera le seul moment astreignant de votre semaine, mais c'est le prix à payer pour contrôler la situation jusqu'à ce que la tempête se calme. Encore une fois, ce prix n'est pas négociable. Faites cette journée parfaitement, ou ne la faites pas, car ce serait en pure perte.

De plus, respectez autant qu'il est possible le choix du jeudi comme jour de régime. Son rythme hebdomadaire est l'une des garanties de son efficacité. Si le jeudi est pour vous une journée professionnellement ou socialement incompatible avec un tel mode d'alimentation, choisissez le mercredi ou le vendredi et n'en démordez plus.

Si vous vous trouvez un jour, exceptionnellement, dans l'incapacité de suivre votre régime le jeudi, faites-le le mercredi ou le vendredi et, la semaine suivante, revenez au jeudi. Mais ne prenez pas l'habitude d'une telle dérogation. N'oubliez pas votre prédisposition à l'obésité. Vous ne suivez pas cette journée de protéines dans le seul but de me faire plaisir, mais pour brider votre nature d'obèse et votre facilité extrême à grossir. Vous êtes donc seul concerné par l'efficacité de cette mesure. Ne l'oubliez pas.

Si vous êtes en vacances ou en voyage, maintenez-le. Si vous êtes quelque part où les protéines sont rares ou difficiles à préparer, il reste toujours la possibilité de vous nourrir avec des protéines en poudre. J'en parlerai un peu plus loin. C'est un moyen simple, mais ponctuel, de donner à cette journée sa pleine efficacité.

## Le son d'avoine

Au cours de la phase de consolidation, le son d'avoine doit être maintenu à la dose de 2 cuillerées à soupe par jour. Ces deux cuillerées viennent s'ajouter aux deux tranches de pain et si vous vous êtes habitué à votre galette du petit déjeuner, gardez le pain pour le soir avec le fromage.

## L'activité physique

Au cours de la phase de consolidation, vous pouvez revenir à 25 minutes de marche quotidienne. Bien évidemment, il s'agit du minimum obligatoire mais si vous y avez pris goût et que vous avez un peu de temps, marchez davantage. La marche est la plus rentable des activités humaines, tant sur le plan des calories consumées – en raison de sa possible adoption durable – et tout autant si ce n'est plus sur le plan du bien-être. Car, activité la plus naturelle et la plus humaine, c'est celle qui induit la plus grande sécrétion de sérotonine et d'endorphine, deux médiateurs chimiques à l'origine du plaisir, de l'épanouissement et de l'approche biologique du bonheur.

Si vous croisez du stress ou des contrariétés, si vous ressentez de la déprime, de la fatigue nerveuse, si l'on vous a fait du mal, si vous vous sentez abandonné, seul, allez marcher, nourrissez-vous de ce que vous voyez, croisez et rencontrez, je vous promets que vous reviendrez en meilleur état qu'en partant.

## Une phase à ne pas négliger

Nous voilà donc parvenus au terme de la description de ce régime de consolidation du poids. J'ai gardé pour clôturer son étude quatre éléments d'information en guise de mise en garde relative au danger de négliger cette phase capitale du plan Dukan.

### Une étape indispensable

Au cours de cette troisième phase du plan Dukan, vous n'aurez plus pour vous soutenir l'extrême stimulation et l'encouragement de voir le poids baisser régulièrement sur la bascule, et vous pourrez être amené à vous interroger sur la raison d'être de ce régime intermédiaire où vous n'êtes encore ni vraiment libre, ni vraiment au régime, et être tenté de relâcher la surveillance ou tout au moins d'en déborder les consignes.

N'en faites rien, si vous négligez cette étape de consolidation, soyez assuré d'une chose simple et claire : tous vos kilos, si difficilement perdus, reviendront aussi sûrement que rapidement. Et vous aurez beaucoup de chance si vous n'en ajoutez pas quelques-uns en prime.

### La résistance progressive au régime

De plus, outre le sentiment de frustration et d'échec occasion-né par la reprise du poids perdu, il existe un autre danger en-core plus lourd de conséquences pour celui qui pratique de nombreux régimes successifs sans les consolider : la résistance au régime.

Quiconque maigrit et regrossit plusieurs fois dans sa vie se vaccine contre l'amaigrissement, c'est-à-dire qu'après chacun de ses échecs il aura davantage de difficultés à perdre à nouveau du poids. Son organisme gardera une sorte de mémoire des régimes alimentaires subis et résistera de plus en plus aux nou-velles tentatives. Chaque échec ouvre alors la porte à un nouvel échec. Si vous avez déjà essayé en vain un certain nombre de régimes, ne vous attendez pas à maigrir aussi vite que celui qui tente de le faire pour la première fois, même si, comme je vous l'ai déjà dit, les deux premières phases de mon plan composent le duo de régimes qui génère le moins de résistances et s'attaque le mieux à des vaccinations antérieures.

### La mémoire des records

D'autre part, chaque fois que votre corps engraisse et affiche un nouveau record de poids, les mécanismes de régulation qui gouvernent votre physiologie inscrivent quelque part en vous le souvenir nostalgique de ce poids maximum que votre corps n'aura de cesse de retrouver.

### Maigrir équivaut à se nourrir de gras et de cholestérol

Enfin, et c'est probablement la plus sérieuse des conséquences, à chaque perte de poids, votre organisme subit une agression dont peu d'entre vous sont conscients. À chaque tentative d'amaigrissement, vous consommez vos graisses de réserve, et lorsque vous perdez 10 ou 20 kilos, c'est un peu comme si vous aviez consommé 10 ou 20 kilos de beurre ou de saindoux.

Tout au long de votre amaigrissement circule dans votre sang et donc dans vos artères une grande quantité de cholestérol et de triglycérides. À chaque contraction de votre cœur, ce sang riche en graisses toxiques inonde vos artères et encrasse leur paroi.

Maigrir est peut-être d'une grande utilité pour votre bien-être psychique ou physique et le risque que représente la circulation de ces graisses est largement compensé par les avantages que vous en tirez. Mais gardez-vous de tenter trop souvent de maigrir, surtout lorsqu'il s'agit de régimes velléitaires dont vous savez très bien au fond de vous-même qu'ils n'ont aucune chance d'être jamais stabilisés. Celui qui tente en vain de brûler ses graisses une ou deux fois par an se retrouve à chaque fois dans la situation d'un sujet surchargé en cholestérol.

Ceci n'est pas une tentative d'intimidation, mais une mise en garde contre un danger bien réel et peu connu, tant des patients que de nombreux médecins.

**Aussi, et pour toutes ces raisons, vous qui avez eu la chance de maigrir, choisissez la seule attitude logique, consolidez ce poids qui vous est cher et passez dès que prévu à la stabilisation définitive.**

## Résumé mémento du régime de consolidation

La durée de ce régime de transition se calcule en fonction du poids perdu, sur la base de 10 jours du nouveau régime par kilo perdu. Si vous venez de perdre 20 kilos, il vous faudra donc le suivre pendant 20 fois 10 jours, soit 200 jours, et pour 10 kilos, 100 jours. Chacun calculera le plus facilement sur cette base le temps exact qui le sépare de la stabilisation définitive.

Pendant toute la durée de cette consolidation du poids, vous suivrez donc le plus fidèlement possible le régime qui va suivre et dans lequel vous aurez droit aux aliments suivants :
- les aliments protéinés du régime d'attaque ;
- les légumes du régime de croisière ;
- 1 portion de fruits par jour, sauf la banane, les raisins, les cerises et les fruits secs ;
- 2 tranches de pain complet par jour ;
- 40 grammes de fromages affinés ;
- 2 portions de féculents par semaine ;
- du gigot d'agneau et du rôti de porc (filet),
- 2 cuillerées à soupe de son d'avoine,
- 25 minutes de marche.

Et pour couronner le tout :
- 2 repas de gala par semaine.

Mais de manière impérative et incontournable :
- 1 jour de protéines (régime d'attaque) par semaine, non interchangeable et non négociable.

## PRATIQUE DE LA STABILISATION DÉFINITIVE

Pour vous qui avez débuté mon plan avec un excès de poids conséquent, faisons le point. Le régime d'attaque vous a permis un démarrage foudroyant et encourageant.

Le régime de croisière vous a conduit au poids fixé.

Le régime de consolidation vient de s'achever sur la base de 10 jours par kilo perdu.

À ce stade, vous avez non seulement perdu votre surpoids mais vous avez aussi traversé sans encombre la période où le corps amaigri tente avec le plus de véhémence et de succès de reprendre ce poids.

Votre Juste Poids, vous l'aviez obtenu, désormais vous l'avez aussi consolidé.

Cela signifie que votre corps n'est plus sur l'extrême défensive. Avec le temps, il a progressivement abandonné cette réactivité extrême qui démultipliait le profit du moindre aliment. Vous retrouvez un métabolisme plus apaisé mais qui reste néanmoins doué pour le profit et le surpoids puisqu'il a participé à toutes vos prises de poids précédentes.

Dès lors, les mêmes causes entraînant les mêmes effets, le risque de regrossir demeure si vous n'incluez pas dans votre mode de vie un certain nombre de mesures visant à maîtriser ce risque.

Mais, et là est le danger, il n'est plus question désormais de la traversée d'une période circonscrite avec ses consignes, ses contraintes et ses limites, mais tout simplement du cours habituel de la vie qui reprend ses droits. Aussi, les mesures que je vous demanderai d'adopter dans ce plan de stabilisation définitive devront s'intégrer à votre mode de vie pour le restant de vos jours. C'est dire que dans une telle perspective, il n'est pas concevable de vous imposer des contraintes lourdes auxquelles vous ne pourrez vous plier.

De plus, et surtout, jusqu'à présent, vous étiez guidé et pris en charge dans un réseau précis de consignes. Vous étiez dans la tenaille d'un pari ou d'un défi qui laissait peu de place à l'improvisation. Désormais, vous allez abandonner la navigation côtière pour le grand large avec une autonomie retrouvée mais de grands risques de tempête et donc de naufrage.

Il importe donc que ces nouvelles consignes soient suffisamment simples, concrètes et indolores pour s'intégrer à votre mode de vie.

Pour cela, et pour briser la fatalité de la reprise inexorable qui conduit si souvent l'obèse à regrossir dès son régime achevé, la stabilisation définitive lui propose, en échange de quatre mesures simples et peu frustrantes, une spontanéité alimentaire retrouvée et l'oubli de cette marginalité de table qui le révolte.

La première de ces mesures est simple, il suffit d'adopter la base alimentaire de la phase de consolidation comme plateforme de sécurité. Tous les aliments protéinés et les légumes à volonté, le fruit, 2 tranches de pain complet, 40 grammes de fromage, 2 portions de féculents alimentaires et 2 repas de gala. Ces aliments composent une base saine, copieuse et suffisamment variée pour composer le socle d'une alimentation humaine. Servez-vous-en comme repère et surtout de base arrière de sécurité où revenir vous réfugier en cas de danger ou de reprise de poids.

La deuxième mesure, vous la connaissez puisque vous l'aviez déjà en phase de consolidation, c'est le jeudi protéiné.

La troisième, c'est un contrat passé entre vous et moi par lequel vous me promettez d'abandonner les ascenseurs et de marcher 20 minutes par jour.

Et la dernière, c'est tout simplement une gourmandise, conserver à vie vos trois cuillerées à soupe de son d'avoine.

Ces mesures combinées représentent à mon sens ce que l'on peut demander de moins douloureux à un obèse en échange d'une vie alimentaire normale six jours sur sept. Mon expérience professionnelle m'incite à penser qu'il n'existe pas d'obèse sensé qui refuse un tel marché.

De plus, coiffant ces mesures, la stabilisation définitive de mon plan bénéficie d'une arme supplémentaire, d'un atout peu visible mais décisif, la force de l'enseignement que ce plan développe tout au long du chemin parcouru pour perdre et consolider le poids perdu.

Pour moi qui ai créé ce plan et le pratique quotidiennement avec mes patients, je sais car je le constate chaque jour, qu'un gros ou un obèse qui a perdu 5, 10, 15, 20 ou 30 kilos, a acquis en traversant successivement ses quatre régimes successifs une connaissance charnelle et instinctive de la valeur des aliments qui peuvent l'aider à maigrir et à se stabiliser et a développé des réflexes qu'il n'abandonnera jamais tout à fait.

Attaquant avec le régime des protéines pures, il aura découvert la puissance de ces aliments vitaux lorsqu'ils sont sélectionnés de manière à écarter les deux autres nutriments. Il sait désormais que ces aliments coalisés représentent une arme amaigrissante d'une extrême efficacité à laquelle il pourra faire appel le reste de sa vie.

Tout au long du régime des protéines alternatives, il aura appris que l'adjonction des légumes verts freinait l'allure mais que ces aliments végétaux indispensables ne l'empêchaient pas de maigrir pour autant s'ils étaient préparés sans l'adjonction de corps gras, ennemis majeurs qu'il aura tôt fait de démasquer au cours d'écarts regrettables.

En passant à la consolidation, il aura inclus par couches successives les aliments nécessaires comme le pain, le fruit, le fromage, certains féculents, et avec les repas de gala, les retrouvailles avec le superflu et le plaisir sans le fer rouge de la culpabilisation. Ce faisant, dans son esprit et dans sa chair, il aura, au fil des jours, intégré une hiérarchie de valeur et une classification des aliments.

C'est cette construction en paliers passant progressivement du vital au superflu et l'apprentissage instinctif qu'elle développe qui font de ce plan le régime le plus didactique qui soit et qui, conjugué aux autres mesures de la stabilisation définitive, ouvre la porte à une solution qui n'avait jamais été obtenue ni même simplement recherchée : un poids perdu et durablement perdu.

## *Le jeudi protéiné*

### Pourquoi le jeudi ?

Dans la période de ma vie où je mettais en place les différentes pièces de ce qui allait devenir le plan et la méthode que vous tenez en mains, je sentais le besoin d'incorporer à la stabilisation du poids perdu un ultime lien de protection et de sympathie me rattachant en pensée et en actes à mon patient ou à mon lecteur et qui lui rappellerait le combat mené ensemble.

En fait, c'est une patiente qui m'y avait fait pensé. Patiente satisfaite d'avoir perdu beaucoup de poids sans avoir autant souffert qu'elle l'aurait imaginé, elle se méfiait d'un retour à la « vie normale » et elle aurait aimé ne pas abandonner totalement le régime d'attaque qui lui servait de « correcteur d'écarts » quand il lui arrivait d'en faire. Pour le négocier au mieux, elle avait trouvé cet argument simple et intelligent : « Ne serait-ce qu'un jour par semaine ! » L'idée fit son chemin car je décidais quelques semaines plus tard de l'expérimenter en la prescrivant de manière formelle sur mes ordonnances : « Observer un jour de régime protéines pures par semaine. »

Je constatais que cette consigne était suivie avec succès un certain temps mais s'estompait lentement et finissait par être abandonnée.

J'ai donc un jour décidé de fixer de manière directive ce jour en imposant arbitrairement le jeudi. Dès lors et comme par enchantement tout changea subitement. Les patients le suivaient et s'y tenaient, tout simplement parce que ce n'était pas eux qui l'avaient choisi et que rien n'est plus difficile pour un gros que d'avoir à choisir lui-même le moment de son épreuve.

Une patiente m'a un jour demandé pourquoi il fallait que ce soit le jeudi et pas un autre jour. Je lui ai répondu que le jeudi, c'était « le jour J », et depuis je m'en tiens à cette version. Cette réponse est bien sûr une boutade mais elle exprime parfaitement le caractère imposé et non négociable de cette journée de rédemption dont la fonction capitale de digue destinée à contenir les diverses bavures de la semaine est bien trop importante pour être laissée au choix de celui ou de celle qui doit la suivre.

### Particularités du jeudi protéiné :
### En quoi ce jour de protéines pures diffère-t-il
### des autres jours de protéines ?

Au cours de la phase d'attaque par laquelle vous avez démarré votre régime, je vous avais décrit dans le détail les 72 aliments qui la composaient. Ces aliments dits de protéines pures, vous les avez utilisés seuls pendant les premiers jours pour démultiplier les résultats. Puis, vous les avez conservés mais en leur ajoutant alternativement des légumes au cours du régime de croisière. En consolidation, vous les avez maintenus un jour par semaine pour contrebalancer l'introduction d'un grand nombre d'aliments du quotidien. Mais, jusque-là, vous étiez encadré et sous la haute protection d'un réseau de consignes très directives qui laissaient peu de place à l'initiative et à la défaillance.

À partir de maintenant, vous allez travailler sans filet.

*Vous pouvez désormais vous nourrir normalement six jours sur sept*, et ce jeudi protéiné restera la seule et dernière digue capable de contenir votre tendance à grossir.

C'est dire que cette journée de protéines devra être suivie parfaitement, car une seule défaillance ou erreur altérant son efficacité menacerait la solidité de tout l'édifice.

Les aliments qui composent le régime du jeudi n'ont pas tous la même pureté protéique. Dans cette journée si précieuse de stabilisation définitive, il nous importera de sélectionner et d'utiliser de préférence les aliments protéinés les plus purs qui associés, donneront le résultat le plus percutant, et de restreindre ou d'éviter ceux qui contiennent une certaine quantité de lipides et de glucides, et dont la consommation exagérée porterait atteinte à l'impact de cette journée.

### Pratique du jeudi protéiné :
### Choix des aliments

• **Les viandes maigres.** Vous savez déjà que le porc et l'agneau sont des viandes bien trop grasses pour être classées dans les protéines pures. Parmi celles qui étaient autorisées, il convient d'accorder la meilleure mention à la viande de cheval. C'est probablement la viande la plus saine et la plus maigre qui puisse se vendre en boucherie. Hélas, cette viande est devenue très rare et de moins en moins utilisée.

Suit de près la viande de veau qui fait aussi partie, pour ses morceaux à griller, des viandes maigres. L'escalope en est le morceau le mieux adapté au jeudi protéiné. Le rôti de veau est autorisé, à condition d'être bien cuit. La côte de veau, plus grasse, sera consommée les autres jours de la semaine.

Le bœuf fournit une viande dont la teneur en matières grasses varie beaucoup selon les morceaux. En dehors des morceaux utilisés pour les plats mijotés, les plus gras sont sans conteste l'entrecôte et la côte de bœuf, qui n'entrent pas dans le cercle restreint des protéines pures.

Le bifteck et le filet sont probablement les morceaux les plus maigres de cet animal. Il existe même des bœufs hachés congelés qui affichent 5 % MG. Tous ces morceaux sont à utiliser sans arrière-pensée le jeudi.

En revanche, le faux-filet, le contre-filet, les biftecks dans l'araignée et la bavette, légèrement plus gras mais autorisés dans le régime protéines standard, seront de ce fait évités le jeudi.

Il faut aussi savoir que, ce jour-là, le bœuf gagne à être suffisamment cuit, ce qui n'altère pas la qualité de ses protéines, mais élimine une part accrue de sa graisse.

• **Les poissons et fruits de mer.** Dans le régime des protéines pures standard, je vous avais autorisé tous les poissons, des plus maigres aux plus gras. J'ai au fil du temps accepté ces animaux à chair grasse car les poissons bleus des mers froides, saumon, sardine, maquereau et thon, sont des aliments appréciés, doués d'un immense pouvoir de protection du cœur et des vaisseaux, et dont la teneur en matières grasses n'excède pas celle d'un faux-filet.

Cependant, cette même teneur en matières grasses, acceptable en période de régime continu, ne peut plus l'être lorsque le jeudi protéiné reste la seule digue de protection. Si vous prenez du saumon, ne dépassez pas 200 grammes par repas si vous le consommez frais et 150 grammes s'il est fumé. En revanche, le jeudi, le poisson blanc est votre meilleur allié.

En dehors des préparations classiques du poisson comme le court-bouillon, la papillote, la cuisson au four, le gril ou la poêle, une recette simple et originale consiste à le manger cru. Le mérou, la lotte, la daurade ou la goberge se prêtent à merveille à ce mode de préparation. Marinés quelques minutes dans du citron, en tranches fines ou en petits cubes, salés, poivrés et parfumés d'herbes de Provence, ils constituent une entrée originale, fraîche et savoureuse.

Le turbot, le rouget et la raie sont les poissons blancs les plus gras mais infiniment moins que le plus ascétique morceau de viande. C'est dire que vous pouvez consommer du poisson blanc sans aucune appréhension.

Les crabes, les crevettes, les moules, les huîtres, les coquilles Saint-Jacques sont encore plus maigres que le poisson.

Un plateau de fruits de mer peut être d'un grand secours et vous sortir d'embarras si vous êtes contraint, un jeudi, d'accepter une invitation inopinée au restaurant. Cependant, si vous êtes amateur de fruits de mer, et que vous les appréciez en grandes quantités, évitez les huîtres très grasses, de grande dimension. Citronnez-les abondamment pour les parfumer, mais ne buvez pas leur jus.

• **La volaille.** La volaille, à l'exception des becs plats, canard et oie, et consommée sans peau, constitue l'une des meilleures bases du régime protéiné. Lors du jeudi protéiné, cette liberté diffuse doit être ceinturée de quelques précisions.

Le poulet, volaille de base, reste libre mais, en plus de la peau, il y aura lieu d'éviter les ailes, le haut de cuisse et le croupion que l'on conservera pour les autres jours de la semaine.

Le reste de la volaille est autorisé sans restriction. La pintade et la dinde sont les volailles les plus maigres qui existent, mangez-en librement. Le lapin est un excellent fournisseur de protéines pures. Les cailles et le pigeon introduisent de la diversité et un air de fête dans votre jeudi protéiné.

Chacun de ces animaux de basse-cour se prête à des modes de préparation différents.

Le poulet gagne à être rôti au four ou à la broche. Le jeudi, privilégiez la broche et prenez la précaution de sortir le poulet de son plat pour le séparer immédiatement du jus qui l'imbibe.

La dinde, le dindonneau et la pintade se cuisinent au four, arrosés fréquemment d'eau citronnée pour les séparer de leur gras.

Le jeudi, on préférera la broche au faitout pour préparer cailles et pigeon.

Quant au lapin, on évitera ce jour-là la sauce à la moutarde qui était conseillée lors du régime d'attaque, mais on a toujours loisir de le préparer au fromage frais maigre et aux aromates.

• **Les œufs.** Le blanc d'œuf est l'aliment le plus riche en protéines, bien plus pur que les protéines en sachets les plus concentrées. Mais le blanc n'est qu'une partie de l'œuf, et le jaune, adapté à la croissance du jeune poussin, contient de nombreux corps gras complexes dont le plus connu est le cholestérol. L'ensemble forme un tout équilibré qui reste utilisable le jeudi.

Toutefois, pour les sujets particulièrement difficiles à stabiliser ou lorsque la, semaine a été particulièrement relâchée et qu'il s'agit de donner au jeudi protéiné son meilleur impact, n'abusez pas des œufs ou bien retirez le jaune et consommez autant de blancs qu'il vous plaira.

Une autre solution consiste à préparer ses omelettes ou ses œufs brouillés avec un jaune et deux blancs et, en cas de fringale, d'y incorporer du lait écrémé en poudre. Mais sachez que toutes ces précautions seraient dépourvues de sens et ruineraient tous vos efforts si vous deviez préparer vos œufs dans du beurre ou de l'huile. Offrez-vous une poêle antiadhésive de bonne marque et déposez quelques gouttes d'eau au fond avant d'y casser vos œufs.

• **Les laitages maigres.** Les fromages frais, les yaourts et les faisselles maigres présentent l'avantage majeur de ne pas contenir de matières grasses. Mais que reste-t-il alors dans ces aliments dont les statistiques prouvent que leur consommation augmente chaque année? On y trouve, bien sûr, les protéines du lait, celles même qui servent à fabriquer les protéines en poudre, mais on trouve aussi, en quantités modérées, du lactose ou sucre du lait qui fait ici figure d'intrus.

Dans un régime amaigrissant destiné à être suivi cinq jours consécutifs et à être repris en alternance pendant des semaines ou des mois, l'expérience prouve que cette présence de lactose n'atténue pas les performances du régime des protéines pures et que les laitages maigres, seule source de fraîcheur et d'onctuosité, peuvent y être consommés sans limitation ou tout au moins sans dépasser les 700 à 800 grammes par jour.

En revanche, dans un régime de stabilisation définitive qui n'intervient qu'un jour par semaine, les aliments doivent subir une sélection encore plus fine afin de limiter l'apport de lactose.

Lorsque l'on compare la composition du yaourt maigre et du fromage frais maigre, on s'aperçoit que pour le même apport calorique, le fromage frais apporte davantage de protéines et moins de lactose que le yaourt. Le jeudi, les amateurs de laitages maigres auront donc intérêt à privilégier les fromages frais. Ils auront tout loisir de revenir aux yaourts les six autres jours de la semaine.

• **L'eau.** Ici encore, il convient de modifier les consignes du régime des protéines pures. Utilisé pour maigrir, un litre et demi d'eau par jour me semble le meilleur moyen de purifier un organisme qui brûle ses propres graisses. Lors du jeudi stabilisateur, il convient de forcer la dose et de passer à deux litres d'eau par jour. Cette mesure, réalisant une véritable inondation de l'intestin grêle, en réduit l'acidité. Diluant davantage encore les aliments, il étale et freine leur absorption et, avantage supplémentaire, accélère le transit intestinal.

Ce lavage intensif associé à une concentration maximum en protéines réalise une onde de choc dont l'effet recherché est, non seulement de paralyser la fonction d'assimilation le jeudi, mais de prolonger cet effet sur les deux à trois jours suivants, afin de réaliser une moyenne acceptable avec les trois derniers jours de la semaine où l'extraction des aliments revient à son plus haut niveau.

• **Le sel.** Le sel est un aliment indispensable à la vie. Notre organisme baigne dans une sorte de mer intérieure (sang, lymphe), dont la concentration en sel rappelle celle des océans. Mais le sel est l'ennemi de celui, et davantage encore de celle qui tente de maigrir car, absorbé en excès, il risque de fixer l'eau et d'infiltrer les tissus déjà surchargés de graisse.

D'autre part, un régime amaigrissant dépourvu de sel a tendance à réduire la tension artérielle et prend le risque de fatiguer s'il dure trop longtemps. Pour cela, pendant toute la période d'amaigrissement et de consolidation, mon plan n'impose qu'une simple réduction du sel.

Mais, pour le jeudi stabilisateur, la consigne sera renforcée et cette journée rempart devra être plus pauvre en sel. Une restriction aussi ponctuelle sur une journée isolée n'est pas suffisante pour faire baisser la tension, mais c'est assez pour permettre à l'eau ingérée de traverser très rapidement l'organisme en l'épurant.

Cette épuration des tissus intéresse tout particulièrement les femmes soumises à de fortes influences hormonales qui induisent des rétentions d'eau massives à certains moments de leur cycle.

Pour les mêmes raisons, l'usage de la moutarde doit être restreint le jeudi, mais le vinaigre, le poivre, les aromates et toutes les épices sont appelés en renfort pour compenser cette réduction.

### Les protéines en poudre

Jusqu'à présent, lorsque je vous parlais de protéines, il s'agissait d'aliments naturels. Mais, à part le blanc d'œuf, aucun de ces aliments n'était, au sens propre du terme, une protéine pure. Tous nos efforts se portaient donc sur la sélection ayant la meilleure teneur en protéines. Or, depuis quelques années, l'industrie alimentaire nous propose des protéines en poudre proches de la pureté absolue.

En théorie, ces préparations en sachets ont de quoi nous séduire, mais en pratique nous allons voir que leur utilisation présente leurs inconvénients, souvent majeurs, éclipsant leurs avantages.

*Les protéines en poudre ont des avantages et des inconvénients. Quels sont-ils ?*

• **Les avantages.** L'avantage des protéines en poudre réside dans leur pureté. Ce fut longtemps l'avantage mis en avant par les laboratoires qui les ont commercialisées. Dans les faits, cet avantage n'est pas significatif.

Au cours des deux premières phases de mon plan et jusqu'à l'atteinte du Juste Poids, la pureté absolue de ces poudres n'offre pas d'avantage décisif sur l'aliment protéiné, ni en termes de durée ni en perte de poids.

En phase de stabilisation définitive, lorsque le régime n'occupe qu'une seule journée par semaine, leur utilisation peut avoir un sens pour renforcer l'impact du jeudi protéiné mais là encore, c'est loin d'être indispensable.

De plus, la présentation en poudre fournit l'avantage d'être propre, facile à transporter et à utiliser en n'importe quelle situation pour ceux qui ont une vie professionnelle chargée ou irrégulière, et qui ne peuvent pas toujours se mettre à table aux heures normales de repas.

• **Les inconvénients.** L'inconvénient premier et majeur des protéines en poudre réside dans le fait que ce sont des aliments artificiels. Dans des conditions de vie normales, l'être humain n'est pas un animal biologiquement programmé pour se nourrir de poudre. Nos organes des sens, visuels, tactiles, olfactifs et gustatifs, ainsi que les centres cérébraux qui gèrent la satiété et la récolte du plaisir de bouche nous portent spontanément à nous nourrir d'aliments qui ont une apparence, un goût, une odeur et une consistance particuliers. Des aliments tout simplement humains ! Et quand je dis humain, ce n'est pas un mot en l'air ou une posture intellectuelle, philosophique ou morale mais par souci d'efficacité.

L'occasion est bonne de vous exposer brièvement l'analyse des raisons de la crise actuelle du surpoids telle que j'ai pu la dégager de 35 ans d'expérience et de pratique de terrain.

Oui, on grossit de trop manger et de ne plus assez bouger. Mais que dit-on quand on a dit cela ? Nous sommes tous exposés à l'abondance de l'offre alimentaire et à la tentation de la sédentarité. Pourquoi dès lors, certains échappent au surpoids alors que d'autres s'y enfoncent ? Oui, nous savons comment on grossit mais seul le pourquoi a du sens. Pourquoi une grande partie de la population mange trop, ne bouge pas assez et grossit tout en détestant cet état de fait?

Eh bien, je vais peut-être vous surprendre mais c'est ce que je crois vraiment pour le constater chaque jour et pratiquement pour chaque patient qui me consulte. Les gens grossissent parce qu'ils ne parviennent pas à s'adapter à la difficulté bien réelle du mode de vie actuel. Un mode de vie rapide, riche, confortable mais qui n'offre plus la dose suffisante de plaisir de vivre, de contentement et d'épanouissement. Passagère ou ancienne, conjoncturelle ou structurelle, cette carence en plaisir authentique affecte la qualité du vécu de millions de personnes trouvant dans l'alimentaire un exutoire d'une extrême efficacité. Et dans ce qui participe de leur insatisfaction et de leur difficulté à s'adapter au mode de vie actuel, il y a la perte de naturel, d'instinct, d'humain. Et nous revoilà revenus à ces poudres qui nous proposent un pas de plus dans l'artificiel, dans un domaine fondamentalement instinctif et investi de la plus forte charge émotionnelle avec l'orgasme sexuel: l'alimentation.

Une poudre blanche, même édulcorée et aromatisée, n'émet aucun des stimuli capables de nous émouvoir. Se nourrir, c'est peut-être ingérer une certaine quantité d'énergie et de nutriments, mais c'est surtout, et de plus en plus avec le besoin de compenser le stress de la vie moderne, le besoin de prendre un plaisir basique fourni par nos organes sensoriels satisfaits et nos instincts.

Tous les nutritionnistes savent, pour l'avoir appris à leurs dépens, que des cures prolongées de protéines en poudre produisent, à distance, d'inévitables poussées de boulimie réactionnelle, état instable par excellence qui exclut tout espoir de stabilisation.

Pour cette raison profonde et fondamentale, ce type d'alimentation ne peut et ne doit être qu'occasionnel.

Je ne ferai ici qu'évoquer les autres inconvénients car ils ne sont que techniques et ne s'adressent qu'aux inconditionnels de ces poudres et aux néophytes persuadés par la publicité qu'ils maigriront très vite, ce qui est vrai, mais ils regrossiront encore plus vite et auront dérouté à jamais leur pondérostat.

– Le premier inconvénient est le prix. Maigrir avec des sachets revient très cher.

– Le second inconvénient : leur inégale pureté et leur inégale qualité. Il faut éviter les protéines végétales souvent incomplètes et s'en tenir aux protéines de lait ou de blanc d'œuf. De plus, ne pas confondre protéines pures et substituts de repas dont la répartition des protéines, lipides et glucides est semblable à celle de n'importe quel repas traditionnel, le plaisir en moins.

– Le troisième inconvénient : leur manque total de fibres, générant une constipation préoccupante.

En conclusion, pour maigrir et en usage prolongé, les protéines en poudre présentent un nombre considérable d'inconvénients et des plus sévères. En usage ponctuel ou occasionnel, elles peuvent s'avérer utiles pour se substituer à plus menaçant qu'elles, remplacer avantageusement un repas à haut risque, un repas sauté ou même un sandwich de fast-food.

## Le refus de l'ascenseur

Cette consigne fait partie intégrante de mon plan de stabilisation. Quiconque, surtout s'il a perdu un grand nombre de kilos et sait que cette entreprise lui a coûté beaucoup d'efforts et lui a rapporté de grandes satisfactions, doit accepter cet investissement simplissime, celui de ne plus utiliser les ascenseurs. À l'heure où l'on vend des appareils d'exercice coûteux, où le coût des cotisations des salles de gym peut grever des budgets, pourquoi ne pas considérer ses escaliers comme un petit exercice gratuit et inclus dans les activités utilitaires du quotidien ? Là encore, il est conseillé un peu partout sur le ton de la bonne astuce de magazine de grimper ses escaliers à pied ; j'ai pris l'habitude de le prescrire sur mes ordonnances à en-tête et je constate que c'est infiniment plus efficace.

Monter ou descendre des escaliers est une activité qui sollicite la contraction des plus gros muscles de l'organisme et consomme en peu de temps un nombre considérable de calories. De plus, elle permet au cœur du citadin sédentaire de changer régulièrement de rythme, excellente opération de prévention de l'infarctus.

Mais cette consigne, par-delà le dessein d'instituer un fond de combustion calorique durable, cache un autre sens plus profond. Elle permet de tester, plusieurs fois par jour, la détermination à ne plus regrossir.

Au bas d'un escalier, à égale distance de la porte de l'ascenseur et des premières marches, tout candidat à la stabilisation se retrouve symboliquement face à un choix lui permettant de mesurer cette détermination.

Prendre à pleine main la rampe et grimper avec enthousiasme est un choix simple, utile et logique, une sorte de clin d'œil que m'adressera mon lecteur pour me signifier qu'il croit à mon plan, qu'il lui sert et lui convient.

Choisir l'ascenseur en prétextant un retard ou un panier un peu lourd, c'est signer le début d'un relâchement qui ne peut que s'étendre. Un plan de stabilisation dans lequel on n'accepte pas d'injecter sa modeste part d'investissement est voué à l'échec.

Optez donc résolument pour l'escalier.


### *Trois cuillerées à soupe de son d'avoine par jour, à vie*

J'ai déjà, et longuement, traité du son d'avoine dans la première partie de l'ouvrage, ainsi que dans mon livre *Mon secret minceur et santé* (Éditions J'ai lu), je crois avoir tout dit mais je rajouterai un fait d'expérience de terrain. J'ai remarqué que les patientes, lectrices ou internautes en coaching qui obtenaient les meilleurs résultats sur le long terme et la stabilisation au long cours étaient celles qui utilisaient le plus régulièrement le son d'avoine, et tout particulièrement les galettes qu'elles ont adoptées et qu'elles utilisent à la dose de deux par jour, une le matin et une en milieu d'après-midi.

Je pense qu'en plus de ses effets nutritionnels sur la déperdition des calories et le rassasiement, le son d'avoine, comme les escaliers et le jeudi PP constituent des sentinelles de protection qui veillent sur vous, vous assurent que vous êtes toujours dans la course, sur le pont et que vous avez en mains les bons outils pour faire face au danger.

En pratique, vous devez désormais intégrer vos trois cuillerées à soupe dans votre quotidien. Rien ne vous empêche d'en prendre une quatrième si vous en avez envie ou un jour besoin.

## Petite précaution d'emploi

Dans la mesure où le son d'avoine est un aliment freinant l'assimilation des nutriments, on me pose souvent la question de savoir si, exerçant une action de déperdition sur le bol intestinal, il n'aurait pas une action similaire sur les vitamines et certains médicaments. La réponse est oui. Mais elle est modique car les vitamines sont présentes en petites quantités, ainsi que les médicaments. Et jusqu'à la dose de trois cuillerées à soupe, il n'y a pas lieu de la redouter. En revanche, et comme il m'est arrivé de le constater chez des patients, certains peuvent aisément dépasser cette dose. Dans ces cas, il est préférable de se supplémenter avec un substitut multivitaminé et au cas où l'on prendrait des médications stratégiques, il est préférable d'attendre une heure après la prise de son (si l'on dépasse les trois cuillerées à soupe, je le répète).

**Résumé mémento du régime de stabilisation définitive**

1. Retrouver une alimentation normale six jours sur sept en gardant comme base et plateforme de sécurité les aliments de la consolidation.

2. Protéger l'enseignement et les réflexes acquis tout au long de la traversée du plan.

3. Sanctuariser la journée sentinelle du jeudi protéiné à vie.

4. Vivre comme si les ascenseurs avaient disparu.

5. Prendre également chaque jour de sa vie trois cuillerées à soupe de son d'avoine.

Négliger l'une ou l'autre de ces cinq mesures, c'est prendre le risque d'affaiblir sa maîtrise du poids.

Les abandonner toutes, c'est être assuré de reprendre à moyen terme tout le poids perdu.

# PERSONNALISATION ET SUIVI

## Deux agents majeurs de réussite
## et de protection du projet maigrir

J'ai écrit ce chapitre supplémentaire lors de l'édition de septembre 2008, j'y ajoute les nouveaux éléments apparus au cours des dernières années. Je l'ai inséré pour tenir mes lecteurs informés des recherches et évolutions concernant ma méthode, réalisées depuis la première parution de cet ouvrage.

J'ai écrit *Je ne sais pas maigrir* en 2000. Cet ouvrage, que j'intitule maintenant *La méthode Dukan*, eut un destin que je souhaite de tout cœur à tout auteur qui estime avoir un message à transmettre. C'était mon dix-huitième livre et ce fut une folle aventure. Il est devenu en quelques années un livre de référence, un livre qui a frayé et tracé tout seul son chemin, faisant ma fierté et ma joie. Paru en toute discrétion, il a subi en première année le sort de tous les livres non poussés par la communication et la presse grand public : la menace du couperet et du déréférencement. La deuxième puis la troisième année, il a trouvé son public et l'a conquis. Et il s'est passé un phénomène rare que ni moi ni mon éditeur n'avons compris, ses ventes ont explosé et ont atteint des niveaux rarement accessibles à un auteur français, ayant fini l'année 2007 immédiatement derrière Harry Potter.

## Les forums

Son succès, il le doit à l'enthousiasme de ses utilisatrices qui, en ayant bénéficié, n'ont eu de cesse de le faire savoir et ont mis un point d'honneur à venir en parler sur Internet. En l'espace de 4 ans, 144 sites, forums, blogs ont été créés par des anonymes, des bénévoles, des femmes principalement, qui sont devenues de véritables enseignantes de ma méthode, sans me connaître. Le premier de ces sites fut le mythique « Les Filles de mai » sur le forum de www.aufeminin.com dont j'ignorais l'existence jusqu'à ce qu'une patiente venue en consultation m'en parle. Vous imaginez que j'ai couru pour y voir ce qu'il s'y passait. C'était un peu une innovation à cette époque. Tout avait commencé sous l'égide d'une femme sergent-major, bourrée d'énergie et d'une gentillesse attendrissante. Sopranos, c'était son pseudo, avait perdu 30 kilos à la lecture du petit livre que vous avez en main et en était si contente que sa joie et son empathie étaient contagieuses. Israella était une jeune israélienne douce et mère de deux jolies petites princesses pour lesquelles elle avait décidé de maigrir. Il y avait aussi Ève, Vahinée, Maritchou et tant d'autres dont j'ai oublié le nom. Deux ans après, le forum submergé par trop d'intervenants et d'utilisatrices, avait explosé. Il essaima alors à travers le net sur des sites prestigieux comme Doctissimo, SeniorPlanet, Supertoinette, etc. Puis des femmes ingénieuses et probablement techniciennes créèrent leur site, et fleurirent les Dukanons, les Dukanettes, les Filles du Docteur Dukan, la Dudufamily, les Duduches... puis les blogs, à partir desquels dont je reçois régulièrement des témoignages de fidélité affectueuse.

## L'international

Parallèlement, la méthode s'est ouverte à d'autres pays et cultures. Les droits du livre ont été acquis par des éditeurs étrangers, anglais, italiens, coréens, thaïlandais, espagnols, brésiliens, polonais.

Autant je comprenais le succès français de la méthode que j'avais créée et façonnée artisanalement pour mes patients, puis pour un plus large public d'édition, autant son succès et son retentissement à travers forums et presse dans d'autres cultures aussi différentes que la brésilienne et la coréenne m'interpellaient.

J'ai reçu, à la suite de ces parutions étrangères, de nombreux courriers d'utilisateurs, de journalistes, de médecins me témoignant leur sympathie et la qualité des résultats obtenus en suivant la méthode. Tous m'indiquaient que la méthode, pour française qu'elle était, ne leur avait pas paru étrangère.

Les 100 aliments qui composent les deux phases amaigrissantes proprement dites sont tous issus du patrimoine alimentaire humain. Les 72 aliments protéinés et les 28 légumes constituent la base de l'alimentation de l'homme de nature, le chasseur de protéines et la cueilleuse de légumes. Je ne connais pas de pays au monde où l'on ne consomme pas ces aliments.

De plus, la mention « à volonté » qui les accompagne répond à un élément de fonctionnement instinctif naturel de tout être vivant. Lorsque le besoin se fait sentir, il fait boire ou manger jusqu'à plus soif, c'est-à-dire jusqu'au retour à l'équilibre biologique, et ce besoin est plus exigeant quand il se double d'une envie ou d'une compulsion d'ordre psychique et affective. C'est le comptage des calories, l'autolimitation devant l'aliment offert et tentant qui est contre-nature et générateur de frustration.

## Le phénomène bulgare

Sur ces entrefaites est survenu ce que j'ai appelé le « phénomène bulgare ». Une maison d'édition bulgare acquiert les droits de l'ouvrage. N'ayant pas les moyens de le promouvoir, il le livre sans fards ni artifices à son public. L'ouvrage fait une maigre recette la première année. L'éditeur s'apprête à l'abandonner lorsque, fidèle à son mode d'expansion habituel – le bouche à oreille – le livre entame sa carrière bulgare. Et en quelques mois, il devient l'ouvrage le plus vendu dans le pays. Le premier quotidien de Sofia me demande de recevoir sa rédactrice à Paris et fait un exceptionnel événementiel de cinq pages qui met le feu aux poudres. Me voilà au cœur d'un feu d'artifice qu'aujourd'hui encore je ne comprends pas, mais qui constitue l'un des temps les plus forts de mon existence. La Bulgarie[1], l'un des pays les plus pauvres d'Europe, sortant à peine d'hibernation, et neuf millions de Bulgares qui s'enflamment pour ma méthode !

Au-delà de l'anecdote, aussi ébouriffante soit-elle, je me suis mis à penser que cette méthode ne m'appartenait plus. Elle me dépassait en fait et était devenue propriété de toutes celles et tous ceux qui en avaient besoin pour maigrir. J'avais eu la chance de l'assembler mais elle devait vivre sa propre vie, parce qu'elle avait un avenir devant elle et que toutes les bonnes volontés, tous les moyens de faciliter sa diffusion étaient les bienvenus.

### Un bref aparté pour en finir
### avec le régime des basses calories

Aujourd'hui, après une longue pratique quotidienne de la nutrition appliquée au traitement du surpoids et de l'obésité, j'ai la conviction que l'une des raisons de l'échec de la lutte contre le surpoids partout dans le monde tient à l'obstination des tenants du régime des basses calories à vouloir le conserver en fonction.

En théorie, ce régime est le plus logique des régimes mais en pratique, c'est l'un des pires. Pourquoi ? Parce qu'il est construit sur un modèle qui prend à rebrousse-poil la mentalité

---

1. Depuis 2008, la Pologne a fait encore mieux que la Bulgarie où *Je ne sais pas maigrir* a été le livre le plus vendu, toutes catégories confondues.

de celui qui grossit. Il semble que le décompte quantifié des calories ne prend en compte que la raison et la logique froide des chiffres et ignore tout de l'affect, des émotions, du plaisir, du besoin de compenser dans le sensoriel qui est le fondement explicatif de la prise de poids.

Le régime basses calories vous dit que vous mangez trop ou mal ou trop riche. Cela est vrai mais n'explique pas pourquoi vous le faites. Et il ajoute : vous grossissez parce que vous ingérez trop de calories, et si vous réduisez leur nombre, vous maigrirez.

Les médecins ingénieurs qui prescrivent ces régimes vous disent : « Je vous prescris un régime de 1 800 ou de 1 500 ou de 1 200, 900, voire 600 calories, comptez vos aliments et arrangez-vous pour ne pas dépasser ce nombre. » Ce calibrage qui ressemble au cahier des charges d'une centrale nucléaire est en vigueur depuis 1947, première date à laquelle je l'ai retrouvé dans la littérature.

De tout mais en petites quantités et en vivant la journée en comptant, aliment par aliment, pour ne pas dépasser la somme allouée de calories. Cette prescription est à l'antipode exact de ce qui se passe dans la tête d'une femme ou d'un homme qui a tendance à grossir. S'il leur était possible de suivre une telle prescription ou de tels comptes d'apothicaire, un gros ou un obèse ne seraient jamais devenus ce qu'ils sont devenus.

S'il arrive que certains régimeurs y parviennent, c'est parce qu'ils disposent d'une motivation hors du commun et qu'ils acceptent de changer d'identité, de caractère le temps de maigrir.

Mais que se passe-t-il dans l'éventualité où le poids recherché est atteint ? Peut-on demander à une personne qui a grossi parce qu'elle avait toujours mangé sans compter de devenir une compteuse de calories ?

Dans ma vie de praticien, j'ai presque toujours affaire à des femmes et des hommes vivant leur vie alimentaire sur le mode du « tout ou rien », du « je ne suis bien qu'aux extrêmes » ou du

« je ne sais rien faire à moitié ». En ce qui concerne le poids, ces êtres émouvants vous avouent avec candeur qu'ils sont capables de passer du régime le plus sévère à l'abandon le plus complet, « au n'importe quoi ».

Pour maintenir ce régime contre-nature, contre-productif, leurs tenants brandissent un mot défensif : L'ÉQUILIBRE. Mangez équilibré. Mais s'il était capable de manger équilibré, un gros ne le serait jamais devenu. Pensez-vous qu'il existe quelque part une seule femme qui cherche à devenir forte, grosse ou obèse ? Moi, en 35 ans, je n'en ai rencontré aucune. Si une femme devient obèse, c'est qu'elle n'a pas eu les moyens de résister à la mise en bouche qu'elle fait subir à son corps défendant. Alors demander à une telle femme de ne consommer que 900 calories, c'est faire injure à son désarroi et sa souffrance.

Les basses calories ont 64 ans cette année. Partout où elles sont enseignées, elles ont échoué mais les intervenants qui l'utilisent encore ne veulent pas prendre acte de leur échec.

De plus, par définition, cette recommandation de réduire et compter les calories interdit tout espoir de stabilisation du poids obtenu.

Le seul cas où les basses calories ne soient pas contre-productives est celui des Weight Watchers qui, sous couvert de leur ligne des points, prescrivent du comptage alimentaire. Mais dans l'offre Weight Watchers, ce n'est pas le régime qui est innovant et efficace, c'est le système de réunions qui fut une véritable révolution en son temps, le seul intervenant à pouvoir se prévaloir d'avoir limité la progression du surpoids dans le monde. Toutefois, le régime des basses calories sans suivi réel est voué à l'échec quasi systématique. D'ailleurs, tout comme le régime des sachets de poudre mais pour d'autres raisons, il est en train de s'éteindre car les utilisateurs ont aujourd'hui les moyens de se renseigner et de faire remonter leur expérience à travers sites, forums, blogs, twitter. Et j'espère que ce sera la pression venue de celles et ceux qui ont la charge de suivre un régime qui poussera vers la sortie ces régimes du passé.

## *La personnalisation :*
## *un accès aux raisons ciblées du surpoids,*
## *une implication décisive*

### 20 millions de cas différents

Pour donner l'exemple de la France, il y a 20 millions de personnes en surpoids, mais quelques centaines de nutritionnistes. Dans les termes de ce rapport réside le piège actuel de la lutte contre le surpoids. On a tout dit et répété jusqu'à l'incantation sur ces chiffres et leur progression mais rien n'est fait, aucune action, aucune brèche ouverte depuis si longtemps dans cet édifice de souffrance et de mal-être.

Cherchant le moyen d'amplifier l'action produite par le livre et sa méthode, une idée folle m'avait traversé l'esprit. Cette idée reposait sur le fait, évident, que quelles que soient la motivation et l'implication de mes lecteurs, mon action s'avérait souvent plus efficace quand je dirigeais personnellement les opérations, en direct avec un patient singulier. Je dis « souvent » car j'ai reçu des témoignages de lecteurs qui ont maigri seuls avec le livre pour unique feuille de route et boussole. Mais il me semble clair que le face-à-face avec l'auteur de la méthode, le fait d'être supervisé par un humain réduit la souffrance du coureur de fond solitaire et permet d'aborder les deux phases de stabilisation avec plus de réserve d'énergie et de motivation.

La raison en est simple : nous grossissons tous, d'une manière ou d'une autre, de trop ou trop souvent ou mal mettre en bouche. Mais quand je dis « d'une manière ou d'une autre », je veux dire que chacun le fait à sa manière et pour des raisons qui lui sont propres. Or, même s'il est possible de maigrir avec une méthode générale, il est plus efficient de prendre en compte le bouquet particulier de ces raisons individuelles, la personnalité pondérale de celle ou de celui qui s'apprête à maigrir.

En fait, il est plus facile de maigrir en fonction de soi et de ses spécificités que de maigrir selon une recette standardisée. Il y a des évidences qui sont toujours bonnes à dire et à redire !

## Une idée folle, une idée de princesse

Outre cette évidente logique, l'idée dont je parle ici prit corps lorsqu'une de mes patientes, une princesse koweïtienne, aussi belle et riche qu'obèse et capricieuse, m'avoua qu'elle avait toujours eu ce qu'elle souhaitait dans la vie mais qu'un obstacle bouchait son horizon, et elle eut pour expliciter cette position cette phrase surprenante :

« J'ai toujours obtenu en payant ce que je voulais, mais je n'ai trouvé aucun mercenaire qui puisse faire le régime à ma place ! »

Un jour, me voyant prendre des notes sur sa fiche, elle me demanda pourquoi j'écrivais tout ce qu'elle me disait au cours de mes consultations. Je lui répondis que chaque cas était unique et différent et que le fait de bien connaître la personnalité de la patiente qui me faisait face me permettait d'utiliser ce que je savais d'elle pour l'aider à maigrir et surtout à savoir quoi modifier dans son mode de vie, ses habitudes et ses comportements pour entraver sa reprise de poids.

« D'accord, mais j'aimerais bien les avoir aussi ces notes puisqu'elles me concernent. » Puis après un temps de réflexion, elle ajouta :

« Vous pouvez faire mieux, prenez toutes les notes nécessaires et faites un livre sur moi, entièrement sur moi et mon cas. Prenez le prix qu'il vous plaira, vous savez que ce n'est pas mon problème. »

Au-delà du prix, le projet m'intéressait car il retrouvait au fond de moi cette vieille idée folle qui me taraudait depuis longtemps, trouver le moyen d'écrire un livre unique et personnel pour chaque personne qui le désirerait. Une étude complète sur son propre cas de surpoids avec ses raisons propres, sa relation personnelle avec son poids, son corps, ses aliments, ses émotions. De mettre à jour les causes de ce surpoids pour les rectifier ou les corriger. Et enfin, d'adapter mon plan d'amaigrissement à son cas particulier pour l'aider à maigrir et éviter la sempiternelle reprise de poids.

Je me suis appliqué à pister les raisons qui font que chacun utilise l'aliment à sa manière et, ce faisant, j'ai beaucoup appris sur la partie immergée de l'iceberg, celle où l'aliment est dérouté de sa fonction nutritive première, pour fournir une nourriture infiniment plus précieuse : l'apport de plaisir ou la neutralisation du déplaisir. Et c'est dans cette dérive de la fonction alimentaire que chacun diffère fondamentalement.

Au bout de trois mois, j'avais déjà une ébauche de son livre mais ce projet m'occupait trop et commençait à me lasser. Je lui fis parvenir une cinquantaine de pages en m'excusant du peu.

Lorsque je la revis, quelques mois plus tard, elle était joyeuse et m'annonça, à ma surprise, qu'elle avait maigri et que ces quelques observations sur elle avaient tout simplement infléchi quelques-uns de ses comportements et habitudes et avaient modifié certains de ses mauvais réflexes et par là même sa façon de manger et son poids. Oh! Elle n'avait pas fondu mais elle avait assisté à la disparition magique de quelques kilos sans en comprendre la raison, ce qui donnait à ces quelques pages une valeur quasi magique.

Elle me demanda de continuer et je lui promis d'essayer. Ce que je fis, non plus à sa seule intention, mais en ouvrant ce projet «princier» à toute personne qui en aurait autant, si ce n'est plus, besoin qu'elle.

### De la princesse à l'informaticien

Pour donner corps à ce projet, c'est vers l'informatique, les nouvelles technologies et l'intelligence artificielle que je me suis tourné. Parallèlement, j'ai regroupé autour de ce projet passionnant mais un peu fou, d'autres médecins, tous des amis et tous issus de spécialités concernées par le surpoids.

Ensemble et bénévolement, nous avons étudié des milliers de cas traités, analysé et extrait tous les paramètres impliqués selon les individus dans la prise de poids.

Il y eut aussi l'introduction en bases de 27 000 pages de données, d'informations collectées de par le monde dans tous les services, universités et centres de recherche traitant du surpoids. Les informaticiens nous demandèrent alors de leur fournir un questionnaire d'investigation, une matrice permettant d'explorer l'équation individuelle, secteur par secteur, partant de l'âge et du sexe pour aller jusqu'à l'image de soi en passant par les goûts, les préférences alimentaires, la vie familiale et professionnelle, etc.

Le traitement des réponses obtenues permettait de localiser les raisons individuelles de chaque prise de poids, de les classer en fonction de leur degré de responsabilité. Cela revenait à faire un diagnostic du surpoids individuel permettant d'en apporter une solution spécifique. Le tout formant un dossier personnel rédigé, mis en page et imprimé sous la forme d'un livre en tout point similaire à un livre ordinaire mais ne s'adressant qu'à un seul lecteur et sur un seul sujet, son cas personnel de surpoids.

Un jour, le chef de projet nous convoqua et nous fit la première démonstration. Ce fut une de mes amies qui remplit le premier questionnaire. Puis, le programme se mit en marche et sa puissance de calcul traita pendant toute une nuit les réponses recueillies. Le lendemain matin, nous eûmes la surprise de voir s'afficher le premier « Livre de Mon Poids », le livre d'Aliza, qui en fut éblouie et interloquée. La suite, ce fut le lancement des sites www.livredemonpoids.com en France puis www.librodemipeso.com en Espagne et www.myweightbook. com aux États-Unis.

La première utilisatrice qui acquit son exemplaire personnel en ligne s'appelait Christiane, une jeune informaticienne en surpoids. C'est elle qui possède ce livre, mi-dossier, mi-étude, mi-feuille de route, un prototype quasiment historique car c'était le premier livre à lecteur unique de l'histoire de l'édition. Je lui avais fait une dédicace personnelle et depuis nous avons communiqué puis travaillé ensemble.

À partir d'avril 2004, toute personne ayant un problème de poids pouvait, après avoir répondu aux 154 questions à remplir sur le site, recevoir sous 8 à 10 jours à son domicile, une étude de référence de 250 à 350 pages, selon l'importance de son cas, dans laquelle tout ce qui déterminait son surpoids était exploré, analysé, et à partir de cette étude était mise en place la stratégie la mieux adaptée à ce cas précis pour maigrir avec le meilleur rapport efficacité, frustration, durabilité, pour maigrir aussi vite que possible en générant peu de frustration et en obtenant des résultats durables.

Nous étions fiers d'avoir créé le premier livre à lecteur unique, un livre qui quittait l'édition traditionnelle visant le plus grand nombre de lecteurs pour une nouvelle manière d'écrire des livres pour un seul lecteur sur un thème précis : son surpoids. Et nous avions commencé par ce thème car c'est celui que nous connaissions le mieux.

### Les résultats obtenus

Depuis la sortie du programme en 2005, nous avons décidé de tester l'intérêt du livre à lecteur unique sur les 10 000 premiers inscrits (étude Apage) que nous suivons de 6 mois en 6 mois. Les ultimes statistiques à 18-24 mois montrent de très bons résultats pour la perte de poids, semblables à ceux obtenus avec les meilleurs régimes actuels, effectués dans de bonnes conditions et sous contrôle médical.

Mais c'est au niveau hautement stratégique de l'après-maigrir et de la stabilisation du poids perdu que les résultats obtenus divergent profondément de tout ce qui existe sur le marché. Les résultats à 2 ans montrent que le poids obtenu est stabilisé dans 63 % des cas recueillis contre un traditionnel 5 % de réussite et 95 % d'échecs.

Ce succès, nous l'avons imputé au fait qu'un lecteur qui reçoit une étude de son poids réalisée par une équipe de professionnels et dans laquelle il se reconnaît à travers chaque page, chaque argument, chaque conseil, voire même chaque recette, comprend clairement ses points faibles mais aussi ses points forts, et pourquoi il devra accepter de corriger certains comportements défectueux avec les moyens de le faire. Il reçoit une feuille de route qui le conduira vers son Juste Poids en fonction de ses forces et de ses faiblesses, de sa personnalité, de son enfance et de son aptitude à s'épanouir autrement qu'en mangeant.

Ce succès, nous l'attribuons à la sophistication et à la complexité des moyens mis en place pour obtenir une chose aussi simple qu'un « livre écrit pour vous ».

Quel professionnel reconnu peut aujourd'hui prendre suffisamment de temps pour poser 154 questions pertinentes ?

Qui aurait, en plus, le temps de traiter et analyser les réponses pour comprendre le cas de celui qui y a répondu ?

Qui, au-delà de ce service unique, aurait l'aptitude à rédiger et le ton et la conviction contagieuse nécessaires pour donner vie à un diagnostic aussi documenté ?

Qui enfin imprimerait un tel ouvrage en un seul exemplaire et le ferait livrer au domicile de celle ou celui qui l'aurait commandé ?

Cela, nous l'avons fait, tous ensemble sous l'aiguillon de la passion et du plaisir d'innover et de construire « une chose neuve et efficiente » dans un monde où tout semble avoir été dit.

Nous avons surtout pu le réaliser, et sans les moyens financiers et leur administration qui assèchent et sclérosent tout projet d'éclaireur, car nous étions nombreux, passionnés, tous bénévoles, 32 médecins, 4 ingénieurs et 1 architecte informaticien de génie, des graphistes, des communicants et une foule de gens de bonne volonté.

### La personnalisation à grande échelle, son coût, sa démocratisation

Mais malgré cela, le « Livre de Mon Poids » avait un coût qui a réduit son expansion. L'impression à exemplaire unique, les frais postaux, l'hébergement du site et surtout le rendement du capital des investisseurs conjugués imposaient un prix de simple maintien en survie économique de 59 euros, ce qui était à la fois peu au constat de ce que cela représentait et apportait, mais aussi beaucoup pour certains qui le commandaient. Aujourd'hui, l'amortissement des investissements initiaux est achevé et les financiers partis, il est désormais possible de diffuser le livre en version numérique pour moins de la moitié. Cela est notre grande victoire et il n'est pas impossible que nous puissions faire mieux. Lors de la Semaine de lutte contre le surpoids, en 2008, nous avons offert 10 000 ouvrages gratuitement et nous allons essayer de recommencer l'opération sous l'égide de la communauté européenne et du Commissariat à la santé.

*Le suivi personnalisé : une prise en charge individuelle, un encadrement et une assistance directive compétente et sécurisante, des consignes claires et précises chaque matin, des comptes à rendre chaque soir.*

Entre 2004 et 2008, les statistiques mondiales du surpoids se sont considérablement aggravées, l'Inde et la Chine apportant leur triste tribut payé à la richesse et à la découverte du mode de vie occidental.

En France, la progression moyenne s'élève encore, portant plus fortement sur les enfants et les adolescents. Disposant en cette période d'une méthode portée par ses adhérents, j'ai éprouvé le besoin de lui ajouter d'autres moyens de renforcer son action pour participer à cette résistance à la progression, une véritable machine folle lancée à grande vitesse dans un environnement fataliste assez proche de l'indifférence.

Car en fait, les décideurs politiques et le corps médical, ainsi que ceux qui détiennent les pouvoirs d'intervenir sur les paramètres d'ajustement de la progression du surpoids, semblent depuis longtemps paralysés, n'y croyant plus, en tous cas, semblant avoir baissé les bras et se contentant de répéter à qui veut l'entendre que pour ne pas grossir il suffit de manger moins, de bouger plus et de consommer cinq fruits et légumes par jour.

Tous les ans, on reparle de taxer la publicité sur les produits de grignotage aux heures de forte audience des enfants, d'interdire la promotion de l'anorexie en public. Mais rien d'autre.

Pendant ce temps, un brevet sur deux dans le monde est déposé qui persiste à réduire encore l'effort physique et à gagner du temps sur chaque opération humaine. Une manière frontale de faire grossir en réduisant les dépenses et en augmentant le stress induit par la vitesse de vie et la compression du temps.

Pendant ce temps, de nouvelles lignes de grignotage se créent, plus séduisantes les unes que les autres, utilisant comme argument direct de marketing la teneur travaillée en sucre, en graisse et en sel, des emballages attirants, des arguments aux mots pesés et calculés, des images de rêve où des minces constitutionnelles croquent de belles pommes vertes en se mesurant le tour de taille, le tout pour vendre des lipides et des glucides rapides dont on connaît le pouvoir grossissant.

Et dans le même temps, 35 000 à 40 000 Français meurent directement chaque année de leur surpoids, emportés par un diabète ou un infarctus de pléthore, un accident vasculaire cérébral ou un cancer en relation avec le surpoids (cancer du sein) !

### *Il fallait donc réagir,*
### *j'avais besoin de réagir, de faire mieux et plus !*

### Les tentatives américaines

Plusieurs grandes études internationales ont montré que l'une des clés majeures de la lutte contre le surpoids résidait dans le suivi et l'encadrement par un professionnel de santé de celle ou celui qui suivait un plan amaigrissant. Les résultats obtenus s'en trouvaient incontestablement améliorés, tant pour obtenir la perte de poids que pour la conserver et la stabiliser sur le moyen terme. Le seul problème était de parvenir à recruter les millions de nutritionnistes de par le monde qui pourraient se charger de ce suivi.

D'autre part, de nombreux sites Internet ont été créés pour proposer un coaching d'amaigrissement par un programme diététique et un programme d'activité physique. En tant que président d'une association internationale de lutte contre le surpoids, j'ai été invité aux États-Unis pour voir ce qui se faisait de mieux dans ce domaine, les Américains ayant toujours eu de l'avance dans l'innovation technologique mais hélas aussi dans les statistiques de l'obésité et du besoin inassouvi de maigrir.

J'y ai rencontré mes homologues américains, des médecins d'envergure confrontés à des problèmes infiniment plus graves que ceux qui pourtant nous accablent en France, jaloux de notre résistance au surpoids, de la moindre morbidité et mortalité de notre mode de vie malgré notre cuisine et le fait que nous revendiquons, entre autres, l'invention de la mayonnaise, du camembert et du foie gras.

Avec eux, j'ai visité les plus grands sites américains de coaching du poids *on line* dont certains, parmi les plus fréquentés, avaient été conçus et réalisés avec leur aide.

Sur ces sites, extrêmement professionnels, si vous parcourez leur page d'accueil et leurs bandeaux publicitaires, vous lisez partout que le coaching proposé est personnalisé, interactif et assuré par des professionnels.

En fait, il n'en est rien, ni au sujet de la personnalisation, ni à celui de l'interactivité. Non, aucun site américain de coaching n'est hélas personnalisé. Vous ne trouvez partout que le simple découpage d'une méthode standardisée parvenant par tranches aux adhérents en aller simple. Une sorte de livre en images, en son et en vidéos.

Certes, ces grands sites américains ont une puissance financière colossale, ils sont cotés en bourse, ils ont les moyens de faire parvenir chaque jour à leurs adhérents un flux d'informations de bonne qualité, des recettes, des mouvements d'activité physique, des astuces, mais rien qui ne s'adresse à VOUS en particulier. Ainsi, un couple en surpoids, mari et femme s'inscrivant ensemble le même jour, recevront les mêmes consignes, quels que soient leur différence d'âge, de sexe, de poids et leur besoin de nourriture.

Internet, par son ouverture et son interactivité, offrait donc un espoir, une vraie promesse de suivi qui aurait pu changer bien des choses en s'attaquant grâce à la technologie à un milliard trois cents millions d'individus gros ou à l'échelle de la planète. Un défi mondial de personnalisation de masse qui aurait pu infléchir la progression du surpoids. Mais cette promesse ne parvenait pas à se mettre en place pour la simple raison que cette offre standardisée ne semblait pas décourager les adhérents américains. Les besoins d'être pris en charge et encadrés étaient tels dans ce pays qu'ils se contentaient de cet ersatz de solution.

## La mise en chantier

De retour en France, j'ai compris que l'avenir de la lutte contre le surpoids devait passer par ce formidable moyen de communiquer qu'est devenu Internet. Je l'ai compris car j'avais acquis une expertise de la personnalisation en créant le « Livre de Mon Poids ». Et je décidai de mettre cette expertise au service du coaching en ligne. Je sentais qu'il m'était possible de lui apporter de la sorte ce qui fait l'essence même du suivi, l'aide directe de face-à-face : **Tu sais qui je suis, je sais qui tu es et ce dont tu as besoin pour parvenir à ton objectif dans les meilleurs délais et avec le moins de frustration possible**.

Je me suis donc lancé dans ce nouveau défi en y apportant tout mon enthousiasme. Je partais avec la conviction que si j'y parvenais, une nouvelle manière de maigrir verrait le jour, une méthode qui disposerait enfin de l'ensemble des moyens capables de s'opposer à l'épidémie du surpoids.

Pour cela, j'ai demandé à mes amis de reprendre du service, les 32 médecins qui m'avaient accompagné dans la création du

«Livre de Mon Poids» ainsi que l'équipe d'informaticiens. Le projet passionnait tout le monde, il y avait même de nouveaux venus, des Américains et des Canadiens tentés par l'aventure.

Nous avions acquis une expertise unique au monde en créant le premier livre personnalisé. Mais le problème du coaching était différent. Il ne s'agissait plus seulement d'identifier et de caractériser dans les moindres détails la personnalité pondérale de l'adhérent, il fallait pouvoir suivre cet adhérent au quotidien, jour après jour, kilo après kilo. Il fallait s'adapter au déroulement de sa feuille de route, à la manière dont il la suivait dans la jungle de ses tentations, de ses déplacements, de ses voyages, de ses maladies de rencontre, de ses repas d'affaire, de ses stress, de ses faiblesses comme de ses sursauts de motivation, tout ce qui constitue la vie d'un individu ordinaire qui affronte son poids. Et peut-être par-dessus tout, il fallait veiller à l'accompagnement lors de la traversée des inévitables et dévastatrices périodes de stagnation du poids malgré un régime bien suivi.

## L'objectif : une personne à la fois, un jour après l'autre du premier jour jusqu'à toujours

J'avais donc placé la barre très haut puisque je désirais que ce suivi soit non seulement quotidien mais qu'il soit interactif. Un suivi à sens unique, un simple envoi de consignes généralistes ou d'informations, fussent-elles de bonne qualité d'informations, m'aurait ramené à la solution américaine. Je tenais à ce que le donneur de consignes, moi en l'occurrence, puisse recueillir le compte rendu de l'adhérent chaque soir pour s'adapter au relief de son quotidien et y réagir dans l'élaboration des consignes du lendemain.

Pour cela, nous avons repris la vieille méthode du travail en brainstorming, couplant celui des médecins à celui des informaticiens.

Avec les spécialistes américains de l'intelligence artificielle, nous sommes parvenus à créer et à breveter un nouveau mode de communication, le canal EARQ – «E-mail Aller-Retour

Quotidien ». Ce procédé permet d'envoyer chaque matin nos consignes et permet à l'adhérent de renvoyer chaque soir son compte rendu ultrarapide mais complet qui m'est indispensable pour adapter les consignes du lendemain matin.

### L'adaptation aux quatre phases du plan

Ce suivi quotidien interactif prend en charge l'adhérent au premier jour de sa phase d'attaque pour ne plus jamais l'abandonner

Jour après jour, courriel après courriel, le suivi progresse tout au long de sa phase de croisière jusqu'à son Juste Poids. Mais cela ne suffit pas du tout car qui s'arrête là sans suivre les deux phases suivantes est assuré de tout reprendre.

Puis le suivi continue en phase de consolidation tout au long de ses 10 jours par kilo perdu.

Mais contrairement à ce qui s'est toujours passé jusqu'à présent et qui explique tant d'échecs et de récidives, ce suivi ne s'éteint pas. Il demeure pendant la quatrième phase, dite de stabilisation définitive. Cette phase si souvent ignorée ne doit jamais cesser étant admis que l'on ne guérit jamais totalement d'un excès de poids suffisant pour avoir modifié le pondérostat que chacun porte en lui.

Je sais que personne n'aime le mot « définitif » quand il concerne une bride alimentaire. De plus, pour oser proposer un service définitif, il fallait tout d'abord qu'il soit gratuit ou d'un coût symbolique. Il fallait aussi que l'encadrement dispensé soit discret mais attentif, souple et bienveillant mais vigilant, en veille et prompt à l'alerte et à la riposte. Celle ou celui qui vient de maigrir par beau temps ne peut ignorer que le gros temps existe, les inévitables « moments difficiles » où les aspérités de l'alimentation gratifiante permettent de s'accrocher. La très grande majorité de ceux qui reprennent du poids en cours de stabilisation définitive concerne des personnes qui ont une facilité naturelle à se consoler et à faire face aux difficultés de la vie en fabriquant du plaisir de bouche.

## Le coaching à visage humain

Et c'est dans ces moments difficiles que l'on a le plus besoin de présence sécurisante et de directives assurées. Le coaching à visage humain offre là sa meilleure indication. Sa mission est d'associer rigueur et empathie, d'éviter la dramatisation et la culpabilisation qui faussent le jugement et installent dans la défaite.

C'est aussi de mettre en place une veille portant sur l'évolution du poids, le respect du jeudi protéiné, de la marche et de l'abandon des escaliers et la prise régulière des trois cuillerées à soupe de son d'avoine.

Mais la mission principale est de parer à la reprise de poids.

Réagir vite et fort, au premier kilo repris et avant que le poids et le découragement ne s'installent. Et instaurer des « ripostes graduées » en fonction de l'importance du poids repris. Sachant que les difficultés de la vie ont elles aussi une fin, il importe de protéger une image positive et une estime de soi indispensables à la persistance d'un projet positif. Pour cela, il faut de l'empathie et les mots pour le dire.

## Le *chat* une heure par jour en direct

Pour cela et pour conférer à ce coaching son visage humain, j'ai tenu à ce que ce soit le mien, ma signature affective. J'ai donc décidé que je serais présent une heure par jour en direct pour un *chat*. Une heure où je répondrais personnellement aux questions que se sont posées mes patientes tout au long de ma vie de praticien. Neuf fois sur dix, elles en connaissent d'avance les réponses mais c'est de poser la question qui importe, d'être écoutée, de sentir une présence servant de butée aux dérives et au retour des habitudes à risque. C'est ma responsabilité d'assumer ce rôle de volonté délocalisée qui assure le maintien du bon cap sans être contraignant. C'est ma nature et je n'ai pas grand mal à jouer ce rôle.

Il y a un monde, pour quelqu'un qui a envie de chocolat, entre s'interdire de toucher à la tablette ouverte sur la table et y renoncer parce qu'il n'y en a pas dans la maison. C'est la différence entre un interdit contournable et une obligation de nécessité. Le coaching à visage humain instaure avec doigté cette nécessité extérieure qui libère de l'autocontrainte, de ce choix qu'il est si difficile de s'imposer à soi-même et que l'on accepte mieux d'une autorité extérieure. Un choix qui évite la déchirure et l'excessive consommation d'énergie et de motivation. C'est donc cette mission que j'assume au fil des jours auprès de toutes celles et ceux qui, agressés par la vie, perdent pied. La puissance d'érosion des stress et des émotions négatives mine l'immense satisfaction d'avoir de haute lutte retrouvé son poids. Lorsque l'on a la chance de descendre sur un «long fleuve tranquille», le poids demeure facilement sous contrôle. Mais que surviennent une rupture, un abandon ou une trahison, un licenciement ou un conflit de personne, un deuil, une maladie, un échec, l'irruption d'une solitude, une grossesse refusée ou qui tarde, une dépression, et le fléau de la balance se met à pencher du mauvais côté. Chaque matin, j'entends le petit bruit du fléau qui crisse en changeant de côté. Je sens que des gens ont besoin de moi, de mon expérience et de mes simples mots et c'est ma satisfaction et ma fierté de tenter de trouver la réponse qui fait suffisamment de bien pour éviter la noyade.

### La stagnation, première cause d'échec d'un régime

Il y a dans mon régime comme dans n'importe quel combat, un moment difficile où le risque d'échec est plus grand qu'à tout autre, c'est celui qui survient en phase 2, la phase de croisière.

L'attaque, brève et foudroyante, a trouvé un corps naïf qui s'est laissé surprendre et a perdu sans réelle résistance des «kilos faciles» et de l'eau stagnante. La phase suivante, dite de croisière, trouve un corps aguerri et fermement décidé à défendre ses réserves.

C'est là, dans cette phase acharnée, que se livrent les luttes difficiles, celles où la victoire incertaine change de camp facilement. « Je perds 800 grammes, j'en reprends 600, le lendemain, tout revient puis repart et rien n'y fait, je désespère, que faire docteur ? »

Ce sont les moments à risque où les efforts ne sont pas récompensés que mes patientes ont coutume d'appeler leurs paliers de stagnation.

## Les raisons de la stagnation

Elles sont multiples et disparates.

On trouve déjà les femmes et les hommes qui font des erreurs de régime sans le savoir ou qui oublient de le préciser dans leur compte rendu qu'ils doivent nous faire parvenir chaque soir. D'autres femmes qui, tout simplement, attendent leurs règles, retiennent l'eau et gonflent. De même pour toutes celles, sujettes à la rétention d'eau, qui ont mangé trop salé la veille ou ont pris un verre de vin vite oublié.

Celles qui prennent des anti-inflammatoires pour un rhumatisme ou une douleur vertébrale, celles qui prennent des antidépresseurs ou pire, des neuroleptiques. Il y a aussi celles qui ont fait tant de régimes, ont perdu et repris tant de poids que leur métabolisme est devenu extrêmement économe et leur corps résistant aux régimes.

Il y a des femmes que le régime constipe, qui grossissent passagèrement et qui éliminent insuffisamment.

Il y a les femmes en préménopause, le moment de la vie d'une femme où le risque de prise de poids est le plus grand et où la rétention est couplée à des freins métaboliques. Il y a aussi la ménopause confirmée avec un traitement hormonal mal instauré, trop tôt, trop dosé ou mal suivi. Enfin, la terreur des régimes, la paresse thyroïdienne de plus en plus fréquente, qui interdit toute progression et qu'il faut très vite diagnostiquer sous peine d'échec.

Vous voyez ! Il y a tant et tant de causes qui peuvent parfois même se conjuguer pour ralentir ou bloquer une perte de poids.

Et c'est LÀ, dans ces périodes de stagnation, que le coaching et son suivi personnalisé trouvent leur meilleure raison d'être. Ils permettent de trouver la cause du blocage, de l'expliquer, de la faire admettre, de donner une date où la stagnation devra céder, un délai qui permette d'attendre. Et pendant ce temps, mettre tout en œuvre à travers les consignes du coaching pour réenclencher les rouages du maigrir. Repasser en phase d'attaque quelques jours, augmenter ou réduire les boissons selon le cas, interrompre momentanément les aliments trop salés, bouger plus, injecter 20, 30, 40, 50, 60 minutes de marche, corriger la constipation avec de l'huile minérale, de la rhubarbe ou de l'eau minérale fraîche à jeun, des séances d'abdominaux, conseiller un draineur, intensifier la prise de son d'avoine…

Pendant la stagnation, l'horrible et désespérante stagnation, il faut savoir apprivoiser le temps qui passe pour en faire un ami. Mais oui, dans ces moments difficiles où le corps est arc-bouté en défense, en résistance maximale, il faut comprendre que ne pas grossir est déjà en soi un exploit et que, au moindre relâchement, au moindre signe de faiblesse, le corps reprendrait l'avantage et la prise de poids serait démultipliée!

«Faites une pleine journée de protéines pures, comme une attaque de super-surveillance et revenez demain après la pesée me donner de bonnes nouvelles!» Voilà ce qu'une personne installée dans le doute et soumise à tentation attend, une promesse, une étape, un jalon, un espoir, une présence et un ton qui affirment et rassurent à la fois. Une fois la stagnation passée, qu'il est beau le sourire d'une femme qui vient vous remercier, qui n'y croyait plus et qui, soudain, voit l'aiguille de la balance descendre d'un cran!

Ce service de coaching, je lui ai donné mon nom: www.regimedukan.com. Il est en service depuis avril 2008, c'est ma fierté. Il m'apporte autant de joie que mes propres consultations, il est plus mystérieux car je ne connais pas les visages de celles et ceux à qui je parle mais cela laisse plus d'espace à l'imaginaire.

Sur le plan pratique, ce service vient de fêter ses trois ans et ses résultats montrent clairement que l'idée fondatrice était bonne. Près de 40 000 adhérents remplissent chaque soir leur compte rendu de la journée et reçoivent chaque lendemain matin leurs nouvelles consignes. Soixante-quinze pour cent d'entre eux lisent en direct le *chat* que je prends plaisir à animer chaque jour pendant plus d'une heure.

C'est au cours de ces 60 minutes que je prends le pouls de cette communauté composée principalement de femmes, bien souvent en souffrance et cherchant une main directrice et expérimentée à tenir pendant l'épreuve. La plupart d'entre elles ont commencé par lire le livre que vous avez en mains. Elles se sont senties prêtes à se lancer seules et sans aide particulière dans l'aventure à étapes que je propose et ont démarré avec la feuille de route très précise que ma méthode propose.

Certaines, plus vulnérables que d'autres ou plus résistantes pour avoir abusé des régimes, ont éprouvé le besoin d'être encadrées et ont intégré ce service de coaching. Pour la plupart, ce sont, en effet, des femmes qui se sont battues en vain contre leur surpoids depuis des années. Elles n'y croient plus mais le désirent toujours autant. Bien souvent, elles sont hypersensibles et vulnérables sur le plan émotionnel et affectif. Elles trouvent dans l'aliment un complément d'apaisement, de plaisir et de sécurisation et un moyen de se faire «tout simplement du bien». Ces femmes désirent ardemment perdre un poids de souffrance mais n'ont pas la force d'abandonner cette béquille et d'affronter directement la rigueur du quotidien. Elles se connaissent, elles savent qu'elles ne sont pas assez hardies et structurées pour affronter seules la rigueur d'un plan d'amaigrissement mais elles savent qu'elles pourraient parfaitement suivre des consignes, si celles-ci émanaient d'une autorité directive, crédible et professionnelle.

Dans l'optique de soutien, d'émulation, de partage d'empathie, un forum a vu le jour, comme toujours initié et animé par des bénévoles, des anonymes, des femmes qui, ayant appris auprès d'autres, deviennent elles-mêmes des relais, des «enseignantes», et en tirent profit car, aidant les autres, elles s'aident elles-mêmes et consolident leur savoir et leur motivation.

Dans l'optique de la diffusion la plus large possible de la méthode que j'estime sincèrement être la plus globalement efficace de celles qui sont aujourd'hui proposées, j'ai en accord avec l'équipe de l'éditeur demandé à l'équipe du site de coaching d'accueillir les lecteurs de ce livre comme des amis et à ce titre de leur accorder des conditions d'accès ultrapréférentielles. Une remise sera accordée une seule fois en indiquant le code privilège FLAMMARION.

### Le surpoids est une affaire médicale : l'exemple français

R.I.P.O.S.T.E., l'association internationale que je préside et qui a initié en France la première Semaine de lutte contre le surpoids en juin 2008 se propose, pour l'avenir, comme cela a été fait en Allemagne et au Brésil, de demander aux grandes mutuelles de santé, voire même ultérieurement aux caisses d'assurance-maladie, d'en assumer une part du financement.

Dans ce cadre, le service rendu, tel qu'il est en passe d'être assuré pour le suivi du diabète, pourrait bénéficier d'un coût citoyen et non lucratif. Je l'espère de tout cœur et je rencontre actuellement les principales mutuelles internationales car le coût financier et surtout les souffrances engendrées par le surpoids qui gagne sans cesse du terrain nécessitent un retour urgent du corps médical sur ce terrain. Les médecins généralistes, privés de résultats, perdus dans l'apparente profusion des régimes, freinés par des demandes de prise en charge qui demandent beaucoup de temps, privés de médicaments, confrontés aux échecs et aux récidives quasi systématiques de leurs tentatives, ont progressivement baissé les bras face au surpoids.

D'autant que, pour de nombreux généralistes, prendre du poids n'est pas en soi une maladie, la perte de poids non justifiée les inquiétant infiniment plus. Un grand nombre de méde-

cins trouvent les demandes d'amaigrissement modérées injusti-
fiées et souvent en frontière du futile. C'est parfois vrai mais
toute obésité a commencé par un léger surpoids et il n'est pas
souhaitable d'attendre l'apparition des complications et des co-
morbidités pour intervenir. Notre association R.I.P.O.S.T.E.
milite donc activement pour un retour en force des généralistes
français sur le terrain du surpoids. Ils ont le nombre, l'empathie
et la compétence médicale. En serrant les rangs, ils peuvent
constituer une vraie ligne de défense face à l'épidémie du
surpoids. Leur retour permettrait aussi de ne pas laisser le terrain libre à ceux qui en font mauvais usage, tous ceux qui, pro-
mettant du rêve, commercialisent des solutions dénuées de
sens, accumulent les échecs, créent des résistances génératrices
de prises de poids en retour.

Ces non-professionnels trouvent dans le désarroi et la souffrance de certaines femmes et hommes en surpoids un terrain
favorable à l'adhésion à de vaines promesses commerciales. Ce
qui les prive d'autres solutions et soutiens de qualité. Cette di-
version et le développement de résistances acquises représentent une part non négligeable de la responsabilité de l'échec de
la lutte contre le surpoids.

Il y a quelque temps, j'ai personnellement reçu une *newsletter* me proposant de perdre 6 kilos en 28 jours – pourquoi 28
jours ? – sans même savoir à quel sexe j'appartiens, sans connaître mon âge et encore moins l'historique de mon poids, mais en
m'assurant un taux de succès de 92 %. Plus préoccupant, cette
*newsletter* issue d'une coach sportive m'assurait de la guérison
d'un diabète que je n'ai pas dans… 100 % des cas et, tout
autant, de 100 % de guérison du taux sanguin de cholestérol,
que je n'ai pas non plus.

De telles pratiques sont dangereuses, non pas parce qu'elles
proposent du vent et du rêve, mais parce que, séduisantes et
hyperprometteuses, elles occupent le terrain et prennent le pas
sur des solutions moins idylliques mais infiniment plus utiles
sur le moyen et le long terme.

Vous, mes lectrices et lecteurs, soyez donc vigilants. Perdre du poids n'est déjà pas si simple et guérir du surpoids est une tout autre affaire qui demande un vrai savoir-faire, de l'expérience, de l'empathie et, j'en suis convaincu, une vraie compétence et beaucoup de sérieux.

Il faut, c'est impératif, que la lutte contre le surpoids soit assurée par des médecins. Nous attendons donc avec impatience le retour des généralistes. Deux cent mille professionnels, une force considérable si on leur donne les moyens d'agir.

# LA GRANDE OBÉSITÉ

Le plan que je vous ai présenté ici s'adresse à tous ceux dont la vie est perturbée par un excès de poids rebelle, population disparate regroupant des cas fort différents mais pouvant schématiquement être classée en trois grandes catégories de surcharges d'importance inégale.

## *De la simple surcharge à la grande obésité*

### Les obésités accidentelles
Il s'agit de personnes indemnes de toute prédisposition à l'obésité dont le poids a toujours été normal et stable et qui, pour une raison précise et parfaitement identifiable, se sont mises à grossir. Ces surcharges accidentelles sont liées à une réduction brusque de l'activité physique.

C'est le cas de la femme qui sort d'une grossesse, habituellement la première, au cours de laquelle l'euphorie bien naturelle du moment conjuguée à la réduction d'activité ont induit une prise de poids inhabituelle. C'est davantage encore le cas des grossesses difficiles ayant nécessité un alitement prolongé ou pire encore, des grossesses hormonalement assistées (FIV et traitement de stérilité).

Mais c'est aussi le cas des accidentés qui sont immobilisés et mangent de surcroît par ennui.

On peut également trouver dans cette catégorie les rhumatisants ou les asthmatiques traités à la cortisone dont les effets sur le poids sont bien connus.

### Les obésités de prédisposition

Il s'agit ici d'hommes et de femmes doués d'une propension particulière au stockage et à la prise de poids. Que ce soit une « marque de naissance » ou une tendance acquise par mauvaise alimentation au cours de la petite enfance, le résultat est le même : ces hommes ou ces femmes sont doués pour grossir et tireront toujours un profit excessif de leur alimentation. Mais cette tendance varie beaucoup suivant les individus.

Le plus souvent, dans 90 % des cas, la prédisposition est modérée et le profit alimentaire, bien qu'excessif, reste contrôlable.

Dans cette catégorie, certains individus, suffisamment volontaires et motivés, parviennent tant bien que mal, grâce à une vie active et à une alimentation bien choisie, à freiner ou même à maîtriser leur prise de poids. À ceux-là, mon plan apportera une vraie sécurité, les débarrassant à jamais de leur légitime appréhension. Mais aussi et surtout, il les aidera à traverser les inévitables périodes critiques de l'existence où leur simple bonne volonté ne suffirait plus.

D'autres, affligés d'une prédisposition d'intensité comparable, mais menant une vie sédentaire ou incapables du moindre contrôle alimentaire, ne résistent pas à la lente mais régulière progression de leur poids.

Mon plan trouve chez eux sa meilleure indication. Leur profit alimentaire est élevé, mais la combinaison du jeudi protéiné et de la consommation régulière de son d'avoine neutralise parfaitement ce handicap, et leur manque de volonté ou leur absence d'organisation nutritionnelle trouvent, dans cette journée semi-héroïque, l'occasion rêvée de s'administrer, à moindre frais, une sorte de rédemption hebdomadaire.

### La grande obésité

Il s'agit là de la prédisposition majeure de type familial entraînant des prises de poids massives qui déforment le corps, obésité fréquente aux États-Unis mais relativement rare en Europe et davantage encore en France.

Chez ces obèses, le profit alimentaire atteint des sommets qui stupéfient leur entourage, médecins compris.

Tous les nutritionnistes ont dans leur clientèle quelques-uns de ces cas extrêmes qui semblent se nourrir de l'air du temps et semblent défier les lois les plus élémentaires de la physique.

J'ai connu des patients qui se pesaient le soir au coucher et qui, au réveil et avant même d'uriner, trouvaient le moyen d'avoir pris quelques centaines de grammes. Ces cas existent et désarçonnent les médecins qui s'en chargent, mais fort heureusement, ils sont rares.

Le plus souvent, les très fortes prédispositions occasionnent de franches obésités. C'est dans cette catégorie d'obèses constitutionnels que l'on rencontre ceux qui ont déjà essayé la plupart des régimes, qui ont presque toujours maigri, mais à chaque fois repris le poids perdu.

Pour eux, la quatrième phase du plan est une bonne base de stabilisation mais elle risque pour les cas les plus difficiles de se révéler insuffisante.

C'est la raison pour laquelle, dans ce chapitre qui leur est consacré, je leur proposerai un chapelet de mesures complémentaires destinées à renforcer leur stabilisation.

Mais, fidèle à mon parti pris de départ, je ne puiserai pas ces mesures dans le registre des restrictions alimentaires. Ce que j'ai annoncé au début de ce livre reste valable, même pour les plus doués des extracteurs de calories, l'alimentation de stabilisation après un régime réussi doit rester spontanée six jours sur sept.

Les trois mesures qui vont suivre sont bien sûr destinées à ceux dont la tendance à l'obésité est extrême et qui présentent une obésité massive, rebelle et déformante. Mais qui peut le plus peut aussi le moins, et ces trois mesures auront toutes les chances d'intéresser et d'aider les personnes qui, sans être obèses, ont déjà un « passé pondéral » et sont en recherche d'efficacité.

On sait aujourd'hui que l'on vient au monde avec un stock génétiquement déterminé d'adipocytes, ces fameuses cellules jaunes chargées de fabriquer et de stocker la graisse. En temps ordinaire, le nombre de ces cellules est fixe et ne varie pas. Il est intéressant de savoir que si ce nombre est fixe, il varie selon les individus, ceux qui en sont plus pourvus ont de ce fait une facilité plus grande à grossir. De même la femme dispose génétiquement d'un plus grand nombre d'adipocytes que l'homme car la graisse joue chez elle un rôle plus crucial tant pour l'expression de sa féminité que pour sa maternité. Une femme ne disposant pas de 10 % de réserve de graisse n'a plus d'ovulation, et ce, pour ne pas entamer une grossesse qu'elle n'aurait pas les moyens énergétiques de conduire à son terme.

Ceci étant, une fois déterminé à la naissance, le nombre de ces adipocytes reste relativement fixe au cours de la vie… sauf à certains moments clés sur lesquels je tiens à attirer votre attention.

Lorsqu'une femme – ou un homme – mange trop ou mal et grossit, ses adipocytes gonflent.

Lorsqu'il ou elle continue de grossir, ses adipocytes continuent eux aussi de se gorger de graisses et de progressivement se distendre.

Si la prise de poids persiste, ces adipocytes s'hypertrophient et atteignent la limite de leur élasticité. À ce moment critique, toute nouvelle prise de poids déclenche un événement nouveau et exceptionnel qui bouleverse l'avenir et le pronostic du surpoids. L'adipocyte ne pouvant plus contenir davantage se divise en deux adipocytes filles. Cette simple division multiplie brusquement par deux les capacités à fabriquer et stocker de la graisse.

À partir de ce moment, la tendance à grossir s'aggrave, il devient tout simplement plus facile de grossir et plus difficile de maigrir.

Car, si l'on cherche à maigrir, on pourra toujours réduire la taille des adipocytes, mais on ne pourra jamais faire en sorte que deux cellules filles redeviennent une cellule mère.

Ceci, les nutritionnistes le savent mais le public ne le sait pas et il est capital de le faire savoir.

Mais la connaissance et la diffusion de ces faits est destinée à tous ceux dont la prise de poids est modérée. Il importe de leur éviter de franchir ce point de non-retour à partir duquel le combat devient plus difficile dans un environnement lui-même plus difficile. Au moment où les adipocytes se divisent, le simple surpoids de comportement devient un surpoids métabolique, avec la certitude que rien ne sera plus aussi simple qu'avant. Je n'écris pas cela pour inquiéter ou culpabiliser les obèses, ils savent bien qu'ils maigrissent plus difficilement et moins durablement qu'auparavant. Je peux les assurer que, tout en connaissant leurs limites, ma méthode leur fournit des moyens adaptés à leur résistance.

Cela dit, pour celles et ceux qui sont en deçà du danger et que ces faits concernent, il importait de localiser de manière simple et concrète le moment de l'histoire de leur poids où le risque de division se situait… pour éviter de l'atteindre.

Pour cela, j'ai travaillé sur les dizaines de milliers de patients consultés au cours de ma vie de nutritionniste. Prenant en compte un paramètre précis, la période où apparaissait la résistance franche et brusque aux régimes et à la perte de poids, j'ai pu établir des statistiques me permettant de localiser ce moment et de le situer au franchissement de l'IMC 28 pour entrer dans l'IMC 29.

**Le calcul de l'indice de masse corporelle (IMC)**

D'abord, il vous faut savoir ce qu'est l'IMC et comment le calculer. l'IMC ou Indice de Masse Corporelle se calcule en divisant son poids par le carré de sa taille. Par exemple, si vous pesez 70 kilos pour 1,60 mètre, le carré de votre taille, c'est [1,60 x 1,60, soit 2,56]. Il ne vous reste plus qu'à diviser votre poids en kilos, 70 kilos, par ce carré de la taille et vous obtenez l'IMC recherché. 70 divisé par 2,56 = 27,34. Vous voyez que cet IMC n'est pas encore à 29 mais s'en approche. Il suffirait de 4 kilos de plus pour arriver à 28,90, à quelques centaines de grammes de ce fameux point 29. L'essentiel est de tout faire pour que vous n'y arriviez pas.

Si vous ne le connaissez pas déjà, calculez votre IMC, rien n'est plus simple. À partir de là, surveillez sa progression. Et lorsque vous approcherez de l'IMC 27, soyez vigilant, ne vous laissez pas emporter plus loin, vos adipocytes sont déjà bien remplis. Et si vous abordez sur le rivage du point 28, réagissez, vos adipocytes sont parvenus à saturation et menacent à tout moment de se diviser, ce qui compliquerait la gestion et le contrôle de votre poids.

Vous voilà instruits et avertis. Je vous demande de faire passer le message auprès de vos enfants, de vos amis, j'espère que la bonne diffusion de ce livre aidera à la diffusion de cette précieuse information.

## *Première mesure exceptionnelle : utilisation du froid dans le contrôle poids*

Tout au long du plan que je viens de vous décrire, nous nous sommes attaqués à votre problème de poids avec le régime et le son d'avoine qui crée une déperdition calorique intestinale.

Puis j'ai ouvert un autre front, celui des dépenses caloriques avec l'activité physique en accordant la priorité à la marche, l'activité humaine par excellence.

À présent, toujours à travers ce même objectif d'augmenter les dépenses du corps, j'ouvre un dernier front, une autre manière inédite de brûler des calories, un moyen extrêmement original, peu connu et auquel j'accorde beaucoup d'importance : l'augmentation des dépenses de chauffage du corps.

Imaginons le cas d'un homme de 70 kilos, de 1,70 mètre, ayant une profession semi-active. Cet homme, dans des conditions de vie ordinaire, consomme et dépense chaque jour en moyenne 2 400 calories.

Cherchons à en savoir plus, et tentons d'apprendre comment et dans quels secteurs il consomme ces calories.

• 300 calories assurent chaque jour le fonctionnement obligatoire des organes et des fonctions vitales (travail de la pompe cardiaque, du cerveau, du foie, des reins, etc.). Ces dépenses sont très faibles et prouvent l'étroite adaptation de nos organes à la survie. Ce n'est donc pas dans ce secteur que l'on pourra obliger l'organisme à dépenser davantage.

• 700 calories servent à assurer notre vie de relation, c'est-à-dire l'activité motrice et l'exercice physique. Nous détenons à l'évidence les moyens d'augmenter ces dépenses. J'ai longtemps contribué à l'erreur collective qui consistait à seulement conseiller de bouger plus, ce qui permettait à tous les intervenants, dont je fus, de se donner bonne conscience mais ne servait à rien. Entre-temps, et dans ma guerre quotidienne contre le surpoids, j'ai compris le rôle essentiel de cette activité physique dans la perte de poids et plus encore dans sa stabilisation sur le long cours. Dans la nouvelle version de cet ouvrage, celle que vous lisez, j'ai introduit la marche dans le sanctuaire et le fondement de ma méthode. Désormais, je ne « conseille » plus la marche mais je la « prescris sur ordonnance » avec la même solennité et la même extrême conviction que je le ferais pour un médicament. Cette marche, que je distingue de toutes les autres dépenses physiques, celle qui est fondatrice de l'humain et qui est inscrite dans nos gènes et ceux de notre espèce.

• 1 400 calories, le poste principal, représentent les dépenses de métabolisme dont plus de la moitié sert à maintenir la température centrale du corps aux alentours de 37 °C, température indispensable à sa survie. Et c'est dans ce secteur que nous avons la possibilité et donc l'intention d'augmenter les dépenses.

Pour cela, il suffit tout simplement d'accepter l'idée que le froid peut devenir l'ami et l'allié de l'obèse.

Depuis les derniers combats de la guerre du feu, l'homme a définitivement vaincu le froid en déchargeant son corps de cette tâche au profit d'une infinité de protections extérieures (chaleur, vêtements) dont il lui arrive trop souvent aujourd'hui d'abuser. Cette totale inadaptation de son corps au froid l'oblige, lorsqu'il y est contraint, à une gestion extrêmement coûteuse du maintien vital de sa température interne. C'est cette mauvaise adaptation au froid et ce gaspillage énergétique qu'il est possible d'exploiter pour faciliter la stabilisation des grands obèses. L'observation prouve que l'Occidental moyen se protège trop du froid, et l'obèse, entouré de sa graisse isolante, encore bien plus que tout autre.

La technique que je propose ici au grand obèse vise à contrer sa facilité à stocker des calories en augmentant ses dépenses de chauffage.

Il s'agit d'une série de mesures simples, non contraignantes et non alimentaires, mais terriblement efficaces, destinées à lui apprendre à se servir du froid pour mieux assurer sa stabilisation.

Avant toute chose, vous devez savoir que pour ne pas mourir, un organisme humain doit maintenir la température de son corps au-dessus de 35 °C. Et il ne s'agit pas là d'une recommandation mais d'une urgence prioritaire vitale absolue.

## Manger froid aussi souvent que possible

Lorsque vous mettez en bouche un aliment très chaud, vous absorbez ses nutriments et ses calories, mais vous absorbez aussi sans le savoir la chaleur qu'il renferme et cette chaleur est un supplément de calories qui participe au maintien de la température du corps autour des 37 °C indispensables. Un bifteck chaud est donc plus riche en calories qu'un bifteck froid. Car, dès son absorption et pour un court instant, l'organisme arrêtera de brûler ses propres calories pour se servir de la chaleur physique contenue dans cet aliment.

En revanche, lorsque vous absorbez un aliment froid, l'organisme ne peut le laisser passer dans le sang sans l'avoir préalablement amené à la température intérieure du corps. Cette opération est très coûteuse en calories et, de plus, ralentit la digestion et l'assimilation et donc la survenue trop rapide de la faim.

Évidemment, il n'est pas conseillé ici de manger froid systématiquement, mais à chaque occasion où cela sera possible de choisir entre un plat froid et un plat chaud, optez pour le froid.

## Boire froid

Manger froid n'est pas toujours facile ni plaisant. Mais boire froid n'est qu'une simple habitude à prendre, d'ailleurs revendiquée par une large majorité des consommateurs.

Pour l'obèse récalcitrant, cette opération simple et souvent agréable peut se révéler très rentable. En effet, lorsqu'un consommateur absorbe 2 litres d'eau sortant du réfrigérateur à 4 °C, il éliminera tôt ou tard cette eau sous forme d'urine à 37 °C. Pour élever de 33 °C la température de ces 2 litres d'eau, son organisme devra brûler 60 calories. Devenue habituelle, cette opération, répétée sur une année, lui permettrait donc de brûler sans effort près de 22 000 calories, soit un peu plus de 2,5 kilos par an, ce qui représente une aubaine pour tous les grands obèses dont la stabilisation est si souvent menacée.

À l'inverse, une tasse de thé brûlant absorbée en prenant soin, pour bonne conscience, d'utiliser un faux sucre, n'apporte aucune calorie alimentaire mais fournit une dose de chaleur intégrée qui se chiffre en calories sournoises et que peu de consommateurs soupçonnent.

## Sucer des glaçons

L'effet recherché est encore plus marqué pour des glaçons conservés à température négative (-10 °C). Sur ce principe, je demande à mes patients de se confectionner des glaçons édulcorés à l'aspartame et aromatisés à la vanille ou à la menthe et, en saison clémente, d'en sucer 5 ou 6 quotidiennement, ce qui leur permet de dilapider sans effort près de 60 calories par jour.

## Maigrir en se lavant

Tentez l'expérience simple qui consiste à entrer sous la douche un thermomètre en main. Laissez couler l'eau en amenant progressivement sa température à 25 °C. À quoi comparer la température de cette eau? À celle d'un bain de mer qualifié d'agréable en été.

Rester sous cette eau pendant deux minutes contraint l'organisme à dépenser près de 100 calories pour simplement s'opposer au refroidissement du corps, l'équivalent calorique de 3 kilomètres de marche.

Ces douches rafraîchissantes produisent leur meilleur effet lorsqu'elles sont appliquées sur les régions du corps les plus desservies en sang chaud, les aisselles, l'aine, le cou et la poitrine où le sang circule dans de grosses artères chaudes et superficielles qui permettent une meilleure déperdition de chaleur.

Éviter le mouillage des cheveux, trop dérangeant à la longue, et celui du dos, aussi inutile que déplaisant.

Les plus frileux conserveront le bénéfice de cette mesure de déperdition calorique en appliquant cette douche sur les parties les moins sensibles du corps, cuisses, jambes et pieds.

### Éviter les atmosphères surchauffées

L'obèse doit savoir qu'une température de 25 °C l'hiver dans un appartement est une température ambiante qui renforce sa prédisposition à grossir.

Pour lui et pour tout candidat à la minceur, abaisser cette température de 3 °C, passant ainsi de 25 à 22 °C, oblige le corps à une combustion de 100 calories supplémentaires par jour, l'équivalent de 20 minutes de course à pied.

### Accepter de moins se couvrir

Cette mesure recoupe la précédente, mais il est possible de combiner leurs deux effets.

L'hiver venu, et parfois même dès l'automne, bien plus souvent par habitude que par nécessité, vous sortez du placard des collections de pulls et de sous-vêtements. La nuit, nombreux sont ceux qui accumulent les couvertures moins par réel besoin de chaleur que pour le plaisir de se sentir confortablement enveloppés.

Débarrassez-vous, au choix, de l'une de ces trois protections, le sous-vêtement synthétique, le pull ou la couverture supplémentaire. Cette seule mesure suffit à vous défaire de 100 nouvelles calories quotidiennes.

De plus, le prédisposé à l'obésité doit savoir qu'il ne lui est pas recommandé de porter des vêtements trop ajustés. Un corps habillé transpire toujours légèrement, et cette évaporation qui rafraîchit et abaisse la température du corps doit être favorisée par le port d'habits aussi amples que possible.

**En conclusion,** à l'heure du bilan énergétique, il suffira d'additionner ces dépenses pour comprendre l'importance de l'utilisation du froid pour faciliter les stabilisations difficiles.

| | |
|---|---|
| Boire 2 litres d'eau à 10 °C demande à l'organisme, pour empêcher son refroidissement | 60 calories |
| Sucer 6 glaçons acidulés | 60 calories |
| Une douche de 2 minutes à 25 °C | 100 calories |
| Abaisser la température ambiante habituelle de 3 °C | 100 calories |
| Abandonner un sous-vêtement, un pull, ou une couverture | 100 calories |
| **Total** | **420 calories** |

La lecture de ce tableau prouve clairement et simplement l'efficacité de ces mesures.

Le lecteur qui en douterait doit comprendre que je me réfère ici à une réalité physiologique, au demeurant fort logique. Comment douter que le maintien du corps à une température constante aussi élevée que 37 °C ait un coût calorique, et que ce coût varie avec la température ambiante et le contact du froid ? N'importe qui sait, par expérience, à quel point s'élèvent les dépenses de chauffage lorsque, dans une maison, portes et fenêtres sont mal calfeutrées. Or, notre corps fonctionne selon le même principe qui nous autorise à utiliser ce gaspillage énergétique pour infléchir la nature excessivement économe de l'obèse.

En conclusion, si le rafraîchissement n'est pas une arme suffisante pour assurer l'amaigrissement d'un obèse, il peut être très utile dans le cadre d'une stabilisation difficile où il suffit parfois de peu de chose pour inverser la tendance. Ces modestes mais régulières calories conquises sur le froid peuvent représenter un appoint qui autorise le succès.

Enfin, il y a un argument qui, de loin, surpasse tous les autres, c'est celui de la mise à l'épreuve de cette technique sur le terrain. Ceux qui sont assez lucides pour évaluer l'importance et la résistance de leur obésité, qui appliquent très sérieusement mon plan de stabilisation définitive et qui sentent malgré tout l'aiguille de la balance hésiter à se fixer sur leur chiffre favori doivent essayer durant quelques semaines les effets du rafraîchissement. Après cette courte expérience, ils n'auront besoin de personne pour se décider. Pour ceux dont la prédisposition est moins forte, cette technique n'est pas indispensable. Ils peuvent cependant y recourir de manière plus ponctuelle, lors de périodes particulièrement menacées (vacances, fêtes, etc.), ou sélectionner un ou deux éléments du programme qui les dérangent le moins.

Mentionnons, pour finir, qu'affronter le froid peut être un exercice très utile à tous ceux qui, se sentant faibles dans certains secteurs de leur vie psychique, ont envie d'aiguiser leur volonté dans d'autres domaines où ils sont mieux armés. S'affirmer face au froid peut aider à vaincre une certaine faiblesse dans le registre de l'alimentation. Pour clore ce chapitre, je dirais que la chaleur et le confort sont émollients, tandis que le froid dynamise, incite à l'effort musculaire et intellectuel et renforce le fonctionnement de la thyroïde. J'ai connu bon nombre de personnes tristes qui se sont mises à chanter sous des douches un peu plus fraîches.

## *Deuxième mesure exceptionnelle :*
## *pratique de l'activité physique utilitaire*

La plupart des théoriciens de l'amaigrissement préconisent pour perdre du poids de manger de tout en petites quantités et d'augmenter conjointement les dépenses liées à l'exercice physique. Ces recommandations semblent logiques et rationnelles mais elles ne sont pas confirmées par la pratique. Selon l'association américaine des professionnels spécialistes de l'obésité, 12 % des candidats à l'amaigrissement suivant un régime perdent effectivement du poids, et 2 % seulement réussissent à le stabiliser.

**Jamais de sport pendant les phases d'amaigrissement intense**

En période de régime d'attaque et tant que se poursuit un amaigrissement accéléré, je déconseille tout sport ou type d'activité intense à mes patients porteurs d'une obésité importante. Mais en revanche, je leur demande de MARCHER. Et ce pour trois raisons :

• La première est que l'effort de volonté nécessaire imposé par un régime amaigrissant efficace est déjà une épreuve en soi. Imposer un effort supplémentaire dense risque simplement de faire crouler tout l'édifice.

• La deuxième raison tient au fait que l'obèse qui maigrit beaucoup est fatigable et a besoin de repos et d'un bon sommeil récupérateur. En dehors de la marche, tout effort physique soutenu risque d'accroître sa fatigabilité et d'émousser le tranchant de sa détermination.

• La troisième est que l'obèse, par définition, est beaucoup trop lourd pour sa constitution, et lui imposer un exercice physique inhabituel est tout simplement dangereux.

De plus, lui demander de pratiquer une activité sportive, c'est aussi mésestimer son appréhension à exhiber son corps en public.

**Trois activités minimales de renforcement**

Si l'activité physique intense est exclue en cours d'amaigrissement, elle est d'un grand intérêt en phase de stabilisation, lorsque le patient a perdu son obésité, tant pour contenir le retour du poids que pour raffermir des muscles relâchés et retendre une peau excédentaire. L'expérience prouve cependant que la pratique d'une activité physique régulière est très difficile à obtenir chez l'obèse, qui éprouve souvent une aversion du mouvement et de l'effort, aversion qui a pourtant sa part de responsabilité dans l'origine de sa surcharge.

Néanmoins, au grand obèse amaigri dont la stabilisation définitive est difficile à obtenir, je demande d'associer à son plan de base les trois consignes élémentaires suivantes, applicables par tous, y compris par les plus réfractaires à tout effort physique :

• **Le refus des ascenseurs.** J'ai déjà décrit cette mesure dans la phase de stabilisation définitive.

Celle-ci s'adressait à tous les candidats à la stabilisation mais ici, l'obèse qui a réussi à atteindre son objectif mais qui sait que son équation personnelle est plus vulnérable que celle du simple surpoids, cet obèse victorieux doit réellement l'intégrer à sa nouvelle vie. Il peut prendre son temps, il peut s'arrêter en chemin pour souffler, il peut faire très exactement ce qu'il veut entre le premier et le sixième étage mais surtout, il doit se fixer d'y arriver. Je le rappelle, tout obèse qui a maigri est un individu plus fort, infiniment plus fort qu'une personne de poids normal car vivre avec 120 ou 150 kilos en permanence sur ses jambes est un exercice permanent, un quasi-sport en soi. Ainsi, lorsqu'il a maigri, il lui reste une masse musculaire et une force qui ne doivent faire qu'une bouchée de ces quelques étages que je lui prescris.

• **Debout aussi souvent que possible.** En toute occasion où la position assise ou allongée n'est pas indispensable, penser à se tenir debout. Pour prendre toute sa valeur, la position debout doit s'effectuer en répartissant la charge du corps sur les deux pieds. Elle doit éviter le déhanchement qui déplace le poids du corps sur un côté et en fait supporter la charge non pas aux muscles mais aux ligaments dont la mise en tension passive ne consomme aucune calorie.

Ne négligez pas cette consigne d'apparence anodine, la position debout fait appel à la contraction statique des plus gros muscles de l'organisme : les fessiers, les quadriceps et les ischio-jambiers.

Se tenir debout, bien calé sur ses deux pieds, est une activité qui, si elle devient habituelle, consomme suffisamment d'énergie pour ne pas être négligée.

• **La marche utilitaire.** L'occasion est bonne de revenir encore une fois sur la marche. Vous savez désormais à quel point elle entre dans l'équation de la lutte contre le surpoids. Vous savez que je la prescris à la dose de 20 minutes par jour pendant la phase d'attaque, de 30 minutes pendant la phase de croisière avec des pointes à 60 minutes pendant quatre jours pour « casser » un palier de stagnation. Puis retour à 25 minutes en consolidation pour finir par un minimum de 20 minutes par jour en phase de stabilisation définitive.

Mais chez l'obèse victorieux, ces 20 minutes ne suffisent pas, il doit, en plus de cette marche pour la marche, ajouter l'immense apport de la marche utilitaire qui, par définition, n'est pas une activité gratuite. Rentrer chez soi à pied, faire ses courses, rendre visite à des voisins en marchant redonnent un sens au corps.

L'obèse victorieux doit réapprendre à utiliser son corps qu'il considérait à juste titre comme une charge intransportable et une entrave à sa liberté. Abandonner l'obésité n'est pas un choix magique, c'est une rééducation qui s'effectue dans la tête et qui doit se désirer, c'est un travail sur soi qui débouche sur de telles satisfactions qu'il justifie des concessions. Un jour de protéines pures par semaine, trois cuillères à soupe de son d'avoine, flirter avec le froid, se tenir debout, marcher quand c'est nécessaire et oublier les escaliers représentent, pour un grand obèse en cours de stabilisation, des concessions mineures par rapport au bénéfice d'une liberté, d'une dignité et d'une normalité retrouvées.

## *Renforcement psychologique de la stabilisation : trois modifications du comportement alimentaire*

### Manger lentement et mastiquer entièrement les aliments

Il existe aujourd'hui des raisons scientifiques d'affirmer que manger trop vite fait grossir. Une étude anglaise a étudié en les filmant à leur insu deux groupes de femmes, l'un composé d'obèses et l'autre de femmes de poids normal. Elle a montré que les femmes de poids normal mastiquaient deux fois plus que les obèses, accédaient plus vite à satiété et avaient un besoin réduit en féculents et en sucres dans les heures qui suivaient le repas.

Il existe deux types de satiété : le rassasiement mécanique par remplissage de l'estomac et la vraie satiété qui survient lorsque les aliments après digestion arrivent dans le sang puis au cerveau. Ceux qui mangent très vite ne peuvent compter que sur la distension de leur estomac pour calmer leur avidité. Ce qui peut représenter d'énormes quantités et explique la fréquence d'une somnolence de fin de repas et des ballonnements, prouvant que l'on a dépassé la mesure.

À l'inverse, l'individu qui mange lentement et mastique prend le temps de voir calories et nutriments cheminer jusqu'au cerveau pour déclencher la satiété. À mi-repas, ce dernier commence à peiner et refuse fromage et dessert.

Je sais que l'on ne peut inverser totalement ce type d'habitude fortement ancrée, et je sais tout autant ce qu'il y a d'exaspérant à manger avec ce genre de tortue des tables lorsque l'on possède un appétit de lièvre.

Néanmoins, le grand obèse qui a du mal à se stabiliser ne doit pas sourire à la lecture de cette consigne. Il doit accepter l'idée qu'une mesure aussi simple peut l'aider beaucoup. Il doit savoir aussi que l'effort volontaire pour infléchir cette vitesse d'ingestion est beaucoup plus facile qu'il n'y paraît. L'effort d'attention volontaire ne dure que quelques jours et devient vite un automatisme et à la longue une habitude.

En guise d'anecdote, je rapporterai le cas d'un de mes patients indien ex-obèse, guéri et stabilisé par un gourou d'un ashram de la province de New Delhi avec, pour seul traitement, la recommandation suivante : « Lors de chaque repas, nourrissez-vous et mastiquez comme vous en avez l'habitude, mais au moment d'avaler, ramenez d'un mouvement de langue la bouchée sur le devant de la bouche et mastiquez-la une deuxième fois. En deux ans, vous aurez retrouvé un poids normal. »

## Boire abondamment en mangeant

Un interdit d'origine mal identifiée mais ancré dans l'inconscient collectif recommande à quiconque veut maigrir de ne pas boire en mangeant. Ce cliché est non seulement absurde et sans justification mais contraire à la vérité. Boire en mangeant est bénéfique à l'obèse pour trois raisons :

• L'eau agit d'abord comme un liquide de remplissage qui, s'ajoutant aux aliments, distend l'estomac et procure une sensation de réplétion et de rassasiement. Une éponge imbibée occupe plus de place qu'une éponge sèche.

• Boire en mangeant permet aussi d'interrompre pour un moment l'absorption des aliments solides. Cette pause, associée à un rinçage des papilles, ralentit la progression du repas, laissant aux messagers chimiques de la satiété le temps de cheminer à travers sang et cerveau pour apaiser la faim.

• Enfin, l'eau, lorsqu'elle est froide ou même fraîche, abaisse la température globale des aliments contenus dans l'estomac, aliments qui devront être réchauffés pour pénétrer dans le sang. Des calories et du temps supplémentaire de gagné.

En pratique, pour tirer pleinement profit de ces raisons de boire, il est souhaitable de boire froid l'équivalent d'un verre à bière avant le repas, un autre à consommer en plusieurs fois tout au long du repas, et un dernier verre avant de se lever de table.

### Ne pas se resservir deux fois du même plat

Au cours du régime de consolidation, période de transition entre la période d'amaigrissement proprement dite et la stabilisation définitive, l'alimentation s'ouvrait à un certain nombre d'aliments nécessaires et intégrait deux repas de gala assortis d'une recommandation de bon sens : «jamais deux fois du même plat».

Les grands obèses à stabilisation incertaine ont tout intérêt à adopter cette règle que les maigres constitutionnels pratiquent spontanément.

Servez-vous copieusement en sachant qu'il n'y aura pas deux distributions, vous mangerez d'un meilleur appétit et vous saurez mieux prendre votre temps.

Au moment où vous serez tenté de tendre à nouveau votre assiette, sachez que vous êtes en train de franchir une frontière dangereuse. Reposez votre assiette et pensez au plat suivant.

**En conclusion,** quoi de plus simple que de boire en mangeant, de mâcher davantage ses aliments en se concentrant sur les sensations procurées et de ne jamais se resservir deux fois du même plat? Simple, certainement, mais efficace car ces mesures interviennent à table et sur les lieux mêmes où sévissent les comportements alimentaires à risque ayant leur part de responsabilité dans l'obésité initiale. Lorsque ces mesures sont acceptées, elles infléchissent lentement les pulsions désordonnées du grand obèse.

Combinées aux autres mesures de renforcement exceptionnelles, le froid et l'exercice utilitaire, dédiées à l'obèse jusque-là
réfractaire à toute stabilisation durable, ces mesures lui imposent un surcroît de consignes peu contraignantes mais d'une
grande efficacité pratique.

Le grand obèse doit savoir qu'il ne pourra jamais espérer
une stabilisation durable s'il n'y laisse pas une partie de lui-
même, cette partie qui l'ancre par le comportement et les habitudes dans l'instabilité et l'échec inéluctables.

Ce réseau de consignes sur lesquelles il peut se reposer fonctionne à la manière de balises sur le chemin de la stabilisation.
Elles confirment à tout moment l'ampleur, l'importance et la
permanence d'un grand défi : vivre agréablement, en mangeant
définitivement comme tout le monde six jours sur sept.

# MON PLAN,
## DE L'ENFANCE À LA MÉNOPAUSE

Le principe conducteur qui sous-tend mon plan est qu'il est devenu difficile de nos jours de posséder et de conserver, sans une méthodologie particulière, un poids normal.

À l'heure où j'écris ces lignes, dans les officines et les laboratoires des plus grands groupes de l'industrie agroalimentaire, des génies du marketing et des professeurs de psychologie, experts en motivations profondes des comportements humains, travaillent dans l'ombre à élaborer des gammes entières de produits de grignotage aux formes, aux couleurs, aux arguments et aux modes de diffusion si sophistiqués qu'y résister devient une véritable gageure.

Parallèlement, dans d'autres ateliers, chercheurs et techniciens tout aussi experts s'acharnent à découvrir et promouvoir des procédés et des produits dont l'innovation porte prioritairement sur la réduction du mouvement de la machine humaine. C'est ainsi que depuis l'apparition de la machine à vapeur, de l'automobile, de l'électricité, du téléphone, des machines à laver, des mouchoirs et des couches jetables, des télécommandes et jusqu'à l'apparition remarquée de la brosse à dents électrique, tous ces produits sont présentés comme des innovations qui nous délestent ou nous privent, selon la perspective choisie, d'une foule de gestes utilitaires et des calories qu'ils permettaient de consommer.

Tout ceci pour dire que tout être humain vivant au sein d'une société dite de consommation, mis à part les derniers travailleurs de force et les sportifs professionnels, aura de grandes difficultés à réguler son poids, d'autant que pour des raisons de prévention sanitaire, de mots d'ordre culturels et d'impératifs de minceur, il est devenu socialement et culturellement incorrect de grossir.

J'ai bâti ce plan pour affronter cette dérive structurelle des sociétés modernes et fournir un plan pouvant s'adapter à toutes les facettes de cette nouvelle maladie de civilisation.

Jusqu'à présent, je l'ai présenté ici sous une forme générale facilitant la compréhension de sa structure et intégrant seulement des paramètres de durée et de poids à perdre.

Il s'agit maintenant de voir comment cet outil évolutif peut s'adapter et être utilisé en fonction des différents âges et statuts de l'existence.

### *Mon plan adapté à l'enfance*

La coalition de l'inflation alimentaire et de la réduction de l'effort s'exerce avec une particulière intensité chez l'enfant. En une seule génération sont apparus la télévision, les jeux électroniques et l'Internet, qui clouent l'enfant devant ses écrans, ainsi que les diverses barres, friandises, guimauves, gâteaux secs, Nutella aux sollicitations gustatives et publicitaires irrésistibles.

L'épidémie d'obésité américaine a débuté dans les années soixante en prenant pied sur la population infantile. À présent, les gros enfants d'hier sont devenus les obèses d'aujourd'hui dont les États-Unis détiennent la plus forte proportion au monde.

Les pédiatres de partout dans le monde tentent avec leurs pauvres moyens de s'opposer à cette invasion culturelle d'une ampleur en tout point comparable à celle des séries policières américaines. Fast-foods, pizzas, glaces gullivériennes, boissons gazeuses, barres chocolatées, pop-corn et corn-flakes, couplés à «l'immobilisation électronique», élèvent progressivement le taux de l'obésité infantile.

En ce qui concerne la surcharge pondérale de l'enfant, il convient de distinguer la démarche préventive qui concerne les enfants à risque manifestant très tôt et de manière familiale une tendance à grossir et la démarche curative qui intéresse l'obésité infantile constituée.

Ne jamais oublier que, dans le domaine particulier des surcharges de l'enfant, la démarche préventive est de très loin la plus intéressante et la plus payante, car un enfant devenu gros conservera sa vie durant une difficulté à gérer son poids. Donc, toujours tenter de prévenir par une attitude ferme et avertie cette inflation du poids qui entraînera l'adulte dans un interminable et frustrant combat.

### L'enfant à risque

Il s'agit en général d'un enfant gourmand et peu actif, issu de parents gros ou laxistes et affichant très tôt un fort appétit et une tendance à l'embonpoint.

À cet âge, il n'est certes pas question d'instaurer un régime et encore moins un régime aussi efficace et structuré que mon plan. Mais il faut bien répondre à sa mère qui ne sait comment endiguer cette tendance.

La réponse est claire et simple. Elle consiste à :
• éviter d'acheter et d'introduire à la maison tous les aliments au goût sucré à l'exception de ceux édulcorés à l'aspartame ;
• éliminer *vraiment* les chips, les frites et les oléagineux (cacahuètes, pistaches) ;
• réduire de moitié ou des deux tiers l'utilisation des graisses (huile, beurre, crème), des sauces et préparations.

Avec ces trois mesures élémentaires mais très efficaces à long terme, les plus gros dangers peuvent être écartés. Mais ces mesures ne sont pas négociables car il en va de la santé ultérieure, tant physique que psychique, de ces enfants.

Une mère avisée devra donc éviter d'introduire chez elle toutes sortes de bonbons, friandises, gâteaux, chocolats, pâtes à tartiner ou glaces et réserver ces aliments pour des occasions festives ou des récompenses. D'autant qu'il existe aujourd'hui un nombre croissant de produits de substitution, d'allégés en tout genre, confitures sans sucre, gommes à mâcher de régime, laitages aromatisés, chocolats faiblement sucrés, flans sans sucre et peu gras, glaces au yaourt, etc.

Elle aura aussi à faire preuve d'inventivité pour réduire la teneur en graisse des vinaigrettes, du beurre ajouté aux pâtes et des diverses sauces de préparation des viandes, poissons ou volailles (voir les recettes et sauces conseillées, p. 301-323).

## L'enfant obèse

• Avant l'âge de 10 ans, il s'agit, devant une ébauche de prise de poids, d'adopter une stratégie douce dont l'objectif est de stabiliser ce poids en l'état et de permettre à la croissance de noyer ce léger embonpoint sur la prise de poids à venir. Pour cela, commencer par une période de trois mois au cours de laquelle seront appliquées les trois mesures précédentes concernant la rééquilibration sucrée et grasse de l'alimentation de cet enfant.

Si le poids continue de progresser malgré ces premières mesures, passer à la troisième phase de mon plan dite «phase de consolidation» avec ses deux repas de gala mais sans suivre le jeudi protéines pures qui est trop offensif pour cet âge.

• Après 10 ans, devant une obésité constituée, il est désormais possible de tenter de réduire en douceur cette surcharge. Cette offensive débutera de la même manière que précédemment, par une entrée en phase de consolidation avec une journée sentinelle de protéines mais avec légumes. L'objectif est ici de perdre du poids mais sans prendre le risque de brusquer ni de frustrer exagérément l'enfant, sachant que le reste de sa croissance à venir est un atout majeur qui lui permettra de grandir en étirant sa surcharge.

## *Mon plan adapté à l'adolescence*

L'adolescence fut longtemps, dans des conditions de vie normales, pour le garçon, la période de l'existence la moins menacée par la surcharge pondérale, période de croissance et de forte activité au cours de laquelle l'importance des dépenses énergétiques neutralisent toute prise de poids.

Il n'en va pas de même de l'adolescente qui traverse une période d'instabilité hormonale dont témoignent des règles anarchiques et une prise de poids à forte tonalité hormonale localisée aux formes les plus féminines du corps, tels les cuisses, les hanches ou les genoux. Cette traversée houleuse est souvent accompagnée d'une hypersensibilité émotionnelle et d'une forte demande de minceur qui sévit sans nuances dans ces tranches d'âge.

### L'adolescente à risque

• En cas de simple tendance à l'embonpoint dans un contexte de règles irrégulières avec syndrome prémenstruel marqué, il convient d'interroger son médecin pour estimer l'état de maturité osseuse et ce qu'il reste à attendre de la croissance en cours.

• Lorsque la croissance n'est pas terminée, mon régime de consolidation est le mieux adapté à la situation et suffit habituellement à endiguer cette tendance modérée, à condition de le pratiquer dans son intégralité, sans oublier le jeudi de protéines pures.

• Lorsque la croissance est achevée ou que la tendance à l'embonpoint n'est pas suffisamment contrôlée par le régime précédent, passer alors à la deuxième phase de mon plan, la phase de croisière, mais en l'adaptant au statut vulnérable de l'adolescente. Alors que cette phase est pour l'adulte composée d'une alternance de protéines pures et de protéines + légumes, pour l'adolescente, elle se déroulera sur le mode unique de protéines + légumes à jet continu et sans alternance.

• Si la prise de poids s'aggrave, et à partir de l'âge de 17 ans, passer à la phase de croisière intégrale, celle de l'adulte, en la pratiquant avec un rythme d'alternance 1/1, soit une journée de protéines pures suivie d'une journée de protéines + légumes jusqu'à obtention du Juste Poids tenant compte de l'âge de cette adolescente et surtout pas d'un poids auto-choisi sous le qualificatif de poids idéal. Ce dernier, irréaliste ou trop long à atteindre, prend le risque de rendre l'organisme trop économe et d'enfermer l'adolescente dans une alimentation trop restrictive.

### L'adolescente obèse

Dès les 16 ans passés, en cas d'obésité déclarée, dans un contexte de règles régulières et en l'absence de troubles du comportement alimentaire boulimique ou compulsif lourd, il est souhaitable d'utiliser mon plan en suivant son cours normal. Le débuter avec une phase d'attaque de trois à cinq jours pour passer en phase de croisière avec une alternance d'un jour de protéines pures suivi par un jour de protéines + légumes.

Chez l'adolescente, il est crucial de stabiliser le poids obtenu avec le régime de consolidation puis d'entrer dans le régime de stabilisation définitive avec son jeudi de protéines pures, son abandon contractuel des ascenseurs et ses cuillères de son d'avoine, le tout sur durée d'autant plus prolongée que la perte de poids a été importante et qu'il existe une suspicion d'obésité familiale.

## *Mon plan et la femme sous pilule contraceptive*

La génération des mini-pilules faiblement dosées a fortement réduit le risque de prise de poids induit par le dosage plus lourd des anciennes pilules. Néanmoins, et quel que soit le dosage utilisé, les premiers mois d'instauration d'une pilule contraceptive restent une occasion de prise de poids qu'il est souvent difficile de résorber pour celles qui n'ont encore jamais eu l'occasion de surveiller leur alimentation. Cette tendance se manifeste surtout en début de traitement puis s'estompe progressivement en trois ou quatre mois, période courte au cours de laquelle il importe de prendre quelques précautions.

### En prévention

Dans les cas où il existe une tendance personnelle ou familiale, ou si une pilule fortement dosée est utilisée, une mesure simple et efficace consiste à faire appel à mon régime de stabilisation définitive avec son jeudi de protéines pures, ses escaliers et ses cuillères de son d'avoine.

En cas d'insuccès ou de résultats insuffisants, passer à mon régime de consolidation complet avec son jeudi de protéines pures.

### En cas de prise de poids établie

• Pour une prise de poids modérée, commencer avec mon régime de croisière, version d'alternance 1/1 (1 jour de protéines /1 jour de protéines + légumes) jusqu'à récupération du poids initial sans oublier de passer par la phase de consolidation et ses 10 jours par kilo perdu, puis par la stabilisation définitive sur une durée minimum de 4 mois pour ne pas prendre le risque d'une reprise immédiate.

• Pour une prise de poids importante, entrer dans le cadre du plan global habituel en conservant le jeudi de protéines pures un an.

## Mon plan et la grossesse

La prise de poids idéale au cours de la grossesse (poids final avant accouchement) est comprise entre 8 et 12 kilos selon la taille, l'âge et le nombre de grossesses. Cette prise de poids peut s'avérer bien supérieure chez des femmes prédisposées à l'obésité.

Ces différentes éventualités sont toutes aisément contrôlables grâce aux multiples facettes et angles d'approche de mon plan.

## Au cours de la grossesse

• **Surveillance et prévention simple.** En cas de risque de prise de poids chez des femmes ayant déjà beaucoup forci au cours de grossesses précédentes ou des femmes présentant des antécédents diabétiques personnels ou familiaux, ou par simple souci de ligne ou de minceur, la meilleure stratégie préventive est d'instaurer aussi tôt que possible et pendant toute la grossesse la phase de consolidation de mon plan mais spécialement adaptée à la grossesse par trois allégements :

– consommer deux portions de fruits par jour au lieu d'une ;
– utiliser du lait et des laitages (yaourts et fromages frais) demi-écrémés à 20 % au lieu d'écrémés à 0 % ;
– supprimer le jeudi de protéines pures.

• **Surcharge préexistante.** C'est le cas d'une grossesse survenant chez une femme déjà surchargée qui n'a pas eu le temps de réduire préalablement son poids.

Dans ce cas préoccupant où l'excès de poids préexistant peut fortement s'aggraver, la meilleure réponse est fournie par mon régime de consolidation renforcé par le retrait des féculents et des deux repas de gala, le jeudi protéiné étant maintenu.

En cas d'obésité franche, lorsqu'il existe un risque important de complications maternelles, fœtales au cours de la grossesse ou de l'accouchement, il est possible d'utiliser, surtout en tout début de grossesse, la phase de croisière de mon plan mais en accord avec son médecin traitant et sous sa surveillance. Dans ces cas très particuliers, il y a lieu d'estimer et de mettre en balance les bénéfices et les nuisances pour la mère et le fœtus d'un régime aussi actif.

### Après la grossesse

On se trouve ici dans une situation classique où il existe un reliquat pondéral plus ou moins important qu'il s'agit de réduire pour retrouver le poids antérieur.

Toute femme doit cependant savoir qu'il n'est pas toujours facile ni souhaitable de tenter de retrouver systématiquement le poids d'avant grossesse, ce qui reviendrait à s'accrocher indéfiniment à son poids de jeune fille.

En tenant compte de mon expérience de terrain, j'ai pris l'habitude d'appliquer une règle personnelle de calcul d'évolution souhaitable du poids en fonction de l'âge et du nombre de grossesses. Par rapport au poids de jeune fille (20 ans), je considère que de 20 à 50 ans, l'accroissement moyen de poids se situe autour de 1 kilo par dizaine d'années d'âge et de 2 kilos par enfant, soit pour une femme de 50 ans ayant pesé 50 kilos à l'âge de 20 ans, un poids de 54 kilos à 25 ans incluant le reliquat de deux grossesses, de 55 kilos à 30 ans, de 56 kilos à 40 ans et de 57 kilos à 50 ans.

• **En cas d'allaitement.** Quelle que soit la prise de poids, il n'est pas concevable d'instaurer pendant cette période un régime trop soutenu qui aurait des conséquences sur la croissance du nouveau-né. L'attitude conseillée s'apparente à celle du régime de simple surveillance d'une grossesse ordinaire fourni par le régime de consolidation assoupli en trois points :

– ajouter un deuxième fruit au lieu d'un seul ;

– utiliser du lait et des laitages demi-écrémés (20 % MG) au lieu de totalement écrémés (0 % MG) ;

– éviter le jeudi de protéines pures.

• **En l'absence d'allaitement.** La réduction pondérale peut débuter dès le retour à domicile.

Si la prise de poids est normale, laissant un reliquat de grossesse compris entre 5 à 7 kilos 7 jours après l'accouchement, le retour au poids normal sera obtenu à l'aide du régime de croisière, version d'alternance 1/1, soit 1 jour de protéines pures suivi de 1 jour de protéines + légumes, régime suivi sans interruption jusqu'à obtention du poids fixé, sans oublier de passer par la phase de consolidation de 10 jours par kilo perdu, puis par la stabilisation définitive et ses 3 mesures, jeudi protéiné + escaliers + son d'avoine pendant au moins 4 mois.

En cas de prise de poids anormale, reliquat compris entre 10 et 20 kilos 7 jours après l'accouchement, il est nécessaire de suivre mon plan dans son intégralité avec un démarrage rapide fourni par les 5 jours de protéines pures de la phase d'attaque, suivi par l'alternance du régime de croisière, le passage au régime de consolidation, puis enfin la phase de très longue durée de la stabilisation définitive et ses 3 mesures non négociables : jeudi protéiné + refus des ascenseurs + son d'avoine, à suivre pendant une durée minimale de 12 mois voire, davantage pour les sujets prédisposés ayant déjà un passé pondéral tourmenté.

## Mon plan, la préménopause et la ménopause

### Les dangers de la ménopause

La préménopause et les six premiers mois de la ménopause confirmée représentent le carrefour hormonal de tous les dangers, la période de la vie de femme où la prise de poids est la plus fréquente.

Sous l'effet combiné de l'âge, de la réduction de la masse musculaire et d'un appauvrissement fréquent de la sécrétion thyroïdienne, les dépenses caloriques de l'organisme diminuent progressivement.

Dans le même temps, l'ovaire cesse de sécréter d'abord l'une de ses deux hormones, la progestérone, créant un déséquilibre responsable de l'instauration de cycles irréguliers avec retards ou absence de règles.

Des progestérones de substitution, pour la plupart de synthèse, sont habituellement utilisées pour compenser ce tarissement.

Ces trois facteurs conjuguent leurs effets pour engendrer une prise de poids qui ne répond plus aux habituelles mesures de contrôle alimentaire que la plupart des femmes s'imposent pour maintenir tant bien que mal leur poids.

Nous sommes au cœur de la préménopause. Lorsque l'ovaire s'éteint complètement, interrompant aussi sa sécrétion d'œstrogènes ou folliculine, les bouffées de chaleur apparaissent et manifestent le manque. Nous sommes alors en ménopause confirmée et la prise de poids s'accentue avec le renforcement du traitement de substitution qui associe désormais progestérone et œstrogènes. Cette tendance à la prise de poids se prolonge jusqu'à totale adaptation au traitement pour s'estomper en quelques mois.

Le bilan pondéral de cette traversée houleuse qui peut durer de 2 à 5 ans est une prise de poids oscillant statistiquement entre 3 et 5 kilos selon le traitement de substitution utilisé et la manière plus ou moins progressive de l'instituer, mais cette prise de poids peut, sur des femmes prédisposées et non averties, atteindre 10, voire 20 kilos.

### Les hormones végétales, une alternative originale et naturelle pour les femmes à risque

Les nombreuses polémiques au sujet des risques liés au traitement hormonal de substitution de la ménopause ont entraîné une désaffection de l'utilisation des hormones féminines.

Pour faire face à la turbulence de certaines ménopauses, à la présence de fortes bouffées de chaleur et à une prise de poids préoccupante, on a proposé un traitement purement végétal qui nous intéresse ici particulièrement.

Ces substances végétales et naturelles ont une structure si proche de celle des hormones féminines qu'elles peuvent occuper leurs récepteurs et, en partie, les remplacer.

Bien moins actives que les hormones féminines, elles ont fait la preuve clinique de leur action de protection sur les bouffées de chaleur.

Mais au-delà des bouffées de chaleur, il semble que l'usage régulier des phytœstrogènes du soja, à doses suffisantes, permettent d'éviter, notamment chez la femme déjà en surpoids ou à risque de le devenir, les inéluctables prises de poids rencontrées en cours de ménopause.

Un problème demeure, celui de l'insuffisance d'action. Les phytœstrogènes étant 1 000 à 2 000 fois moins actifs que les œstrogènes féminins, la plupart des dosages actuellement proposés sous forme de comprimés ou de gélules paraissent insuffisants sur le risque pondéral. D'après les observations japonaises, c'est la consommation régulière de 200 grammes quotidiens de tofu qui expliquerait l'absence de bouffées de chaleurs de la femme japonaise et la stabilité de son poids au cours de la préménopause et de la ménopause. Or 200 grammes de tofu représentent une dose quotidienne de 100 milligrammes d'isoflavones de soja, dose qui semble être celle qui a les meilleures chances d'intervenir dans la gestion du surpoids.

Tous les auteurs qui ont étudié les propriétés nutritionnelles de l'aliment soja insistent sur le fait que si son action de protection sur certaines manifestations de la ménopause, tels les bouffées de chaleur ou le vieillissement de la peau, se manifeste rapidement, son action de prévention sur le cancer du sein, l'ostéoporose et la surcharge pondérale nécessite une très longue imprégnation qui, seule, peut expliquer l'étonnante immunité de la femme asiatique, forte consommatrice de soja.

Je conseille donc aux femmes jeunes de prendre l'habitude de consommer régulièrement du soja.

Non pas les pousses de soja dénuées d'action, mais la graine elle-même, ou mieux, du lait de soja ou du tofu.

### Mesures de prévention

• **Ménopause simple.** Lorsqu'il n'existe pas de passé pondéral, d'excès de poids ou de régimes, mais que l'on s'attache par simple prudence à prévenir toute dérive de poids, il est conseillé, dès les premiers retards ou irrégularités de la préménopause, d'adopter la phase 4 de mon plan, l'alimentation et le mode de vie parfaitement normaux mais surveillés de ma stabilisation définitive, avec son jeudi de protéines pures, ses escaliers et ses cuillères de son d'avoine, qui, dans la plupart des cas, suffit à endiguer la dérive habituelle du poids. Cette attitude défensive doit être maintenue pendant toute la traversée habituellement chaotique de la préménopause et jusqu'à parfaite adaptation à la ménopause confirmée, et tout particulièrement en cas d'instauration du traitement de substitution hormonal, période par excellence de la perte de contrôle du poids.

• **Ménopause à risque.** C'est le cas des si nombreuses femmes qui ont toujours eu des difficultés à maintenir un poids correct, opérant seules ou avec l'aide d'un médecin pour contenir ou remettre à niveau une tendance à grossir. Ces femmes ont parfaitement raison de redouter l'habituelle décompensation liée aux premières manifestations de la ménopause.

Dans ces cas, lorsque la simple attitude de prévention apportée par la phase 4 de ma stabilisation s'avère insuffisante, il convient de monter d'un cran et de passer en phase 3 de consolidation, avec son socle de protéines + légumes, son fruit, sa portion de pain complet et de fromage, ses deux portions de féculents par semaine ainsi que ses deux repas de gala et la force motrice que représente son jeudi de protéines pures.

À certains moments critiques de la préménopause, lors de retards ou d'absence prolongée de règles, périodes marquées par la rétention d'eau et les gonflements diffus, ventre ballonné, jambes lourdes, doigts boudinés avec bagues difficiles à ôter, maux de tête, ou au cours des trois fatidiques premiers mois d'instauration du traitement hormonal de substitution, il est indispensable de remonter encore d'un cran et d'adopter la phase de croisière avec une alternance d'un jour de protéines pures suivi d'un jour de protéines + légumes pendant le temps de la menace forte de prise de poids.

### Prises de poids établies

• **Prise de poids récente.** En l'absence de précaution et en présence d'une prise de poids récente ou en cours d'établissement, mais peu menaçante, il est recommandé de commencer par trois jours de ma phase 1 d'attaque puis de passer en phase 2 de croisière avec une alternance d'un jour de protéines pures suivi d'un jour de protéines + légumes et, dès le poids correct retrouvé, de suivre le chemin de la phase de stabilisation définitive en la prolongeant jusqu'à parfaite adaptation au traitement hormonal de substitution, soit six mois minimum.

• **Prise de poids ancienne.** Sur un terrain prédisposé, chez une femme déjà surchargée ou obèse, la prise de poids peut s'avérer explosive et interdire pour un temps toute tentative de traitement hormonal de substitution, ou, pire, si ce traitement d'hormones a déjà été entrepris et que cette explosion a déjà eu lieu, la phase d'attaque s'impose dans toute sa rigueur et son intégralité en commençant par cinq jours de protéines pures, voire sept si les dégâts sont importants. Passer alors à la phase de croisière dans sa version d'alternance 5/5, soit cinq jours de protéines pures suivis de cinq jours de protéines + légumes ou dans une version 1PP/1PL si la prise de poids est moins importante ou l'aptitude à perdre du poids plus facile. Le poids souhaitable atteint ou retrouvé, passer en phase 3 de consolidation et la poursuivre aussi longtemps que l'impose la règle des 10 jours par kilo perdu pour, enfin, adopter la phase 4 de la stabilisation définitive à maintenir pour le reste de sa vie.

## *Mon plan et le sevrage tabagique*

### Prise de poids reliée à l'arrêt du tabac

Nombreux sont les fumeurs et les fumeuses qui hésitent à cesser de fumer par crainte justifiée d'une prise de poids réactionnelle. Nombreux sont aussi ceux qui ont tenté et réussi un sevrage mais qui, pour avoir grossi au cours de cette tentative, se remettent à fumer en croyant à la réversibilité de cette prise de poids. Ils se trompent et, ce faisant, perdent le bénéfice de leur entreprise et cumulent les nuisances.

Il faut savoir que l'engraissement lié à l'interruption du tabac est la conséquence de deux facteurs intriqués.

Un besoin de compensation de bouche qui pousse le fumeur sevré à rechercher des sensations différentes mais du même registre, des sensations dites analogues, des odeurs, des saveurs et des gestes que les pédiatres et les psychanalystes regroupent sous le terme de sensations d'oralité par référence au stade oral des premiers moments de la vie du nourrisson si bien décrit par Freud et ses successeurs. De ce besoin de compenser dans l'analogue surgissent les besoins de mettre en bouche et de grignoter en dehors des repas toute sorte d'aliments à saveur agréable et intense qui élèvent la note calorique.

À ce besoin de sensorialité et à l'apport de calories qu'il génère, s'ajoute une accumulation nouvelle de toutes les calories que la nicotine permettait de consumer. La conjugaison de ces 2 facteurs, sensoriel et métabolique, est responsable d'une prise de poids moyenne de 4 kilos pouvant atteindre 10 voire 15 kilos chez des sujets prédisposés et gros fumeurs très dépendants.

Il convient de savoir qu'un poids accumulé au cours du sevrage tabagique est un poids captif qui ne disparaîtra pas spontanément à la reprise du tabac. Il est donc indispensable de protéger l'immense acquis que représente la cessation d'une dépendance à une drogue aussi dangereuse que le tabac.

Il faut aussi garder à l'esprit que la menace d'engraissement liée à l'arrêt du tabac s'étale sur une période bien ponctuelle et limitée à six mois et que l'effort pour la contrer est donc lui aussi limité dans le temps. Passée cette période, l'emballement des métabolismes s'essouffle, les comportements de recherche et de compensation s'atténuent et le contrôle du poids devient plus aisé.

**Prévention de la surcharge pour un fumeur de poids normal**
C'est le cas simple du fumeur ne présentant aucune prédisposition personnelle ou familiale à la surcharge, de poids normal et n'ayant jamais suivi de régime amaigrissant.

Chez un petit fumeur, fumant moins de 10 cigarettes par jour ou n'avalant pas la fumée, la meilleure solution est fournie par l'adoption de la phase de stabilisation ultime avec son jeudi de protéines pures et ses cuillères à soupe de son d'avoine pendant une durée de 6 mois.

Chez un gros fumeur, consommant plus de 20 cigarettes par jour, c'est la phase de consolidation qui s'impose dans son intégralité pendant les 4 premiers mois du sevrage et le passage en phase 4 de stabilisation définitive pour les 4 mois suivants.

**Prévention pour un fumeur prédisposé à la surcharge**
Lorsque l'on redoute l'instauration d'une prise de poids chez un grand fumeur porteur d'autres facteurs de risque (diabète, insuffisance respiratoire ou cardiaque), il est conseillé de commencer le sevrage sous la protection de la phase 2 de mon plan, le régime de croisière dans sa version d'alternance 1/1, soit un jour de protéines pures suivi d'un jour de protéines + légumes pendant le premier mois au cours duquel le risque de prise de poids est maximum, puis de passer à la phase de consolidation de poids perdu pendant cinq mois, suivie de la phase de stabilisation définitive pendant six mois minimum.

**Sevrage tabagique d'un obèse**
Ici, le risque est maximal et la prise supplémentaire risque d'aggraver une obésité déjà préoccupante. La situation est difficile car l'obésité préexistante témoigne d'un terrain hautement favorable au surpoids qui a résisté à une forte consommation de tabac, habituellement protectrice. Il faut donc s'attendre à une explosion des métabolismes et un besoin redoublé de sensations de bouche et de grignotage.

Cependant, le bénéfice est à la hauteur de la difficulté car l'arrêt du tabac conjugué à la réduction de l'obésité libèrent l'organisme d'un double risque de maladie cardiovasculaire et de cancer du poumon. Cette démarche ardue nécessite une très forte motivation, un encadrement et une assistance psychologique conduite par un médecin. Ce dernier est souvent amené à prescrire des sédatifs ou même des antidépresseurs pour amortir le choc de deux accoutumances comportementales majeures.

Dans de tels cas prioritaires, je prescris mon plan dans sa version la plus stricte en commençant par une phase d'attaque de cinq à sept jours de protéines pures suivie par une phase de croisière faisant alterner un jour de protéines pures et un jour de protéines + légumes. Passer alors en phase de consolidation pour une durée de 10 jours par kilo perdu. Enfin et surtout, entrer dans la dernière phase de mon plan : la stabilisation définitive et son trio de mesures de prévention : le jeudi protéiné + le refus des ascenseurs + les cuillères à soupe de son d'avoine à conserver à vie.

### Cure d'une prise de poids consécutive à un sevrage déjà réalisé

Ici, le mal est fait et n'a pu être évité en temps utile. Il s'agit donc d'une surcharge résiduelle chez un fumeur qui a parfaitement réalisé son sevrage et pour lequel il faut à tout prix éviter toute tentation de reprise du tabac.

Le cas s'apparente à une obésité classique et doit être combattu avec un plan intégral dans sa version la plus puissante. Une phase d'attaque de cinq jours de protéines pures suivie par une phase de croisière faisant alterner un jour de protéines pures et un jour de protéines + légumes. Entrer ensuite en phase de consolidation pour une durée de 10 jours par kilo perdu. Enfin et surtout, entrer dans la dernière phase de mon plan, la stabilisation définitive et ses trois mesures de prévention : le jeudi protéiné + le refus des ascenseurs + les cuillères à soupe de son d'avoine à maintenir sur une durée minimum de 8 mois et à vie si le surpoids est important (+ de 15 kilos) et si la consommation de cigarettes arrêtée est supérieure à 20 cigarettes par jour.

# BOUGER :
# LE CATALYSEUR OBLIGATOIRE
# DU MAIGRIR

Chère lectrice, cher lecteur,
Si vous voulez VRAIMENT maigrir,
Si vous voulez VRAIMENT ne plus regrossir,
Vous devez ABSOLUMENT changer de regard sur l'activité physique.

Le livre que vous tenez en main est l'histoire du parcours et de la trajectoire de ma vie de médecin.

Dans les 1970, j'ai créé le fondement de mon régime. À l'époque où seul le maigrir comptait, il proposait 72 aliments riches en protéines, un régime d'attaque aux résultats brillants mais éphémères.

Très vite je lui ai ajouté les 28 légumes pour en faire un régime de croisière plus stable, l'ensemble des aliments prescrits composant ma base des 100 aliments.

Dans les années 1980, j'ai inclus la consolidation pour protéger les résultats acquis du retour à la spontanéité alimentaire.

Dans les années 1990, j'ai inclus à ce régime son pôle le plus novateur, la stabilisation définitive du poids pour solidifier les résultats sur le très long terme.

En 2000, j'ai considéré ce plan comme un outil complet et achevé. Il a été livré en l'état à mes lecteurs et à mes pairs médecins sans imaginer le succès qu'il rencontrerait. Aujourd'hui, ce livre a trouvé cinq millions de lecteurs. Il est présent sur tant de sites, de forums et de blogs, a été traduit dans tant de pays, a soulevé tant d'enthousiasme, et tant de femmes et d'hommes m'ont fait l'honneur de se l'approprier que lui-même et la méthode qu'il contient ne m'appartiennent plus tout à fait. En somme, et je le dis le plus sincèrement du monde, ce livre vous appartient autant, si ce n'est plus, qu'à moi. Tant de volontaires, d'anonymes, de bénévoles ont pris le relais de mon message pour le transmettre que je me sens une très vive responsabilité vis-à-vis de ses lecteurs.

C'est la raison pour laquelle j'ai demandé à mon éditeur de me repasser le micro, j'avais quelque chose d'essentiel, de capital à dire et à écrire. C'est la raison d'être de ce chapitre qui, à lui seul, doit fournir les moyens de doubler l'efficacité et la durabilité des résultats de la méthode.

Depuis la première parution de cet ouvrage, plus de 10 ans ont passé et l'âpreté du monde va plus vite que les remèdes apportés aux nuisances qu'il produit. L'une d'elles, le surpoids, me semble l'un des marqueurs les plus pertinents de la difficulté à s'épanouir dans le monde actuel. Un monde qui engendre un mode de vie aussi riche que stimulant mais en perte d'instinct et de nature.

Ce monde, nous l'avons créé, c'est le nôtre, un monde auquel nous nous sommes habitués et dont nous ne pourrions plus nous passer, mais un monde qui fait mal. Et vous qui me lisez faites partie de ceux qui témoignent de ce mal en mangeant pour vous faire du bien !

En 10 ans, la progression du surpoids s'est accélérée.

Comprenez-moi bien, il ne s'agit pas de dire simplement qu'il y a chaque année davantage de personnes en surpoids mais que la progression s'accélère, que la marche de l'escalier du surpoids que nous grimpons est chaque année un peu plus haute. Ce qui signifie que non seulement nous ne faisons pas les bons choix MAIS QUE NOUS FAISONS LES MAUVAIS CHOIX.

Il est donc essentiel de trouver une solution qui s'impose suffisamment pour emporter les convictions et créer un consensus permettant de regrouper les expériences, les compétences, les moyens et les financements nécessaires pour mieux lutter contre ce problème de société que l'Organisation mondiale de la Santé a classé au sixième rang des fléaux du genre humain.

Et c'est la raison d'être de ce chapitre.

# Les limites d'un régime isolé

Dans ce livre, et jusqu'à la version que vous tenez en main, mes lecteurs y trouvaient mon régime et ses 4 phases, le décomposé de chacune d'elles avec leurs aliments, la progression et le déroulement de leur feuille de route, les 100 aliments dont 72 protéines et 28 légumes.

Vous le savez, je vous l'ai déjà dit, à ce jour, cinq millions de personnes ont acheté l'ouvrage que vous tenez en main. Mon éditeur m'assure qu'un livre vendu est lu en moyenne par deux ou trois personnes, ce qui signifie qu'au moins 10 millions de femmes ou d'hommes ont lu ce livre.

Je ne connais pas la proportion de celles et ceux qui, l'ayant acheté, ont suivi le régime proposé. Et encore moins la proportion de ceux qui, ayant pratiqué et, ce qu'il m'importerait le plus de connaître, de ceux qui, ayant atteint leur Juste Poids, l'ont stabilisé en le préservant des agressions et des difficultés de la vie. Mais je sais deux choses dont je suis assuré et que je peux vous garantir :

**D'abord, je ne connais personne qui, ayant suivi ce régime tel qu'il est prescrit, n'ait pas maigri.** Il peut y avoir des différences de performances en fonction du sexe, de l'âge, de l'ancienneté du surpoids, de l'hérédité ou du nombre de régimes déjà suivis. Mais qui l'a fait a maigri. À sa vitesse, mais a maigri.

**Je sais aussi qu'une proportion de ces lecteurs et utilisateurs de ma méthode, que je ne peux pas chiffrer mais qui est significative, ont consolidé et stabilisé leur poids sur le long terme,** c'est-à-dire au-delà de trois ans. Je tiens cela pour assuré des témoignages réguliers de lecteurs qui me l'expriment à travers des messages de reconnaissance et de sympathie affectueuse qui me touchent infiniment.

Néanmoins je reçois aussi des lettres et des courriels de personnes qui, après avoir maigri, suivi leur phase de consolidation et être entrées dans leur phase de stabilisation définitive, ont tenu un certain temps puis ont perdu pied et repris une partie du poids perdu. Pourquoi ? Pourquoi, parvenues à la stabilisation ultime, le cœur palpitant et stratégique de ma méthode, ont-elles trébuché ? Ces causes d'échec, je les connais pour les rencontrer aussi dans mes consultations, partout où l'adversité survient. Je les ai analysées et inventoriées, les voici :

• Certains n'ont pas eu la motivation ni le déclic ou même seulement l'envie de commencer la lecture de ce livre et de passer à l'acte. Le livre est sur une étagère et attend ce fameux déclic.

• D'autres l'ont lu et ont entamé le plan mais se sont arrêtés en chemin, manquant de la motivation et de l'énergie suffisantes pour atteindre leur Juste Poids.

• D'autres, à certains âges ou carrefours sensibles de la vie, préménopause, ménopause, ont dû affronter des résistances physiologiques, hormonales, thyroïdiennes ou ovariennes, la traversée d'une dépression avec prise de médicaments à impact sur le poids. Toutes ces mauvaises rencontres exposent à des paliers de stagnation plus ou moins longs qui, sans accompagnement, minent la résistance, poussent à la faute et conduisent à l'abandon.

• Il en va de même pour celles et ceux qui ont suivi trop de régimes infructueux ou non stabilisés, des régimes inefficaces ou mal suivis, trop restrictifs ou trop fatigants et carencés, des régimes décapités, ceux-là mêmes qui conduisent aux reprises en série et à l'ascension du poids en yo-yo, les mauvais régimes. Et on trouve ici aussi ceux que l'hérédité et la génétique rendent doués pour le profit alimentaire. Pour tous ceux-là, la lutte est plus difficile et les résistances plus fortes.

• Enfin, et ce sont les plus nombreux, ceux qui, en chemin d'amaigrissement, quelle que soit la phase traversée, rencontrent « les mauvais coups et les difficultés de la vie ». Une déception sentimentale, un deuil, un divorce, un surmenage, un harcèlement professionnel ou tant d'autres événements douloureux. Rares sont celles et ceux qui résistent à la tourmente, d'autant qu'il s'agit de personnes pouvant, de surcroît, souffrir d'une vulnérabilité au surpoids, une « ligne de fuite » vers l'aliment, une défense naturelle contre le stress, le déplaisir et l'insécurité acquise très tôt dans la petite enfance.

C'est pour ces cas difficiles, ces profils à risque et ces mauvaises rencontres pouvant fragiliser ma méthode que j'en suis arrivé à ne plus me contenter du seul régime et à ouvrir un deuxième front pour prendre en tenaille mon vieil ennemi : le surpoids, qui s'esquive dès qu'on lui en laisse la possibilité, en se renforçant.

Pour vous qui lisez ce livre, vous entrez dans un chapitre écrit pour cette nouvelle version. Dans les chapitres précédents, je vous ai présenté le régime tel que je l'ai façonné année après année, d'abord pour mes seuls patients, puis pour mes lecteurs en pensant que ce serait la version achevée. Je n'avais jamais imaginé qu'il rencontrerait autant de lecteurs et que ceux-ci deviendraient des amis et d'ardents supporteurs de ma méthode. Ces lecteurs, par la remontée de leurs questions, suggestions, remarques et besoins, m'ont conduit à faire évoluer l'ensemble de la méthode sur un très grand nombre de points dont certains sont essentiels. Mon *chat* quotidien sur Internet est devenu le point de rencontre le plus décisif où j'ai la possibilité de sonder en temps réel le ressenti de celles et ceux qui, s'étant approprié la méthode, la vivent au quotidien et me permettent d'y apporter les améliorations régulières.

Avant d'entrer dans le cœur de ce chapitre j'aimerais commencer par dresser un bilan de ce qui, jusqu'à cette année, constituait le fondement de ma méthode : son versant alimentaire, le régime. Avec un recul de 10 ans, voilà comment il a traversé le temps, comment il s'est constitué en méthode et comment il est actuellement perçu par ses utilisateurs.

Son succès est fondé sur une conjugaison de 10 atouts, plus 1 :

1. L'efficacité des protéines.

2. La vitesse de démarrage de la phase d'attaque.

3. La liberté totale sur les quantités, qui permet d'éviter la frustration cuisante de la faim.

4. La simplicité de la consigne : 100 aliments à consommer « à volonté ».

5. Un cadre interne fort et directif, sa structure et la signalisation des quatre phases, de la plus sévère à la plus souple, chacune d'elles ayant sa fonction propre, son alternance, ses repères, ses jalons.

6. Sa forme didactique qui apprend à maigrir en maigrissant. C'est l'ordre d'introduction des aliments qui inscrit dans la mémoire du corps leur niveau d'importance. Tout commence par le vital (les protéines), puis l'essentiel (les légumes), le nécessaire (les fruits), l'important (le pain complet), l'utile (les féculents), la récompense (le fromage) et le plaisir (les repas de gala).

7. La stabilisation et l'importance absolue accordée à cette phase toujours négligée ou occultée et dont l'absence est peut-être à l'origine de l'échec de la lutte contre le surpoids. Dans deux phases sur quatre (consolidation et stabilisation définitive), la dernière occupant le reste de la vie, l'objectif n'est pas seulement de maigrir mais de « guérir du surpoids ».

8. L'approche à visage humain grâce à la gestion du plaisir et du déplaisir, à l'empathie et au soutien actif du mental et de la motivation.

À cette méthode, il manquait trois éléments pour en faire une véritable machine de guerre à lancer «dans la gueule du surpoids» et pour tenter de prendre de vitesse son inquiétante progression.

1. L'approche personnalisée. C'est un ressort majeur de la prise en charge du surpoids. Pour celui qui maigrit, c'est l'assurance de ne pas être seul pour l'affronter. Personnaliser, c'est introduire un «chef de projet» qui a les moyens d'explorer la situation d'une personne face à «ses» aliments, ses points faibles et ses atouts, et à la lumière de ce recensement, de construire un plan d'action adapté à sa personnalité, par définition infiniment plus efficace. Mais surtout, c'est savoir comment l'aider à changer en corrigeant ses faiblesses et en exploitant ses forces pour éviter qu'après avoir maigri, cette personne retrouve la situation qui l'avait fait grossir.

2. Le suivi quotidien. C'est le moyen le plus simple et le plus efficace d'atténuer la pénibilité d'un régime et la frustration logique qu'il impose. Être suivi, recevoir des consignes précises et des directives de quelqu'un qui fait autorité et à qui l'on accorde sa confiance permet d'être mieux armé pour résister aux tentations et faire les bons choix. Être suivi, c'est savoir que l'on a à rendre compte de ses écarts de régime, de ses difficultés, de ses doutes, de ses défaillances. Être suivi, c'est ne pas être seul dans l'un des pièges les plus dangereux d'un régime, l'inévitable moment où le poids stagne sans cause apparente. Il s'agit d'un moment vécu comme une injustice, qui sème le doute et peut désespérer. C'est le rôle du directeur de projet d'en expliquer le côté normal et quasi inévitable, de rassurer et de fournir des moyens pour «casser ce palier de stagnation». En somme, pour celle ou celui qui suit son régime, c'est sentir à ses côtés une présence empathique prête à réconforter, à dédramatiser mais aussi qui sait dire NON fermement, et, par-delà tout, qui aide à reprendre haleine quand on est proche de

la démotivation, comme à perpétuer le succès quand on le tient. Cela a été réalisé avec le coaching sur le net.

**3. Enfin, et c'est l'objet de ce chapitre, un point ultime, peut-être plus essentiel que tous les autres, l'activité physique.**

**L'ACTIVITÉ PHYSIQUE, le deuxième général de l'armée du surpoids, l'égal du régime dans la lutte contre le surpoids.**

Je dois reconnaître que si, comme tout un chacun, j'ai toujours su que l'activité physique était hautement incluse dans la démarche vertueuse de la vie saine et le contrôle du poids, j'appartiens à une génération pour qui bouger était si naturel, si évident que je ne me suis jamais senti l'ardente obligation de le démontrer.

Lorsque j'étais enfant, le sida n'existait pas, le cancer était une manière mystérieuse de s'en aller.

Le spectre de l'époque était la paralysie. Toutes les mères vivaient dans l'angoisse de la poliomyélite et du «fauteuil roulant». Ma mère m'a suffisamment aimé pour m'avoir communiqué cette inquiétude et cette priorité du corps en mouvement. Et marcher, courir, nager, danser, sauter de joie, chanter à pleins poumons sont inscrits dans ma mémoire affective comme les ingrédients naturels de la vie. Lorsque j'étais étudiant, j'ai effectué mon premier remplacement de médecin dans le vieux Montparnasse, un quartier vivant et bigarré où mes visites à domicile se pratiquaient dans une majorité d'immeubles sans ascenseur dont je grimpais les escaliers allègrement. Bouger a toujours fait partie et de ma nature et de ma culture. J'avoue que, de ce fait, j'ai tardé à comprendre combien l'inactivité et la frilosité à l'effort pouvaient être une redoutable entrave à la conquête d'une perte de poids rapide, efficace, durable et à frustration réduite.

Le déclic de cette prise de conscience est anecdotique. Je me trouvais dans la file d'attente d'une agence de voyages espagnole où trois employés de comptoir répondaient aux demandes de clients. Tous trois étaient assis sur de confortables fauteuils à roulettes qui leur permettaient de se déplacer sans se lever. Deux d'entre eux semblaient s'amuser à se propulser vers des fichiers ou des placards parfois éloignés de plusieurs mètres, à la manière de paraplégiques sur leur fauteuil roulant. Le troisième se levait systématiquement. Coïncidence ou raison thermodynamique, ce troisième était le seul qui avait une silhouette svelte, les deux autres, malgré leur jeune âge, étaient gras et déjà bedonnants.

Depuis ce jour, très précisément, cette scène banale de la vie actuelle a modifié mon approche de la lutte contre le surpoids. J'ai réalisé brusquement combien il était devenu crucial de faire entrer l'activité dans mon programme. Mais non pas sous la forme d'un simple conseil de bon sens, comme cela est évoqué par tous les intervenants, mais en force et en structurant sa prescription avec autant de détermination que celle du régime. Je me disais que si moi, un praticien aguerri ayant consacré ma vie professionnelle à lutter contre le surpoids, je n'avais pas pris toute la mesure de l'oubli actuel du corps, j'imaginais à quel point mon lecteur pouvait lui aussi l'avoir sous-estimé.

Car, s'il est vrai que, en théorie, chacun de nous ne peut ignorer que bouger fait brûler des calories, cette connaissance est purement intellectuelle mais n'atteint pas le noyau dur de la conviction instinctive. En fait, chacun sait mais personne n'y croit ou, tout au moins, personne n'y croit suffisamment pour le placer au même niveau d'importance que la restriction alimentaire. Se mettre au régime, se priver, jeûner même, vomir à l'extrême, soit ! Mais marcher, nager, danser, non !

Je me suis donc mis, non plus à simplement conseiller, comme je l'avais toujours fait, l'activité physique, **mais à la prescrire, comme un médicament, sur ordonnance !**

Mais, en pratique, ce qui a l'air si simple se heurte justement à cet excès de simplicité, c'est un peu comme si l'on prescrivait de respirer ! Voyons plutôt :

Tout d'abord, lorsque je pose la simple question suivante: «Pratiquez-vous une activité physique?» Je n'obtiens que des réponses vagues ou évasives: «Je marche un peu, comme tout le monde.» Ou: «Avec des enfants, on est bien obligé de bouger.»

Mais lorsque je pousse plus avant le questionnement, se révèle une ligne de démarcation nette entre deux types d'activité physique, l'activité utilitaire, l'effort et le déplacement nécessaires pour la réalisation d'un objectif pratique du quotidien, et «la bouge pour la bouge» dictée par le discours culturel ambiant du rester beau, du rester ferme, mince et en bonne santé, un discours culpabilisant qui pousse à s'inscrire dans une salle de sport tout en préférant l'ascenseur à l'escalier pour y accéder. Un paradoxe quand on sait que certains payent pour pratiquer le *stepper* qui n'est rien d'autre qu'un escalier «gadgétisé»!

La question de l'activité physique soulève un problème de société car notre modèle économique fondé sur le progrès et la technologie prône l'éradication de l'effort. Comment croire aux vertus de l'activité utilitaire du quotidien quand la moitié des brevets d'invention déposés dans le monde concerne des procédés et des objets destinés à réduire l'effort et à gagner du temps, les deux ingrédients conjugués du surpoids et du stress?

De plus, marcher est un acte presque aussi basique que respirer, tellement inclus dans la nature et la condition de l'homme que l'on comprend difficilement sa valeur «thérapeutique» et encore moins amincissante.

Enfin, les médecins ne portent pas leurs efforts sur cet axe car il n'est pas assez sophistiqué ou technique, et quand je parle de ces médecins, je m'y inclus. Pendant des années, je m'en suis tenu aux bons conseils, surtout à propos de la marche mais sans risquer le ridicule de sa prescription formelle sur feuille à en-tête! Je pensais que l'on ne consultait pas un médecin bardé de diplômes et d'expérience, et surtout spécialiste de la nutrition, pour se voir prescrire de marcher ou de bouger sur ordonnance. J'avais tort, vraiment tort!

Puisque nous sommes parvenus ensemble à ce stade, je vais tenter de vous entraîner avec moi pour bien comprendre l'enjeu décisif qu'il y a à adopter ce nouveau concept de « bouge primordiale », l'APPSO, l'Activité Physique Prescrite Sur Ordonnance. J'aimerais pour cela poser deux questions simples et concrètes et y répondre sans aucune ambiguïté :

• L'activité physique fait-elle maigrir ?
• L'activité physique est-elle indispensable pour stabiliser son poids après avoir maigri ?

La réponse est OUI, massivement et pour chacune de ces deux questions.

Entrons maintenant dans la démonstration.

## 1. L'activité physique fait maigrir

Quand vous fermez les yeux puis que vous les ouvrez, ce simple battement de paupières vous fait brûler de l'énergie. Peu, bien évidemment, mais de l'énergie tout de même chiffrable en millicalories. Il en va de même, lorsque vous pensez ou vous remémorez un souvenir. Bien plus lorsque vous réfléchissez et davantage encore quand vous tentez de résoudre un problème. Et encore bien plus quand vous levez un bras, et le double pour les deux bras.

Levez-vous, vous élevez immédiatement votre niveau de combustion calorique car vous obligez les trois plus gros groupes musculaires de l'organisme, abdominaux, fessiers et quadriceps, à se contracter. Tout ce que vous faites a un coût calorique.

Lectrice, lecteur, êtes-vous d'accord jusque-là avec moi ?

Alors continuons. Passez la porte de chez vous. Supposons, si vous le voulez bien, que vous habitiez au quatrième étage. En évitant l'ascenseur, vous vous retrouverez dans la rue en ayant brûlé 6 calories. Vous avez oublié de prendre vos clés, vous remontez vos étages 4 à 4 car vous êtes pressé, vous en brûlez

14 autres et 6 nouvelles pour redescendre. Voilà 26 calories envolées en fumée et vapeur d'eau.

Avançons un peu. Il est 13 heures. Vous avez travaillé assis quatre heures durant face à votre ordinateur. Vous avez vécu, c'est-à-dire respiré, senti votre cœur battre, votre sang circuler. Le simple fait de vous maintenir en vie, de vous nourrir du monde pour protéger votre structure, pour simplement éviter ce qui arrive à un glaçon que l'on plonge dans de l'eau, cela vous coûte une calorie par minute. En plus, pendant ces 4 heures, vous avez effectué vos tâches professionnelles et quelques mouvements de jambes et de bras, voilà 15 calories supplémentaires arrachées. Vous sentez maintenant vos jambes engourdies et le besoin de vous lever et de marcher, vous sortez.

Et là, à votre grand étonnement, je vais vous demander de marcher pendant UNE HEURE! Oh, je sais que cela n'est pas simple. Et puis, pourquoi marcher quand il est possible de ne pas marcher? Et surtout, une heure soustraite à votre vie professionnelle. Imaginons que vous acceptez. En une heure, si vous marchez sans vous presser mais sans traîner, vous aurez consumé 300 calories. En tout, depuis que vous avez ouvert la porte de chez vous, vous en êtes à ce moment précis à 340 calories! Des chiffres objectifs et précis mais pour vous, abstraits et déconnectés de la perception intuitive de la vie. C'est vrai.

Lectrice ou lecteur, vous vivriez dans un autre monde, celui du primitif, du chasseur-cueilleur, un monde de pénurie en prise directe sur un environnement naturel, il en irait autrement. Dans un tel univers où la nourriture serait à capturer, à chasser en utilisant son énergie et son corps, ces simples 60 minutes de marche gratuite ou de « marche pour la marche » comporteraient un risque, celui de puiser inutilement dans des réserves précieuses, stratégiques, vitales. Un risque limité s'il devait rester isolé, mais important s'il vous prenait la lubie de le renouveler chaque jour. C'est dire l'importance inouïe de l'activité physique dans la gestion des réserves d'énergie de l'être humain. Ces réserves, c'est exactement celles que vous cherchez à perdre et que les premiers hommes considéraient comme leur capital de survie. Vous touchez là du doigt un fait crucial : pourquoi il est si difficile de maigrir et combien et comment l'activité physique va y contribuer.

Revenons à vous. Si vous lisez ce livre, c'est que vous appartenez probablement à cette importante population qui est en surpoids. Si c'est le cas, chaque kilo de graisse de réserve que vous portez sur vos hanches et vos cuisses si vous êtes une femme gynoïde ou sur votre buste et votre ventre si vous êtes de type androïde, chacun de ces kilos que vous détestez stocke un peu plus de 8 000 calories. Ce qui signifie, scientifiquement, qu'il vous suffit de marcher seulement 1 heure par jour, 5 jours par semaine, 26 jours par mois pour faire disparaître ce kilo. Démonstration : 300 calories x 26 jours = 8 000 calories = 1 kilo de votre graisse. Et ce, sans rien changer à votre alimentation. Cette heure de marche pourrait, à elle seule, régler votre problème de poids, vous faire perdre 12 kilos sur les 12 mois d'une année. Trop beau pour être vrai ! Oh, j'entends d'avance les objections fuser : qui peut disposer d'une heure le temps d'une telle activité avec une vie professionnelle chargée ? Les obligations, les enfants, la fatigue, la paresse !

Tout cela est vrai, j'en conviens, et ce n'est certainement pas ce que je vous demande. Si l'activité physique doit entrer désormais de plain-pied dans la lutte contre le surpoids, ce n'est pas pour recommencer ce que nous avons fait avec le régime, vouloir lui confier l'exclusivité de la lutte. Ce que je tente ici, dans ce nouveau chapitre, c'est de jeter une lumière vive sur la puissance de feu impressionnante de la dépense physique, une force qui est et a toujours été à notre portée. Mieux ! Une force que nous portons en nous et sur nous. Pourquoi alors n'avons-nous pas utilisé plus tôt cette immense ressource autrement que sous la forme de simples conseils de bon sens qui la privait de facto de toute efficacité ? Car lorsque l'on connaît – et je suis sur le terrain depuis longtemps – tous les efforts consentis sur le plan de la restriction alimentaire avec des taux d'échec élevés, on comprend que la communication ou l'enseignement relatifs à l'efficacité de l'activité physique aient été mal assurés ou entravés.

Serait-il plus déplaisant ou difficile de bouger que de suivre un régime ? La réponse est NON ! Mais à condition d'être convaincu de son efficacité et il semble bien que jusqu'à présent, pour la très grande majorité des intervenants et des utilisateurs, seuls le régime et la restriction alimentaire soient les garants d'une action amaigrissante, l'activité physique n'étant là que pour se donner bonne conscience, protéger sa masse musculaire et la fermeté de son corps.

Et c'est la raison pour laquelle j'ai décidé de m'investir dans cette communication, en commençant par l'introduire dans mon propre discours. Comme tous les autres intervenants, j'ai construit ma méthode autour d'un plan alimentaire. Et c'est justement en raison de son succès que je veux lui injecter ce que je considère, ni plus ni moins, comme un deuxième moteur ! Car maigrir, même pour celles et ceux qui y réussissent parfaitement, a un coût psychique.

L'affrontement avec soi-même est rude, c'est une expérience enrichissante, un succès porteur de sens, de valorisation de soi, de retrouvailles avec l'estime de soi. MAIS c'est aussi un engagement et un combat qui nécessitent une préparation, un encadrement, une structure d'appui, une méthode fiable et assurée, une attention et une vigilance de tous les instants. Une lutte contre soi mais aussi contre les autres, contre ceux qui aimeraient bien s'y mettre mais qui n'ont pas encore eu le déclic et auxquels le combat des autres donne mauvaise conscience, les inventeurs du « pour une fois », vous connaissez ! Une lutte aussi contre la culture ambiante qui promeut la consommation, contre les producteurs qui vendent mieux du riche, du gras, du sucré et du gratifiant que du vertueux, contre les publicitaires qui trouvent les mots, les slogans et les images « qui tuent », dans tous les sens du mot !

De plus, si ma méthode a trouvé tant de supporteurs qui, en ayant bénéficié, mettent un point d'honneur à la faire connaître, à la défendre et à la promouvoir, il est de mon devoir d'ouvrir ce que je considère comme une deuxième tête de pont dans la lutte contre le surpoids. Et cela en direction de celles et ceux qui, en difficulté ou en vulnérabilité, n'ont pas l'énergie ou le courage suffisants pour entrer en lutte ouverte contre eux-mêmes, pour maigrir en sachant combien la perte de poids convoitée leur serait moralement et physiquement secourable.

J'ai donc décidé de faire connaître ce qui depuis quelques années m'est apparu comme le maillon faible ou manquant de la lutte contre le surpoids, la prise de conscience de l'efficacité non pas relative mais absolue de l'activité et de la dépense physique. Rompre ainsi avec le discours culturel ambiant flou et incertain qui légitime en théorie le rôle de la dépense physique sans lui confirmer cette action dans la pratique.

Il semble que cette valse-hésitation soit emblématique des sociétés dans lesquelles nous vivons et qui promeuvent deux commandements contradictoires :

D'une part, « tu ne bougeras pas », voilà toutes sortes d'instruments ou de robots créés afin d'éviter tout effort inutile, jusqu'aux brosses à dents électriques ! Le modèle économique de nos sociétés valorise ainsi toutes les technologies appliquées au confort et à la réduction de l'effort. Mécanique, robotique, moyens de transport ont depuis longtemps allégé le labeur et les efforts inutiles, et empiètent désormais chaque jour un peu plus sur les gestes et les mouvements d'expression les plus naturellement humains.

De l'autre, « tu bougeras », une culture du sport, de la santé, de l'anti-âge, des salles de gym et du retour paradoxal de la mécanique pour produire des « appareils à faire bouger », tapis de marche, vélos d'appartement... Entre les deux, il existe, vous le verrez, toutes sortes d'activités qui lèvent la contradiction.

## 2. L'activité physique intervient
## dans la gestion du plaisir et du déplaisir

Lectrice, lecteur, je vais vous demander de me suivre dans un territoire surprenant, dans les entrailles de la vie, là où se mettent en place les décisions premières, là où s'enracinent vos raisons de vivre et de ne pas mourir. Loin apparemment du prosaïque problème du surpoids, en fait, comme vous le verrez, en son cœur palpitant. Allez, suivez-moi, vous ne le regretterez pas.

Si vous êtes en surpoids, vous savez probablement que vous n'avez pas grossi d'avoir mangé par faim. Rares sont de nos jours et sous nos cieux ceux qui ont réellement faim. On ne grossit aujourd'hui que de se nourrir au-delà de ses besoins biologiques, au-delà justement de sa faim. La femme qui se nourrit trop tout en maudissant le surpoids qui s'ensuivra n'est pas en recherche de nutritif. Elle mange poussée par un besoin qui surpasse sa peur de grossir. « C'est plus fort que moi », me dit-elle. Que cherche-t-elle alors ? Ce qu'elle tente maladroitement, et bien souvent sans le savoir, c'est de fabriquer du plaisir avec ce qu'elle a sous la main pour compenser celui qu'elle ne parvient pas à trouver en quantité suffisante dans son quotidien. Ou pour neutraliser une souffrance ou un excès de stress qui barre son horizon. C'est presque toujours ainsi que l'on grossit.

La difficulté tient au fait que, pour maigrir, il faut suivre le chemin inverse. Non seulement cesser de compenser dans l'aliment des manques issus d'un autre registre mais se priver, perdre sa spontanéité alimentaire, en somme produire du déplaisir, produire de la frustration, l'inverse exact de ce que l'on cherchait en mangeant trop. Comment, dès lors, peut-il être possible de maigrir, et surtout de maigrir durablement, en allant à l'encontre de ce que l'on cherche confusément, trouver en mangeant ce plaisir qui est le moteur de la vie et qui est tellement vital et essentiel que l'on en sacrifie sa ligne, sa silhouette, sa beauté, sa séduction, parfois sa santé ? Comment une femme qui, jour après jour, a cherché du plaisir en mangeant pourrait-elle tourner le dos à cette recherche en suivant un régime amaigrissant ? C'est cette contradiction qui explique pourquoi maigrir soit si difficile et regrossir si facile.

Et pourtant, c'est possible, un chemin existe, qui n'est pas ou qui est mal utilisé. Ce chemin dont je vous parle est un chemin de crête étroit entre deux gouffres : d'un côté, ne rien faire et en souffrir, de l'autre, faire mal et échouer ! Le chemin de crête, celui qui permet de maigrir et de ne pas regrossir, c'est celui que j'appelle « guérir du surpoids ». Pour le comprendre et le découvrir, ouvrons ensemble le capot du « moteur de vie ».

Aux alentours de la cinquième semaine de grossesse, dans le ventre de la future mère, dans le frêle embryon qu'est devenu l'œuf fécondé, apparaît un centre cérébral qui émet la première pulsation de vie autonome et qui ne cessera de l'émettre qu'au moment de la mort. C'est quoi, la pulsation de vie ? C'est une programmation et une énergie inscrites en chaque être vivant, une évidence qui s'impose à lui sans qu'il ait besoin de le vouloir ou même de le savoir. Appelons ce centre qui recèle et pulse la vie le pulsar de vie. Quand il l'émet, nous avons une puissante envie d'adhérer à la vie, d'entreprendre toutes les actions et tous les comportements qui protègent et encouragent la vie. Boire, manger, dormir, se reproduire, jouer, chasser, faire fonctionner son corps, se mettre en sécurité, appartenir à son groupe, agir pour y rester, y trouver sa meilleure place en fonction de ses aptitudes.

Chaque espèce vivante possède un mode d'emploi particulier qui assure sa survie. Vous et moi, les humains, avons le nôtre, il a été retenu par l'évolution et inscrit dans nos gènes pour son efficacité à nous aider à survivre en milieu humain. Si nous suivons spontanément et naturellement ces tuteurs de comportements, nous améliorons nos chances de survie et nous en sommes récompensés par cette sensation agréable et épanouissante que l'on appelle le plaisir. C'est ce qui explique pourquoi boire quand le corps est déshydraté ou manger quand les cellules de l'organisme sont à bout de carburant produit du plaisir. Tout ce qui facilite la survie génère du plaisir et tout ce qui la contrarie récolte du déplaisir. Tout ce que nous faisons, nous le faisons pour conquérir du plaisir ou éviter du déplaisir.

Mais ce n'est pas tout, il y a infiniment plus surprenant, je dirais même capital, et je vous invite à me suivre car cette information vous servira à mieux gérer votre vie. Derrière la sensation agréable du plaisir, navigue en partenaire invisible une autre nourriture autrement vitale. Celle-ci remonte avec lui dans les chemins neurologiques du cerveau, le plaisir devenant sensation agréable, l'autre voyageur continue jusqu'à l'émetteur de vie. Ce passager clandestin détient un rôle fondamental, il a pour mission d'atteindre le pulsar de vie pour le recharger en énergie, pour renforcer et entretenir son émission de vie.

Pour résumer, le pulsar de vie pulse l'envie et le besoin de vivre. La vie produite se traduit en actions et en comportements qui cherchent et récoltent du plaisir. Et accompagnant la sensation de plaisir, une nourriture particulière revient vers le pulsar pour qu'il continue de pulser. Il s'agit en fait d'une boucle de rétroaction ou de feed-back comme on en voit tant dans les manifestations du vivant mais celle-ci est située au plus haut dans la hiérarchie de la gestion de la vie.

Cette nourriture neurologique, souvent confondue avec le plaisir qui la recouvre de sa bruyante agréabilité, est d'une importance considérable. Étrangement, cette substance vitale n'a, à ma connaissance, pas de nom. Je l'ai baptisée « satisfaisance » pour intégrer sous une même appellation la double notion de satisfaction et de bienfaisance. Vous devez vous demander pourquoi un si long détour pour légitimer l'activité physique dans la lutte contre le surpoids. D'abord pour vous faire comprendre que l'acte de se nourrir, comportement d'apparence banale et des plus faciles à satisfaire, reste, avec boire et respirer, le plus nécessaire à la vie et, de ce fait, l'un des fournisseurs les plus efficaces de « satisfaisance ».

Vous comprendrez facilement que, face à l'adversité d'un quotidien difficile, insuffisamment épanouissant, harcelant, rapide et stressant, tant de femmes et d'hommes ne parviennent pas à récolter suffisamment de cette précieuse satisfaisance sans laquelle le pulsar de vie se ralentit et la qualité de la survie, sirène stridente, se met à retentir, à faire mal pour forcer la récolte. Et puis, quand cette récolte continue de ne plus être assurée, le pulsar cesse à son tour d'émettre, l'envie de vivre s'étiole puis cesse et c'est l'entrée dans ce qui est aujourd'hui devenu si fréquent sous nos cieux, l'état dépressif, la rupture d'une évidence d'un fait premier de la conscience, la perte de l'adhésion à la vie.

Et dans cette recherche souvent inconsciente, parfois urgente, le moyen le plus simple, facile et à portée immédiate de main est tout simplement de manger. Manger, mettre en bouche, ingérer, incorporer pour s'en nourrir et s'en servir pour produire un contentement, quelque chose de rassurant et d'agréable que jusqu'à présent nous confondions avec le plaisir. L'imagerie cérébrale permet de visualiser le retentissement cérébral de n'importe quel comportement humain. Or, de tous ces actes, comportements ou états mentaux, le plus chargé en émotions, celui qui déclenche le plus intense feu d'artifice intracérébral est **le fait de manger des aliments agréables**. L'acte de manger est sur le plan du retentissement neurologique et de la production de plaisir presque aussi intense qu'un orgasme mais il a sur lui l'avantage de durer tellement plus longtemps. C'est ce qui explique qu'il soit si facile de grossir dans un environnement frustrant et si difficile de maigrir en réduisant le recours à l'aliment, premier fournisseur de satisfaisance et de gratification au service de la vie.

Voulez-vous une anecdote saisissante ? Il s'agit d'une expérience faite et refaite dans tous les laboratoires de physiologie animale. Dans une cage classique, logez un rat calibré qui vit sa vie et est nourri grâce à une mangeoire toujours pleine. Le rat mange à sa faim et cesse à satiété. Posez-lui une pince non douloureuse au bout de sa queue qu'il porte désormais comme une traîne embarrassante, regardez bien, en six semaines, le voilà obèse. Il compense, il se protège de ce déplaisir en lui opposant du plaisir, il crée du positif pour neutraliser du négatif.

Revenons à l'activité physique et à son rôle dans la gestion du plaisir et de la satisfaisance. Si j'ai emprunté ce détour et cette longue argumentation, c'est parce que l'activité physique est aujourd'hui totalement dépréciée. Elle est devenue, pour une majorité d'entre nous, une charge, une tâche, un labeur à éviter. Son simple nom le dit : l'effort physique.

Or pour quiconque s'attelle à maigrir, c'est exactement l'inverse, l'activité physique peut et doit devenir le premier et le plus puissant des alliés et donc des amis.

Si celles et ceux qui grossissent mangent trop sans ignorer que cela les fera grossir, c'est pour fabriquer de la satisfaisance sans laquelle leur moteur de vie peut s'enrayer. Comme il s'agit habituellement de femmes et d'hommes ayant une facilité particulière à compenser dans l'aliment, ils ont plus que tous les autres intérêt à trouver dans l'activité physique l'élément de taille capable de moduler leur relation au plaisir et au déplaisir. Ce que je vous demande, lectrice, lecteur, c'est de faire l'effort et le travail mental pour modifier le regard que vous portez sur l'activité physique. Cette activité de votre corps, si simple, naturelle et évidente qu'elle puisse paraître, est l'élément qui doit, à lui seul, bouleverser l'angle d'attaque de la lutte contre le surpoids. Surtout, de grâce, faites-moi confiance, je vous le promets, vous ne le regretterez pas.

Voyons comment l'activité physique peut vous aider « fondamentalement » à maigrir d'abord, puis à conserver durablement votre Juste Poids pour enfin « guérir du surpoids ».

## 1. L'activité physique renforce puissamment l'efficacité du régime

Pour réduire progressivement le volume et le poids d'un récipient ou d'un bassin à fontaine, vous disposez de deux moyens :

soit vous réduisez le remplissage, soit vous augmentez la vidange. Tout comme pour réduire les stocks d'une entreprise, vous avez le choix entre acheter moins ou vendre plus. Pour maigrir, c'est la même logique qui est à l'œuvre. Vous disposez de deux moyens d'« égale » importance : soit vous réduisez les apports – vous mangez moins ou moins riche –, soit vous augmentez les dépenses : vous bougez plus, vous brûlez plus. L'idéal est bien évidemment de coupler les deux moyens. À régime égal, plus vous bougez, plus vous maigrissez.

## 2. L'activité physique réduit la frustration du régime

Plus vous bougez et brûlez des calories, moins vous avez besoin de vous restreindre, et là encore, moins vous souffrez. Il faut à tout prix que, dans votre manière de penser, vous intégriez le fait qu'il existe un principe de conversion entre l'aliment et l'activité physique. Ainsi, je pense à l'un de mes patients, un passionné de grands crus, un artiste pour qui la délectation générée par un grand vin était l'une des joies de vivre. Et il me disait : « Docteur, votre régime me convient tout à fait mais il me FAUT un verre de vin tous les soirs. » Je lui ai répondu que s'il y tenait tant, il devait se le payer ! Et comme il ne comprenait pas, je lui ai expliqué : « Le prix, c'est 20 minutes. Vous buvez votre verre de Château X et à la fin du repas ou du souper, vous allez marcher pendant 20 minutes et c'est très exactement comme si vous n'aviez jamais bu ce verre. Vous l'aurez neutralisé, vous l'aurez anéanti. » Et comme il m'avait un peu maquillé la vérité et que dans les faits, cet homme passionné consommait en fait plutôt trois verres qu'un, il a adapté la solution préconisée à la quantité bue, et en plus du plaisir immense que lui procuraient ses nectars précieux, il en a découvert un autre dont il est devenu tout aussi fervent et dépendant, la marche d'abord puis le jogging ! Et bien évidemment, il a maigri et stabilisé le poids perdu. Il ne vient plus me voir mais comme c'est un homme public, je constate quand il passe dans une émission de télé qu'il affiche fièrement sa svelte silhouette à tous vents.

### 3. L'activité physique génère du plaisir

Une activité musculaire suffisante sur des muscles chauds déclenche une sécrétion d'endorphines, un médiateur chimique euphorisant produit dans le système nerveux central. Pour en produire suffisamment, il faut un minimum d'entraînement musculaire mais lorsque le stade de la production d'endorphines est atteint, lorsque le corps qui bouge produit du plaisir, le surpoids n'est plus un problème durable, le corps qui le porte a pris goût à le perdre ! Une de mes patientes me faisait remarquer qu'il ne lui était jamais arrivé de tomber amoureuse d'un régime mais qu'elle l'était devenue de son activité physique, dépendante, «accro» disait-elle, pour forcer le trait. Dans son cas, je suis pratiquement sûr qu'elle n'aura plus aucune difficulté à conserver le poids qu'elle a perdu. Car, et c'est l'une de mes devises qui s'applique à toute activité, action ou tout comportement mais plus encore à tout ce qui concerne le grossir et le maigrir :

«Tout ce que l'on fait sans plaisir lasse,
Tout ce que l'on fait avec déplaisir casse.»

### 4. L'activité physique, contrairement au régime, permet de maigrir sans développer de résistance

Nous touchons là à un des points critiques de la lutte contre le surpoids. Chacun sait que, plus on suit de régimes, plus on devient résistant au régime et plus on maigrit difficilement. Notre espèce est née en un temps où il fallait se battre pour conquérir sa nourriture. La graisse de réserve était alors la meilleure garantie de survie et nous avons été programmés pour résister au gaspillage des calories et à la sanctuarisation de nos réserves de graisses. Aujourd'hui, nous vivons dans l'abondance et la pléthore mais nos gènes et notre programmation n'ont pas changé d'un iota, notre corps est toujours aussi viscéralement attaché à ses graisses de réserve.

Aussi, tout amaigrissement est vécu par le corps comme une spoliation et un danger face auxquels il est programmé pour résister.

Comment parvient-il à résister ? Pour cela, il dispose de deux moyens : d'une part, dépenser moins, vivre à l'économie, « à petit feu », et d'autre part, profiter à plein des aliments consommés, en tirer la substantifique moelle. De la sorte, plus vous suivrez de régimes, plus votre corps apprendra à résister. Cette résistance se traduit par un ralentissement du maigrir, et plus la perte de poids est lente, plus le risque de découragement, de lassitude et d'échec augmente.

C'est dans ce type de situation que survient la situation la plus dangereuse pour un régime, le palier de stagnation, une période où le régime, toujours aussi bien suivi, ne se traduit par aucune perte de poids. S'il n'y a rien de plus gratifiant et incitatif que le recul du poids, rien n'est plus éprouvant qu'une bascule n'apportant pas la récompense escomptée. Cette stagnation du poids non méritée et durable est responsable des plus forts taux d'abandons et d'échecs.

Or, point capital, votre corps, s'il sait si bien s'adapter à la réduction des apports et aux régimes, n'a pas les moyens de résister à la dépense calorique occasionnée par l'effort physique. Il n'est pas programmé pour cela. Vous pouvez brûler 350 calories en courant au petit trot pendant une heure tous les jours pendant des mois et perdre toujours la même somme de calories. Mais si vous réduisez de 350 calories votre alimentation, en quelques semaines, votre corps s'y adaptera et vous ne maigrirez plus, il vous faudra passer à 500 calories de moins ou abandonner le système du comptage des calories.

Associer régime et dépense physique devient alors le meilleur moyen d'éviter les effets désastreux de la résistance aux régimes successifs.

### 5. L'activité physique permet de maigrir « ferme »
Même chez les personnes en surpoids dont la peau est tendue par le gras sous-jacent, une musculature bien entretenue renforce cette apparence visuelle de fermeté. À poids égal, un corps entraîné et musclé paraît plus jeune, plus tonique, plus épa-

noui, plus beau. Un tel corps devient un habitacle agréable dont on peut être fier, tant au regard des autres qu'au sien.

## 6. L'activité physique est indispensable à la stabilisation à long terme

Bouger permet d'être moins dépendant de la restriction alimentaire, frustrante sur le long terme. Vingt minutes de marche vous permettent par exemple de neutraliser un verre de vin ou trois carrés de chocolat. Neutraliser signifie que tout se passe comme s'ils n'avaient jamais été mis en bouche. Chacun sait que l'effort consenti pour maigrir n'est possible que s'il est limité dans le temps, ponctuel et circonscrit.

Quand le Juste Poids est atteint, il est temps de passer à la consolidation puis à la stabilisation qui ouvre l'alimentation à des aliments nouveaux, qui la rend plus spontanée et moins encadrée.

Or, on sait d'expérience que les aléas de la vie, ses difficultés, ses stress et l'adversité peuvent désorganiser bien des sillons tracés, d'autant que dans ces moments vulnérables, c'est la chaleur des aliments les plus gratifiants que l'on recherche.

Le maintien d'une activité physique suffisante, par les calories consumées et souvent par le plaisir pris, permet justement de mieux ouvrir l'alimentation, de manger plus et de manière plus gratifiante. L'activité permet d'intégrer plus facilement des « craquages », des « coups de folie », des « abandons », de les brûler « dans le feu de l'action », d'en atténuer la portée et la culpabilisation.

De plus, l'activité physique permet de maintenir un rythme, de conserver un état d'esprit, une fierté de soi et de son corps qui protègent des dérives.

Et surtout, par la sécrétion d'endorphines qu'elle libère à grande échelle sur les sujets entraînés, l'activité physique, par le plaisir neurologique qu'elle crée, réduit le besoin, tout aussi neurologique, d'aller chercher refuge dans le plaisir artificiel « fabriqué » en mangeant. Le cas des femmes déprimées qui désirent ardemment maigrir est éclairant. Sur le court terme, elles peuvent suivre un régime, à condition qu'il soit parfaitement structuré et que la prise en charge soit suffisante. Mais il n'est pas possible de prolonger cet effort, surtout lorsque le résultat est acquis. Tant que dure l'état dépressif, « insuffisamment heureuses », elles reviennent mécaniquement à une alimentation gratifiante, leur antidote au malheur. Pour elles et plus encore pour les non-déprimées, trouver du plaisir en bougeant tout en brûlant des calories est LA meilleure protection du poids perdu !

### 7. L'activité physique vous permet de « casser des paliers de stagnation »

Je pratique la nutrition depuis 35 ans. J'ai ainsi vu évoluer une génération de femmes et d'hommes affrontant leur surpoids. Certes, il y a de plus en plus de personnes en surpoids, c'est trop connu, hélas ! Mais j'ai surtout observé que la proportion des patientes que je considère comme « des cas difficiles » et résistantes aux régimes augmente encore plus vite que celle des cas simples. Qui sont ces femmes ? Principalement des femmes de plus de 40 ans et qui se classent dans une ou plusieurs de ces 4 catégories :

• Ce peut être des femmes pour lesquelles le surpoids est une **vieille histoire**. Je les adore quand, à peine assises face à moi dans mon bureau, elles me disent avec un petit sourire complice : « Docteur, je dois vous dire que j'ai déjà fait *tous* les régimes ! »

• C'est souvent aussi des femmes ayant une **lourde hérédité** familiale, des mères qui viennent en consultation avec un de leurs enfants déjà corpulent et qui ont elles-mêmes une mère, un père, des oncles et des tantes forts et bien souvent diabétiques.

• Et c'est bien sûr le cas de personnes **très lourdes, des obèses** pour lesquelles le surpoids est tellement élevé que la réversibilité intégrale est impossible à obtenir. De manière surprenante, ce ne sont pas les plus meurtries par leur surcharge. Je les trouve souvent moins acharnées que les «presque-parfaites» luttant désespérément pour quelques kilos de trop qui les mettent à la torture.

• Enfin, ce sont presque toujours de **grandes sédentaires** vivant le monde dans sa modernité, dans un temps comprimé où la précipitation, l'accumulation des tâches et la fatigue les rendent allergiques à tout effort supplémentaire.

Ce sont ces femmes, devenues résistantes aux régimes, qui, lorsqu'elles décident d'en adopter un nouveau, savent qu'elles sont vulnérables. Elles s'y lancent à corps perdu et perdent assez rapidement les kilos faciles, surtout en cas de surpoids important. Lentement, la résistance s'installe, la perte se ralentit et un jour survient où le corps résiste un peu plus que les autres et la perte de poids s'interrompt. C'est l'abordage de ces fameux paliers de stagnation à haut risque. Le régime est suivi avec autant d'attention mais la balance reste immobile. Le danger, dans ces cas, est de voir la motivation faiblir, la tentation ressurgir, les petits écarts survenir et nourrir la stagnation. Un grand nombre de ces «stagnantes» lâchent, reviennent, s'installent dans l'irrégularité, et tôt ou tard abandonnent.

Dans ces cas, il importe avant tout de s'assurer qu'il n'existe pas de dérèglement hormonal, pas d'insuffisance thyroïdienne capable d'enrayer les meilleurs régimes et pas de rétention d'eau préoccupante.

Si la recherche est négative, il ne faut surtout pas relâcher le régime mais il faut le renforcer.

Dans ces cas où le risque d'abandon est grand, le rôle de l'activité physique devient crucial.

Un organisme qui entre en résistance, qui réduit ses dépenses et surtout qui profite à plein des aliments peut bloquer l'amaigrissement un temps suffisant pour conduire à l'échec.

Mais si, dans cette situation de blocage où les forces en présence s'équilibrent tels les deux plateaux d'une balance, surgit une dose d'«activité physique prescrite sur ordonnance», elle bouscule le corps et rompt cet équilibre. Sa résistance cède, le plateau s'enfonce, le fléau de la balance décroche, la partie est gagnée, le poids baisse, le moral revient, l'adhésion au plan se renforce, le cercle vicieux devient un cercle vertueux !

Certes, il est vrai que pour celle ou celui qui se serait acharné, la poursuite du régime aurait fini par produire ses effets mais à grands risques car il est difficile de prévoir la durée d'une phase de stagnation.

C'est dans ces cas et pour réduire cette attente coûteuse en motivation que je prescris ce que j'appelle « **une opération coup-de-poing**», une sorte d'opération de commando associant dans un temps très court :

• Revenir à quatre jours de PP, le régime d'attaque sans faille.

• Boire deux litres d'eau peu minéralisée.

• Manger de manière aussi peu salée que possible.

• S'endormir le plus tôt possible, le sommeil d'avant minuit est bien plus récupérateur que le suivant.

• Ajouter un draineur végétal à son eau pour éliminer une rétention d'eau camouflée.

• ET PAR-DESSUS TOUT, MARCHER 60 MINUTES PAR JOUR PENDANT CES 4 JOURS.

Ces six éléments constituent mon ordonnance de choc contre la stagnation. Et c'est bien souvent la marche qui fait la différence. Ainsi, s'il vous arrive un jour de vous retrouver en stagnation, n'oubliez pas cette prescription et sachez qu'en cours d'amaigrissement, il est constant et pratiquement inévitable de traverser un palier de stagnation. Ce qui importe est d'en sortir et c'est à l'activité physique que revient ce rôle.

En permettant de maigrir plus et mieux, plus vite, plus ferme, plus beau, l'activité physique contribue grandement à la réalisation d'un projet personnel et à l'obtention d'un succès. Et vous ne pouvez ignorer que le succès est l'une des sources premières de l'épanouissement et de la réalisation de soi, l'un des plaisirs et l'une des gratifications les mieux reliés à l'estime de soi, à l'épanouissement et au bonheur.

C'est dire combien l'activité physique est une part *considérable* de l'acte de maigrir.

C'est en constatant au quotidien l'efficacité exceptionnelle d'une activité physique simple mais prescrite avec directivité et précision que j'ai décidé d'introduire ce nouveau front de l'activité physique prescrite sur ordonnance, l'«APPSO», dans le plan d'action et dans ce livre qui en contient l'essence.

Depuis 10 ans, depuis la première publication de *Je ne sais pas maigrir* en France, au constat des réactions suscitées, de ses adhésions multiples, du surgissement de tant de supporteurs et de bénévoles revendiquant le rôle de relais, au vu et au lu de tout le courrier que je reçois, je pensais que la méthode que j'avais façonnée pièce à pièce avait trouvé sa forme ultime et achevée, et pouvait prendre le large et entrer progressivement comme une référence dans la lutte contre le fléau du surpoids. Il n'en était rien ; aujourd'hui, je me dois de constater que ce protocole physique n'est pas un simple ajout, une amélioration marginale, c'est une greffe qui en change radicalement la nature et les résultats. Bicéphale, la méthode est désormais une pince destinée à prendre en tenaille le surpoids et à l'empêcher de battre en retraite en entrant dans les marécages de la stagnation du poids.

Si celles et ceux qui tentent de maigrir connaissaient réellement la portée, l'intérêt majeur, capital, essentiel, indispensable, absolu de l'activité physique dans la recherche d'une perte de poids, je suis persuadé qu'ils y consacreraient autant si ce n'est plus d'efforts qu'au régime. Depuis que je «prescris» l'activité physique comme un médicament, avec sa posologie et sa fréquence et que j'explique et que je démontre, preuves à l'appui, son intérêt, je constate que les plus récalcitrants, les plus paresseux, les plus débordés et surtout les plus résistants aux régimes y adhèrent pleinement, étonnés des résultats et surtout affirmant l'avoir toujours su mais sans y croire vraiment. Et c'est dans ce décalage entre le savoir et le croire que réside l'intérêt de la prescription.

Vous, ma lectrice, mon lecteur, je vous demande donc de changer de regard sur l'activité physique ; il s'agit d'une arme redoutable et qui n'a jamais véritablement servi.

Je peux et dois vous garantir que si vous suivez mon plan en quatre étapes, de sa phase d'attaque à sa stabilisation définitive, et mon plan d'activité physique prescrite sur ordonnance, vous obtiendrez votre Juste Poids et le conserverez, et ce, quel que soit votre degré de résistance aux régimes. Vous n'aurez pas seulement perdu du poids, vous aurez guéri du surpoids, et de mon côté, je pourrai vous considérer comme sorti des statistiques du surpoids.

## Pratique quotidienne du plan APPSO : activité physique prescrite sur ordonnance

L'absence d'efficacité de l'incitation à bouger tient à ce que personne n'y croit, ni les médecins qui prescrivent des cures d'amaigrissement, ni ceux qui les suivent. Jusqu'à présent, les prescripteurs se sont toujours contentés de réciter les conseils de bon sens du politiquement correct : « Essayez de bouger un peu plus, prenez le temps, faites un effort. » Ainsi formulés, ces conseils n'ont AUCUNE chance d'être suivis parce que, à l'évidence, celui qui les formule n'y croit pas vraiment. Pourtant, les dépenses caloriques et les multiples bienfaits de l'activité physique relèvent de l'évidence mais le modèle économique et le mode de vie de nos sociétés sont plus tournés vers la commercialisation des multiples robots qui assistent l'homme et éradiquent l'effort. Cela fait plus de 50 ans que l'on fait mine de se battre contre le surpoids et de s'indigner de son inflation. Aujourd'hui, dans de nombreux pays, plus de la moitié de la population est en surpoids. Face à cette évolution, une question lourde de sens se pose très sérieusement à l'humanité. Doit-on accepter que notre espèce évolue vers un modèle en surpoids, une espèce devenue adipeuse de manger trop pour compenser la stridence du monde actuel ? Les cétacés l'ont fait avant nous pour s'adapter au froid des océans. Ou devons-nous refuser l'obésité et en avons-nous les moyens ? Pour vous dire le fond de ma pensée, je crois que la société, sans se poser consciemment la question, penche par défaut pour la tolérance du surpoids généralisé. Vous entendrez certainement des ministres, de hauts responsables mettre en garde contre la surabondance alimentaire et la sédentarité, mais rien n'est effectivement fait pour s'y opposer. L'éternelle question de la ruche et de l'abeille, de la société et de l'individu ?

Ma position, vous la connaissez puisque vous lisez un ouvrage qui propose le refus du surpoids et les moyens de s'y opposer. Je suis farouchement pour l'abeille qui trouve son plaisir en butinant les fleurs enchâssées dans leur calice et le parfum de leur pollen, et place au second plan le miel et la cire stockés dans le fin fond de la ruche. Vous ne serez donc pas surpris que je tente d'optimiser la méthode à laquelle j'ai consacré toute mon énergie depuis le jour où j'ai été placé par mon patient obèse sur cette trajectoire. Et je vois dans l'activité physique l'élément stratégique qui peut, en association à mon régime, apporter le moyen de choisir personnellement le sort de son corps, de son image et de refuser d'entrer dans la planète des gros. C'est la raison pour laquelle je vous demande d'abandonner le concept flou du bouger plus et du manger moins qui, associé à celui des cinq fruits et légumes, tient lieu d'alibi et de bonne conscience à nos responsables. Si vous voulez réellement maigrir avec le maximum d'efficacité, de durabilité et le minimum de frustration, vous devrez suivre les consignes d'activité que j'ai ramenées à leur formulation minimale et que j'ai intégrées aux quatre phases de mon plan.

L'argument du manque de temps qui a été jusqu'à ce jour le plus fréquemment invoqué pour éviter ou contourner l'activité physique au profit du seul régime est une mauvaise excuse. L'expérience prouve que celles et ceux qui veulent maigrir s'imposent des soins du corps et de beauté infiniment plus contraignants et chronophages que l'activité physique. Là encore, tout tient essentiellement dans la conviction profonde que l'activité physique a un véritable rôle concret à jouer dans l'acte de maigrir, que ce n'est sûrement pas un simple adjuvant du régime mais qu'elle compose avec lui une coalition qui double les chances de réussite d'un amaigrissement sur le court, le moyen et, bien davantage encore, sur le long terme.

## Le major de l'activité physique : la marche

### S'il n'y avait qu'une seule activité à prescrire, ce serait la marche. Pourquoi ?

*1. La marche est la plus naturelle de toutes les activités humaines.*

Pour les anthropologues, l'homme a abandonné son statut de grand singe pour celui d'homme en se redressant sur ses deux membres inférieurs et en marchant. Dès ce moment décisif, toutes ses activités ont été profondément modifiées, ses déplacements, sa défense, sa chasse. L'usage de ses mains libérées a interagi avec son cerveau pour le complexifier, ouvrant la voie à l'intelligence, à la conscience, au langage et à la culture. C'est dire combien la marche est inscrite dans la trame fondatrice de notre cerveau, de nos comportements premiers.

Dans ce contexte dénaturé et stressant, la marche est devenue à la fois une perte de temps et un manque à gagner pour les fabricants de mouvement assisté et, dans le contexte économique actuel, une activité à éviter, à dévaloriser. Pourquoi marcher puisque vous avez des escaliers mécaniques, des ascenseurs, des vélos, des scooters, des voitures, des trottinettes électriques !

Mais c'est justement la marche que j'ai choisie comme ma meilleure alliée dans la lutte contre le surpoids car marcher est non seulement prévu, mais attendu par notre humanité. Véritable célébration des origines, la marche, inscrite dans notre nature et nos gènes, est l'un des moyens les plus efficaces pour lutter contre l'artificialité de notre mode de vie. Marcher nous oblige à rester humains, à utiliser notre corps pour nous déplacer et nous en récompense en sécrétant ces endorphines qui témoignent par le plaisir procuré du contentement du corps. Ainsi en marchant, on se fait du bien et, progressivement, on y prend du plaisir et on finit par en avoir besoin.

*2. La marche est la plus simple de toutes les activités physiques.*

Chaque petit d'homme, à l'état d'embryon dans le ventre de sa mère, reproduit en accéléré la longue évolution du monde animal, du poisson aux mammifères puis aux singes. Lorsque le petit d'homme naît, il continue de dérouler sa programmation et apprend à se tenir debout puis à marcher. Dès ses premiers pas, l'enfant semble dire à ses parents : « Je suis des vôtres. » À partir de cet instant, l'homme marche comme il respire, le plus simplement du monde : « Il suffit de mettre un pied devant l'autre et de recommencer. » Cette simplicité est un atout majeur car elle réduit considérablement la sensation d'effort au profit de celle du déplacement dans l'espace propice à la découverte et à la rencontre. En fait, la marche est tellement simple et automatique qu'elle autorise presque n'importe quelle activité simultanée. En marchant, on peut penser, organiser sa journée, on peut communiquer, parler à un compagnon de marche ou téléphoner. La vie ne s'arrête pas quand on marche.

*3. La marche est l'activité la moins fatigante et est praticable par le plus grand nombre.*

Il est possible de marcher des heures sans se fatiguer. L'effort est uniformément réparti sur de très larges territoires musculaires et osseux. Pour une randonnée, il suffit d'avoir de bonnes chaussures mais pour des marches du quotidien effectuées avec l'intention d'optimiser le maigrir, n'importe quel type de chaussures convient, y compris les talons féminins. De ce fait, la marche ne fait pas transpirer et peut être pratiquée à l'improviste en n'importe quelle tenue vestimentaire. Nul besoin de tenue de sport, de douche et de changement de vêtements.

*4. La marche est l'activité humaine qui mobilise simultanément le plus grand nombre de muscles.*

Il est difficile de prendre conscience de la complexité de cette action si naturelle et spontanée. Il a fallu un investissement colossal aux cybernéticiens pour l'analyser et la reproduire sur des robots de science-fiction ou pour appareiller des handicapés moteurs. De plus, les muscles les plus impliqués dans la marche sont les «gros porteurs» de l'organisme, c'est-à-dire les plus gros consommateurs de calories.

**• Les muscles les plus impliqués sont :**

– Les quadriceps, qui occupent le devant de la cuisse et sont, de très loin, les plus gros muscles du corps. Ce sont eux qui lèvent et poussent la cuisse et la jambe en avant.

– Les ischio-jambiers, qui forment le dos de la cuisse et ramènent le membre inférieur en arrière.

– Les fessiers, qui sont des muscles très puissants et volumineux qui ont pour mission d'achever le mouvement du pas en arrière. L'affaissement habituel de ces masses musculaires visualise crûment l'insuffisance d'utilisation de ces muscles et de leur fonction première : la marche.

– Les abdominaux, qui participent activement à la marche et se contractent à chaque pas en avant.

– Les jumeaux, muscles du mollet, moins gros et plus fuselés, mais qui sont parmi les plus sollicités dans le passage du pas.

**• Les muscles participants secondaires sont :**

– Les stabilisateurs du bassin. Ils forment une couronne musculaire qui entoure le bassin pour lui éviter de s'effondrer en position debout. Abducteurs extérieurs et adducteurs intérieurs, abdominaux en avant et spinaux en arrière.

– Les jambiers antérieurs symétriques en avant des muscles du mollet. Ils lèvent le pied pour éviter qu'il ne fauche et racle le sol au passage du pas. La marche développe beaucoup ces muscles.

– Les muscles des bras et des épaules, qui participent moins que les autres dans la marche simple mais peuvent être hautement sollicités lors de marche sportive comme la marche nordique.

Le regroupement et la sollicitation simultanée de tous ces muscles expliquent le coût calorique d'une activité mettant en jeu tant de muscles aussi gourmands en calories.

*5. La marche est la plus amaigrissante des activités physiques.*

Cela pourra surprendre mais la marche brûle autant de calories que le tennis et que bien d'autres sports. Elle doit cette optimisation des dépenses au fait que c'est une activité fluide et ininterrompue alors qu'au cours d'une partie de tennis la moitié du temps passé couvre des arrêts de jeu et des temps d'attente de retour de balles. Elle doit aussi cette optimisation des dépenses au fait qu'elle est totalement immergée dans le quotidien et peut être décidée au pied levé dans la moindre plage d'inactivité ou pour occuper un temps mort, en n'importe quel lieu et à n'importe quelle heure du jour et de la nuit. Ce qui est infiniment plus accessible qu'une piste de neige ou un terrain de football.

*6. La marche est l'activité physique la plus utile en stabilisation définitive.*

C'est la seule activité qui, si elle prouve son intérêt pendant l'amaigrissement, peut être acceptée dans le noyau acquis des nouvelles habitudes à conserver au cours d'abord de la phase de consolidation mais avec infiniment plus d'efficacité au long cours pendant la période si cruciale de la stabilisation définitive. Pour toutes les raisons évoquées précédemment, parce qu'elle est facile, simple, naturelle, saine et sans danger, la marche est l'activité que l'on accepte le plus facilement de pratiquer régulièrement car, je l'ai déjà dit, on marche comme on respire !

*7. La marche est la seule activité physique pouvant être pratiquée sans risque pour les obèses.*

Et ce, avec des résultats et une efficacité proportionnels au surpoids qu'ils transportent et surtout sans risque de blessure ou d'accident cardiovasculaire. Ne jamais oublier que le poids d'un obèse ou même d'une personne en surpoids représente une charge. Porter 15 kilos de trop peut être considéré comme un sport en soi mais à condition de le déplacer en marchant. Alors que c'est très exactement l'inverse qui se passe pour des activités physiques comme la natation ou le vélo, où le poids n'est pas porté et où l'activité se pratique en quasi apesanteur. Plus on est gros, plus on a intérêt à marcher.

*8. Enfin, la marche est l'activité qui protège le mieux du vieillissement.*

La marche, intimement intégrée à la nature humaine, n'est pas subie par le corps mais attendue. En marchant, vous entretenez de manière optimale la majorité des grandes fonctions de l'organisme, circulatoire, respiratoire, osseuse, hormonale, musculaire, mentale. En son absence, toutes ces grandes fonctions sont moins bien assurées et le corps vieillit plus vite. Ainsi, marcher 30 minutes par jour, en plus de faciliter l'amaigrissement et la stabilisation du poids, permet de vivre plus longtemps en meilleur état. De plus, la marche est profondément impliquée dans la santé mentale. C'est l'activité physique qui, à effort comparable, induit la plus forte sécrétion de médiateurs chimiques par le cerveau. C'est le cas des endorphines, médiateur cérébral du plaisir, et c'est aussi celui de la sérotonine, « l'hormone du bonheur » dont la carence est impliquée dans la genèse de la dépression.

## Comment marcher
## au cours des quatre phases du régime

Vous aurez compris en lisant les pages précédentes pourquoi je vous incite à marcher et à protéger cette activité naturelle sans laquelle vous perdez une partie de votre humanité, ce qui, de près ou de loin, réduit l'amplitude de votre accès à l'épanouissement.

Dans le cadre du régime, la marche doit être associée au régime en prenant en compte la spécificité et la mission propre de chacune de ses phases.

Dans la phase d'attaque dont la durée varie de 2 à 7 jours, voire à 10 jours dans certains cas, la marche est pratiquement la seule activité prescrite possible qui permet de maximiser les résultats sans entraîner de fatigue et sans augmenter l'appétit.

• **En phase d'attaque**, la mission est de démarrer en flèche et d'obtenir une perte de poids suffisamment foudroyante pour asseoir la motivation. Dans un tel contexte d'effort, **je prescris la marche à la dose de 20 minutes par jour**. Sauf habitude et affinités antérieures particulières, il n'est pas recommandé d'en faire plus **NI MOINS**.

En général, 2 jours de protéines pures (PP) entraînent une perte moyenne de 800 grammes à 1 kilo et à 1,2 kilo avec l'ajout de la marche. Pour les personnes obèses, surtout si elles ont des hanches, des genoux ou des chevilles fragiles, je conseille de fragmenter cette marche en deux doses de 10 minutes chacune.

• **En phase de croisière**, la mission est de poursuivre la perte de poids contre vents et marées face à un corps qui, surpris par l'attaque, tente de se ressaisir et de résister. Pour lutter contre ce risque, **je prescris la marche à la dose de 30 minutes par jour**. Au cours de cette phase, la marche est particulièrement indispensable. Oui, il pourrait faire froid. Oui, le temps pourrait sembler vous manquer, passez outre et allez marcher, je peux vous assurer que le bénéfice escompté dépasse de très loin ce que vous pouvez imaginer.

Au cours de cette phase, inévitablement, il arrivera des moments où, à régime égal, votre corps, freinant des quatre fers, parviendra à réduire puis arrêter votre perte de poids, c'est ce que tous les régimeurs appellent « la stagnation ». Pour celles et ceux qui ont besoin du message rassurant de leur balance pour doper leur motivation et occulter lassitude et frustration, cette interruption interpelle puis questionne puis déstabilise et peut parfois conduire à l'abandon et à l'échec. En cas de stagnation non méritée et non expliquée par une cause parfaitement identifiée comme une forte rétention d'eau, une insuffisance thyroïdienne, un déséquilibre hormonal ou une prise de médicaments grossissants (cortisone, antidépresseurs…), il convient, pour une durée de 4 jours, de passer de 30 à 60 minutes de marche par jour. Il est possible de fragmenter cette heure de marche en deux périodes de 30 minutes.

• **En phase de consolidation**, la mission est de passer par un sas de transition entre le tout-régime et le non-régime. Certains attendaient ce moment avec impatience, les plus nombreux sont ceux qui redoutent l'ouverture du régime et la réintroduction d'aliments qu'ils craignent de voir perturber leur acquis. Je suis toujours étonné de voir ces femmes et ces hommes qui furent de gros mangeurs ou des mangeurs désordonnés me demander pourquoi ils devraient sortir de ce cadre rassurant des protéines et des légumes où ils détenaient un territoire limité mais parfaitement affiché et hautement sécurisé où ils n'avaient pas à souffrir de la tentation. Parce qu'il faut retrouver sa spontanéité alimentaire et devenir alimentairement adulte.

**En consolidation, je prescris la marche à la dose de 25 minutes par jour non négociables.** C'est une période très importante, au terme de laquelle non seulement l'objectif poids aura été atteint mais sera consolidé. Marcher est de toute première importance, faites-le.

• **En phase de stabilisation**, la mission est de reprendre le cours de la vie quotidienne sans jamais plus regrossir. Ce « jamais plus » impose une prescription minimale mais tout aussi définitive. Certes, le mot « définitif » est un mot inquiétant mais je peux vous assurer que quiconque occulte sa prédisposition à grossir à l'origine du surpoids initial retrouvera ce surpoids. Maigrir ne modifie pas le corps qui a maigri. Pour protéger le poids conquis, il faut le vouloir, accepter de voir dans le régime de consolidation entièrement déployé une base alimentaire de sécurité, un regroupement de repères composant une alimentation saine, frugale mais hautement sécurisée. À partir de cette base, tout le reste est soumis à la spontanéité alimentaire à l'exclusion de trois mesures qui dressent un rempart de sécurité et de non-retour. Vous les connaissez mais il est toujours bon de rappeler les essentiels : le jeudi protéiné, l'abandon des ascenseurs et les trois cuillerées à soupe de son d'avoine.

Et dans cette phase que je considère de TRÈS LOIN comme la plus importante, **je prescris la marche à la dose de 20 minutes par jour**. C'est peu, c'est très peu car c'est le seuil de l'humanité corporelle en deçà duquel on perd de son humanité. Un grand mot mais une réalité qui se traduit par des réactions indirectes et lointaines, mais gravissimes car menaçant de restreindre l'accès à l'épanouissement et au bonheur.

---

### En résumé

1. En phase d'attaque, 20 minutes de marche par jour.
2. En phase de croisière, 30 minutes de marche par jour.
3. Si la stagnation est supérieure à 7 jours, passer à 60 minutes par jour pendant 4 jours.
4. En phase de consolidation, 25 minutes de marche par jour.
5. En phase de stabilisation définitive, maintenir absolument 20 minutes de marche par jour.

## *La meilleure façon de marcher*

La marche en association avec mon régime, et pour en optimiser les résultats, n'est ni une marche spécialisée comme la marche nordique ni celle que l'on pratique en faisant du shopping. C'est une marche alerte, un peu comme celle que vous pratiqueriez si vous deviez passer à la poste avant de vous rendre au travail et que vous n'ayez pas spécialement de temps à perdre. Ni plus ni moins.

D'autre part, la marche peut être optimisée en modulant ses horaires et en lui associant certains appoints spécifiques.

### La marche digestive

Marcher juste après le repas majore de 30 % la dépense calorique. Si, dans la demi-heure qui suit le repas, vous vous levez pour marcher, non seulement vous brûlerez ce qui est nécessaire à la marche elle-même mais, dans le même temps, vous élèverez l'effet thermique de la digestion et la chaleur du corps, ce qui réduit d'autant la valeur calorique du repas. Et plus le repas a été abondant, repas festif ou repas fautif, plus la dépense sera élevée. Vous tenez là un moyen, petit moyen, de réparer vos éventuels écarts de table en cours de régime.

### La marche arrière

Il ne s'agit pas de se déplacer vers l'arrière mais d'utiliser le temps arrière du pas de marche pour augmenter votre dépense calorique et muscler des muscles « oubliés ».

Les marcheurs habituels marchent en regardant devant eux et en cherchant instinctivement l'appui avant, c'est ce que l'on appelle le temps avant de la marche. Le pied est lancé et la cuisse suit pendant que l'autre jambe passe passivement en arrière. Ce temps avant du mouvement sollicite surtout le fameux quadriceps, muscle de la face avant de la cuisse, de loin le plus gros muscle de l'organisme. Il sollicite aussi les abdominaux et le jambier antérieur collé au tibia et qui se relève à chaque pas avant le pied pour éviter qu'il ne « fauche » le sol.

Pour améliorer la marche, pour élever son coût calorique et tonifier des muscles souvent oubliés, il faut faire travailler les muscles qui gèrent le temps arrière de la marche. Lorsque le pied finit son pas avant, qu'il revient à la verticale et qu'il la franchit passivement pour entamer le pas arrière, prenez-le en charge pour en faire un temps actif. Pour cela, au lieu de laisser le pied remonter vers le haut comme un balancier, maintenez le pied au sol par une contraction du fessier et du muscle arrière de la cuisse. De la sorte, vous doublez le coût calorique en doublant les muscles impliqués, la marche sollicite alors tout autant la face arrière que la face avant du corps pour le même temps d'effort alloué.

### Marchez en vous tenant droit

C'est un complément merveilleux qui profite à tous les âges. Se tenir droit, vous l'avez certainement entendu quand vous étiez enfant et vous en avez peut-être gardé un souvenir scolaire. Oubliez-le car il ne s'agit pas d'un exercice mais d'une manière d'être dans la vie. Voyons plutôt. D'abord, c'est quoi au juste se tenir droit ? C'est tout simplement avoir la tête en alignement avec le buste et le cou bien étiré, les épaules dégagées en arrière et vers le bas.

Pour les jeunes femmes et les adolescentes, marcher avec un tel port de buste et de tête est profondément original et confère du raffinement, de l'élégance naturelle et de la classe. Inutile de dire que ces attributs, rares, sont éminemment séduisants et valorisants. Sans compter que se tenir droit si l'on n'en a pas l'habitude, consomme beaucoup d'énergie car cette posture met en branle une somme impressionnante de muscles.

Pour une femme ou un homme de plus de 50 ans, se tenir droit et plus encore marcher droit rajeunit ! Comment ? Faites une expérience très simple, regardez autour de vous. L'un des premiers signes du vieillissement après les rides, la décoloration

des cheveux, l'affaissement du bas du visage est la tenue cour-
bée vers l'avant et le cou tassé. Personnellement, je pense que se
tenir courbé vieillit bien plus la silhouette que le surpoids.

Alors, maigrissez en suivant le régime et en pratiquant la
marche mais ajoutez ce port racé et élégant qui est infiniment
plus rare que la minceur. Il suffit d'ouvrir le buste en tirant les
épaules vers l'extérieur et en les repoussant vers le bas tout en
poussant la tête vers le haut pour allonger le cou.

# LES QUATRE MOUVEMENTS CLEFS DE LA MÉTHODE
## POUR QUATRE RAMOLLISSEMENTS
### D'UN CORPS QUI MAIGRIT

## *Trop de choix tue le choix*

Quand le projet de maigrir a pris corps dans l'esprit d'une personne en surpoids, celle ou celui qui s'investit dans ce projet abandonne un extrême pour un autre. Le gros sait bien que le déclic qui le mobilise n'a qu'un temps et cherche à l'asseoir et le renforcer. C'est ainsi que de nombreux sédentaires cherchent des moyens magiques d'accélérer leurs dépenses physiques. Et ils trouvent une infinité de mouvements, une avalanche de propositions dont le nombre les paralyse.

Tout au long de ma vie de praticien confronté au surpoids, j'ai développé, en accord avec ma nature profonde et mon caractère, une aptitude à prendre en charge et une prédilection pour un encadrement directif de mes patients. Non par goût de l'autorité, je préfère sans conteste la proximité affective et l'assistance mais parce que je suis persuadé que des consignes simples, concrètes, sans ambiguïté, fiables et directives améliorent grandement le suivi et l'observance de ces consignes. C'est pourquoi j'ai sélectionné quatre mouvements qui sont les plus adaptés à deux préoccupations : la perte de poids par la plus large couverture des secteurs musculaires et l'intensité de leur combustion calorique. Et tout autant pour répondre à la demande de patients dont la perte de poids entraîne un ramollissement et un « excès de peau » dans quatre territoires où la peau souffre le plus : le ventre, les bras, les fesses et les cuisses.

| Les quatre zones de ramollissement du corps qui maigrit |
|---|
| Ventre relâché et ballonné |
| Fesses ramollies et tombantes |
| Bras flasques et pendants |
| Cuisses détendues |

## Les quatre zones vulnérables d'un corps qui maigrit

Au-delà d'une perte de huit kilos, une course de vitesse s'engage entre la graisse qui s'élimine et la peau qui se rétracte. En fait, la graisse fond plus vite que la peau ne peut se resserrer, l'enveloppe n'est pas assez rétractile pour son contenu. Et cette difficulté d'ajustement est encore plus notable dans les zones où la peau est la plus fine ou la plus sollicitée.

Ainsi il existe quatre territoires où les femmes se plaignent le plus souvent d'une perte d'élasticité et d'un excès de peau :

• **Le ventre relâché et bedonnant.** Lorsque vous maigrissez, la perte de poids et de tissu adipeux intéresse tout autant l'extérieur que l'intérieur, la couche de gras posée sur les muscles abdominaux et la graisse intérieure qui entoure les viscères. Lorsque la graisse interne fond, les muscles s'en trouvent moins tendus et le ventre paraît relâché et saillant. Et lorsque la graisse externe fond, c'est la peau qui est moins ferme. Après l'amaigrissement, la peau se rétracte, mais si lentement qu'il lui faut six mois pour atteindre sa meilleure tonicité. Au-delà, il ne faut plus espérer d'amélioration, mais il ne faut rien tenter de radical avant ce délai. Quant à l'aspect bedonnant de l'abdomen, il est dû au relâchement de la paroi musculaire. Pour la tonifier et retrouver un ventre plat et musclé, il faut travailler la sangle abdominale avec les classiques exercices d'abdominaux. Il en existe un très grand nombre, trop pour l'utilisateur non averti. J'ai créé le mien, je n'en propose qu'un, il suffit mais il doit impérativement être pratiqué chaque jour.

• **La face arrière des bras.** Ce sont essentiellement les femmes qui avaient de gros bras avant de maigrir qui se plaignent de leur ramollissement. Après l'amaigrissement, les bras sont moins volumineux mais la peau n'a pas suivi et la partie arrière du bras pend. Là encore, j'utilise un seul et unique mouvement afin de simplifier et clarifier la consigne.

• **Les fesses ramollies et tombantes.** Les fesses de femme sont naturellement habitées pour moitié par de gros muscles porteurs et pour moitié par un épais coussin de graisse facilitant à la fois la signalisation sexuelle et le confort de la position assise. La citadine sédentaire affiche une atrophie de ses muscles fessiers et lorsqu'elle maigrit perd très vite son coussin adipeux. Elle se retrouve avec des fesses molles et pendantes qui lui font perdre une grande partie de son sex-appeal. Pour ce cas si fréquent, j'utilise un mouvement complet, unique mais suffisant.

• **Les cuisses détendues.** Ce ramollissement concerne surtout les femmes gynoïdes grossissant du bas du corps, des hanches, des cuisses et des genoux. Lorsque la perte de poids est importante, les cuisses amaigries sont moins fermes et leur revêtement cutané bien moins tendu. Ici aussi, je prescris un mouvement unique capable à lui seul de développer la masse du quadriceps, le plus gros muscle de l'organisme, et de retonifier en profondeur le galbe de la cuisse.

## 1. Le spécial Régime Dukan

Ce mouvement est mon couteau suisse, un mouvement que j'ai créé d'abord pour mon propre usage et que je pratique depuis plus de 20 ans. Je le prescris maintenant à mes patients dont un grand nombre l'ont adopté. En dehors de la marche, si vous n'avez qu'un seul mouvement ou exercice à conserver, je vous demande d'opter pour celui-ci. Pourquoi? Parce qu'il est simple, facile à suivre et qu'il s'intègre bien dans la vie quotidienne. Court et rapide, il peut ou doit être pratiqué dans son lit, une fois le matin au réveil, une fois le soir au coucher. Parce qu'il est d'une efficacité exceptionnelle. Et enfin, parce qu'il permet de solliciter un très large éventail de groupes musculaires: abdominaux, cuisses et bras. Voyez plutôt:

Dans votre lit, au réveil ou après le petit déjeuner, posez un traversin et un coussin afin de composer un plan incliné confortable. Allongez-vous en posant le dos sur ce plan incliné. Repliez vos genoux en flexion et tenez de vos bras tendus vos genoux de la manière qui vous convient le mieux, soit en les saisissant par-dessus ou sur le côté intérieur ou extérieur. De cette position demi-allongée, redressez votre buste jusqu'à la verticale avec la seule force de vos abdominaux sans utiliser vos bras. Puis redescendez jusqu'au contact du plan incliné formé par le coussin sur traversin. Essayez d'effectuer 15 mouvements sans recourir à vos bras.

Dès ces 15 flexions effectuées, repartez de zéro en vous relevant non plus avec vos abdominaux mais avec les bras. Tractez votre buste jusqu'à la verticale en tirant exclusivement avec les biceps dont la force est très inférieure à celle des abdominaux. Essayez toutefois d'en effectuer aussi 15, ce qui fera 30 en tout pour le matin, ce qui serait un très bon début.

Le soir, au coucher, recommencez exactement la même série et cela fera 60 doubles mouvements, et vous aurez dès le premier jour acquis une première base de fermeté de votre paroi abdominale et de vos biceps. Ce double mouvement qui implique aussi les muscles des cuisses ne dure guère plus d'une minute le matin et autant le soir.

Chaque jour, essayez de faire un peu mieux, un mouvement de plus avec les abdominaux et un autre avec les bras, le matin et autant le soir, soit 31 + 31 le deuxième jour, 32 + 32 le troisième jour et 36 + 36 à la fin de la première semaine. L'objectif est de parvenir à 70 + 70 à la fin du premier mois et avec le temps de parvenir à 100 le matin et 100 le soir. Lorsque vous y serez, les 200 exercices n'occuperont que 3 minutes de votre temps, ce qui n'est pas très envahissant.

À ce moment, vous constaterez que grâce à cet exercice peu chronophage mais d'une efficacité invraisemblable, ce ventre que vous considériez comme mou et bedonnant sera redevenu tonique et plat.

## 2. Le spécial fessiers

Ce mouvement est un autre mouvement que je pratique chaque jour immédiatement après le premier, toujours dans mon lit, au réveil et au coucher, il en est le complément logique et la suite logique immédiate. Il est formidablement efficace car le faisant depuis longtemps, chaque matin et chaque soir, j'en perçois les effets immédiats, les fesses, les arrière-bras et le dos des cuisses se réchauffent très vite, très fort et je les sens très vite se tonifier. De plus, il présente à mes yeux le grand avantage d'être ludique car comme vous le verrez, il vous donne la sensation que procure le trampoline. Enfin, comme le premier, il met en action non seulement les fessiers mais les muscles de la face arrière des cuisses, les ischio-jambiers, et les muscles de la face arrière des bras. Lançons-nous :

Commencez par ôter les oreillers, le mouvement se pratique à l'horizontale. Allongez-vous sur le dos et posez les bras tendus le long du corps sur le lit. En gardant les pieds sur le lit, repliez les genoux pour former un angle droit avec le corps.

De cette position, en vous appuyant d'un côté sur les bras tendus et de l'autre sur les pieds et les muscles de l'arrière-cuisse, faites un pont en élevant les fesses vers le plafond jusqu'à ce que buste et jambes soient alignés sur une parfaite droite inclinée. Dès l'alignement atteint, redescendez rapidement jusqu'à rebondir sur le matelas en repartant vers le haut pour retrouver la rectitude du pont. C'est cela l'effet trampoline qui facilite un peu le mouvement et vous permet d'en exécuter d'autant plus jusqu'à ressentir la chaleur et la tonicité envahir la large zone de l'arrière-bras, des fessiers et des arrière-cuisses. Un très grand mouvement !

Là encore, commencez par 30 mouvements et recommencez cette série le soir en vous couchant. Ce qui ferait 60 mouvements par jour, soit pas plus d'une minute et demie car les mouvements s'enchaînent très vite en boucle. Au cas où vous ne parviendriez pas à exécuter ces 30 mouvements, cela signifierait que vous avez un bassin et un fessier très lourds et surtout une base musculaire insuffisante ou atrophiée par la sédentarité. Dans ce cas, ne vous inquiétez pas, réduisez le nombre de mouvements et sachez que ces muscles ont une formidable capacité d'adaptation et vous y parviendrez à la longue. Essayez cependant de ne pas descendre en dessous de 10 élévations le matin et 10 le soir car votre difficulté prouve que vous en avez un réel besoin.

Puis, comme pour l'exercice précédent, essayez d'ajouter un mouvement de plus chaque jour pour atteindre les 100 le matin et 100 le soir. À ce stade vous aurez retrouvé un buste et un bassin à la fois affinés par la perte de poids et tonifiés et musclés par la sommation de ces deux exercices exceptionnels.

### 3. Le spécial cuisses

Ce mouvement présente un double intérêt, c'est celui qui consomme le plus de calories car il mobilise le plus gros muscle de l'organisme, le quadriceps, qui, comme son nom l'indique, est composé de quatre faisceaux musculaires. D'autre part, il intervient dans l'un des territoires le plus souvent infiltré par la cellulite et où la perte de poids et le relâchement qu'elle induit peuvent rendre cette cellulite molle, son pire destin.

L'objectif recherché par ce mouvement est donc à la fois de brûler des calories et dans le même temps de réoccuper par du muscle ferme et dense la place abandonnée par la graisse perdue.

Il existe de très nombreux exercices ciblés sur le travail des muscles des cuisses, celui-ci est à la fois le plus simple et le plus efficace et satisfait de ce fait à ma recherche du mouvement unique.

Pour le pratiquer, mettez-vous debout si possible face à un miroir, pieds légèrement écartés pour un appui ferme et assuré, et prenez appui des deux mains posées sur une table ou un lavabo. Accroupissez-vous lentement en fléchissant les genoux jusqu'à ce que vos fessiers touchent vos talons. Puis remontez pour retrouver la position de départ.

Ce mouvement est difficile mais extrêmement performant. Il est par définition dépendant de votre poids, de sa localisation et de votre entraînement. Si vous êtes très lourd – plus de 100 kilos –, vous aurez du mal à en effectuer un seul. Dans ce cas, ébauchez le mouvement sans l'accomplir, faites ce que vous pouvez et la progression vous servira à tester votre perte de poids et sa répercussion sur vos performances physiques. Au fil des jours et des semaines, en maigrissant et en vous entraînant, le moment viendra où vous pourrez effectuer votre premier mouvement intégral. Le second viendra très vite et la voie sera alors ouverte pour parvenir à l'idéal pour une personne en surpoids, la série de 15 qui indiquera que vous n'êtes plus très loin de votre Juste Poids.

Si vous êtes en simple surpoids et que vous êtes capable dès le premier jour d'effectuer au moins 1 mouvement, vous arriverez aux 15 en 2 jours en ajoutant 1 mouvement de plus à chaque fois que cela vous sera possible et en vous interdisant de revenir en arrière, quitte à laisser les muscles récupérer un peu et retrouver le niveau de performance de la veille. Dès que vous aurez bouclé la première série de 15, visez 30, mais vous avez tout votre temps, 1 mouvement de plus par semaine me convient très bien. Parvenu à 30, vous serez en possession d'un petit trésor, des cuisses fermes et galbées et 8 petits monstres, 4 par quadriceps, qui passeront leur temps à brûler des calories à longueur de jour et de nuit. J'en profite pour vous apporter une bonne nouvelle sur vos muscles. Lorsque vous faites un exercice physique, la contraction musculaire brûle son carburant calorique, cela, vous le savez. Mais ce que vous ignorez probablement, c'est que lorsque l'exercice est fini, le muscle continue de consommer des calories, certes, beaucoup moins qu'au cours de l'effort mais sans interruption, jour et nuit pendant 72 heures, puis tout s'éteint. D'où l'intérêt d'enchaîner les exercices et de les articuler les uns aux autres ; l'idéal est de bouger tous les jours.

## 4. Le spécial bras ramollis

Le bras féminin est un marqueur très fin de l'historique du surpoids, de l'épaisseur et de la qualité de la peau et du type de morphologie d'une femme. Il existe une symétrie de répartition de la cellulite sur les cuisses et sur les bras. Une majorité de femmes ayant de la cellulite sur les cuisses ont aussi des gros bras. Lorsque ces femmes maigrissent, elles perdent plus facilement des bras que des cuisses, ce qui explique que bien souvent, ces gros bras amaigris perdent de leur tonus et se ramollissent, ce qui est très mal vécu. Il y a peu de solutions à ce problème fréquent, les crèmes sont inefficaces et la chirurgie n'est pas indiquée car trop cicatricielle. Ici aussi, il existe un choix inflationniste d'exercices de musculation du bras. J'ai choisi cet exercice et ne vous en proposerai qu'un seul car tout ce qui est trop compliqué perturbe et dilue la consigne. Cet exercice est mon préféré car il est simple, global et efficace lorsque le ramollissement n'est pas trop marqué, et même dans ces cas, il n'est jamais vain.

Cet exercice a ainsi l'avantage de faire travailler dans le même mouvement deux muscles antagonistes, le biceps sur le devant du bras et le triceps sur la face arrière du bras, afin de muscler en force toute la partie charnue de celui-ci pour en retendre le revêtement cutané ramolli.

Tenez-vous debout, une bouteille de 1,5 litre d'eau ou un haltère du même poids en main. Commencez le mouvement, les bras le long du corps, tendus vers le sol. Fléchissez alors l'avant-bras sur le bras pour amener la bouteille au contact de l'épaule. Étendez alors le bras pour revenir à la position verticale de départ et la dépasser pour, bras tendus, remonter le plus haut possible en arrière jusqu'à atteindre l'horizontale ou même la dépasser. La première partie du mouvement contracte le biceps, la seconde, le triceps, l'ensemble tonifie et accroît la masse musculaire du bras et retend la peau qui le recouvre.

Ce mouvement complet doit être effectué 15 fois pour obtenir un accroissement de la masse musculaire suffisant pour mettre la peau en tension. Essayez d'aller au bout de vos possibilités et si vous vous sentez apte à aller au-delà, faites-le, un muscle ne s'hypertrophie qu'en sollicitation maximale. Lorsque vous aurez pratiqué ces 15 mouvements chaque jour pendant une semaine, essayez de passer à 20, puis de semaine en semaine à 25 pour atteindre 30 mouvements successifs à la fin du premier mois. Au-delà, c'est un ressenti personnel qui vous guidera mais déjà, vous serez assuré d'avoir retrouvé un bras plus ferme et réhabité.

D'autre part, conservez en mémoire qu'une peau détendue par un amaigrissement a besoin de six mois avant d'avoir effectué son travail entier de rétraction. Passé ce délai, n'en attendez plus aucune amélioration spontanée.

Donc, pour ces quatre exercices, le mot d'ordre est : muscler, tendre la peau de l'intérieur et attendre sa pleine rétraction.

# PRÉCAUTIONS ET CONTRE-INDICATIONS : QUI PEUT SUIVRE MA MÉTHODE ?

Cher lecteur, lorsque vous ouvrez une boîte de médicaments, vous y trouvez une notice réglementaire vous expliquant, outre le mode d'action et la posologie du produit, ses effets indésirables et les précautions d'emploi. Dans ce court chapitre, c'est très exactement ce que je vais vous proposer aujourd'hui pour la méthode Dukan.

D'entrée de jeu, ce que je peux vous dire, c'est que ma méthode n'a pas surgi de mon esprit un beau matin achevée et définitive. Je l'ai construite patiemment, sans idée préconçue, sans autre fil conducteur que la volonté de faire mieux que ce qui existait déjà.

Pour bien comprendre ma démarche, vous devez savoir que j'ai terminé mes études secondaires par une formation en philosophie dont j'ai conservé la curiosité et l'esprit critique. C'est ainsi que j'ai observé le problème du surpoids autrement qu'à partir de son seul angle énergétique et matériel de simple graisse de réserve. J'ai perçu très tôt que le surpoids était moins un problème de «nutriments que de comportements et de catégories d'aliments». Ce qui m'importait était moins ce que l'on mettait en bouche que ce pourquoi on le mettait.

Au fil des années, j'ai ainsi compris que, si le surpoids résistait à la médecine la plus efficace de tous les temps, à tous les médicaments parmi les plus agressifs, à tous les régimes proposés, à toutes les campagnes gouvernementales et sanitaires comme à toutes les opérations commerciales soutenues par la machine publicitaire et le marketing international, c'était parce que derrière cette résistante et désespérante « graisse jaune et triviale » se cachait quelque chose de plus profond, de plus fondamental et solennel, quelque chose qui devait s'inscrire dans le moteur même de la nature humaine.

Vous devez vous demander où je veux vous entraîner, vous qui ne cherchez peut-être rien d'autre précisément qu'à perdre cette seule et simplissime « graisse jaune et triviale ». Oui, je vous entraîne vers un autre niveau d'observation et de compréhension du problème du surpoids, celui où s'élaborent **le plaisir de vivre et plus encore l'envie de vivre**. Et je vous dis que, si vous avez grossi, si vous avez accumulé ces kilos, c'est que, même si cette prise de poids vous faisait souffrir, vous n'avez pas cessé pour autant de manger trop et mal. Et je ne peux m'empêcher de déduire que vous l'avez fait inconsciemment pour neutraliser une autre souffrance plus forte encore que celle de la prise de poids. Je pense sincèrement que là est la vraie cause du surpoids aujourd'hui dans le monde et seulement de là aussi que pourront surgir la réponse et la solution. Si vous m'avez suivi, vous me demanderez certainement ceci : « Quelle est cette souffrance supérieure à celle de la prise de poids ? »

Je n'ai pas la place pour traiter d'un sujet aussi important et profond, mais, pour le faire simplement et sans tomber dans le simplisme, je pense qu'entre ce que nous sommes, entre notre nature humaine originelle inscrite dans nos gènes et la culture actuelle, entre le mode de vie de l'homme premier et celui de maintenant, il existe un tel écart, un tel étirement et une telle difficulté d'adaptation que nous en souffrons. Et que, pour neutraliser cette souffrance d'un genre nouveau, un adulte sur deux mange trop ou mal et grossit.

Certains d'entre vous seront surpris de l'énoncé de cette souffrance dont ils n'ont pas conscience. Ils y sont probablement accoutumés, tant elle est partagée et inscrite dans nos habitudes, au point même que nous pouvons la méconnaître ou ne pas la percevoir. Regardons tout cela de plus près.

Quand un humain a de plus en plus de mal à créer un couple stable et à s'épanouir dans une relation complémentaire avec son conjoint. Quand tant de couples élèvent des enfants au sein de familles éclatées. Quand tant d'adultes sont eux-mêmes d'anciens enfants bousculés. Quand le plaisir et le sens du travail deviennent de plus en plus rares pour le plus grand nombre. Quand l'habitat humain citadin se mesure et se paie aux mètres carrés. Quand le corps avec sa fonction d'équilibre est déserté et l'activité physique concurrencée par des robots éradiquant les tâches, les mouvements puis les gestes. Quand le spectacle et la fréquentation de la Nature et des animaux auxquels nous sommes viscéralement attachés sont abandonnés au profit des écrans et d'un monde virtuel auxquels on nous a assujettis. Quand le besoin universel de jeu se restreint, pour la majorité, au seul usage intrusif de la télévision. Quand enfin, le Beau, le Sacré et la Spiritualité cèdent le pas à l'utilitaire, au matériel et à la consommation. Quand toutes ces sources simples et naturelles d'épanouissement, de contentement et de plaisir de vivre s'estompent, un grand nombre d'humains, sans toujours en avoir conscience, souffrent dans la profondeur de leur vie instinctive et émotionnelle. Et, toujours dans l'inconscience de ces mécanismes de survie, ils s'agrippent alors à tout ce qui flotte autour d'eux pour ne pas se noyer. Vous aurez compris que l'aliment de gratification, la mise en bouche de compensation représentent aujourd'hui la bouée de sauvetage la plus facile à saisir.

C'est en interrogeant calmement mes patients et en échangeant avec eux sur l'origine et les raisons de leur prise de poids que j'ai compris que ce qui était essentiel dans la compréhension du surpoids n'était pas les calories ingérées, mais les comportements qui y conduisaient. Ainsi, le choix des protéines comme moteur de mon régime est moins dicté par des raisons biologiques ou métaboliques (et encore moins caloriques), mais par des raisons comportementales. Je m'explique.

Ce qui m'intéresse dans les protéines, c'est qu'elles entraînent une perte de poids rapide et stimulante et que cette efficacité et cet encouragement génèrent du plaisir et de la motivation. Cet état de contentement et de mobilisation induit aussitôt des pratiques facilitant la perte de poids.

De même, les protéines sont longues à digérer et à assimiler et par là même très rassasiantes, ce qui évite la faim et la frustration et renforce la motivation nécessaire à la poursuite du régime.

Le fait que les protéines sont hydrofuges, qu'elles s'opposent à la rétention d'eau, qu'elles facilitent le drainage du corps et son dégonflement rapide génère du plaisir et renforce la motivation.

Toute ma méthode, dans chacun de ses développements, traque et stimule le plaisir de maigrir et s'applique à contourner ou à éviter le déplaisir et la frustration du régime, l'objectif étant de renforcer au maximum les comportements du maigrir.

Dans ma méthode, la vitesse de démarrage du régime et son efficacité, l'absence de faim liée à la liberté de quantités, sa structure en quatre phases, son encadrement, sa dimension de plaisir par la multitude des recettes disponibles, les vertus du son d'avoine, sa saveur et sa consistance, l'activité physique ciblée sur la marche, le suivi encadré, quotidien et interactif sur Internet, la présence d'un médecin engagé aux commandes, la priorité accordée à la stabilisation du poids obtenu, le calcul d'un Juste Poids scientifique qui fixe clairement un objectif avéré, la facilité d'établir seul et simplement la durée de la consolidation sur la base des 10 jours par kilo perdu, les deux repas de gala par semaine, les trois mesures simples, concrètes et indolores assurant la stabilisation à vie du poids obtenu avec le jeudi protéiné, le refus des ascenseurs et les trois cuillères à soupe de son d'avoine, tous ces éléments s'enracinent dans des comportements vécus comme bénéfiques et peuvent ainsi plus facilement devenir des habitudes.

C'est cela qui explique le succès de ma méthode auprès de personnes ayant accumulé les échecs avec de simples objectifs de calories et de nutriments.

Je vous l'ai déjà dit souvent, j'attends beaucoup de cette méthode. En la créant, je n'aurais jamais imaginé qu'elle provoquerait une telle adhésion. Avec le recul, je pense que c'est justement en raison de ces comportements facilitants que les utilisateurs de mon système s'y attachent, s'y engagent et réussissent mieux qu'auparavant.

### *Les bénéfices de ma méthode sans les risques du régime*

Il faut toujours conserver en mémoire que le surpoids, l'obésité et le diabète de surpoids sont des causes de mortalité toujours en progression. Quand on parle d'effets secondaires d'une méthode d'amaigrissement, il faut toujours les mettre en relation avec les avantages primaires, ceux de la survie.

J'ai créé cette méthode voici plus de trois décennies. Depuis 10 ans, elle est diffusée et utilisée dans une trentaine de pays et a rallié à ce jour une communauté spontanée de plus de 10 millions de personnes de par le monde. Durant toute cette période et grâce à la fréquentation de la méthode par autant d'utilisateurs, j'ai recueilli un nombre considérable de messages de remerciements et de témoignages de succès, tant sur le court que sur le moyen et long terme. **En revanche, après plus d'un tiers de siècle, je n'ai jamais été confronté à un quelconque incident de parcours, à une seule plainte émanant d'un utilisateur.** Oui, des effets secondaires mineurs, mais jamais d'effets primaires.

Toutefois, comme ma méthode étend son territoire d'action, qu'un nombre croissant d'individus en surpoids continuent et continueront de se l'approprier, je voudrais m'assurer qu'aucun d'entre eux ne se trompe dans l'interprétation de mes consignes.

**La première recommandation que j'adresse au lecteur qui se lance dans mon régime avec l'intention de perdre plus de sept kilos est de tenir son médecin informé de son intention.**

**Mieux, je lui suggère de lui demander son aval.**

**Mieux encore, je lui suggère de lui demander son aide.**

**Comment?** Si c'est un bon généraliste, il doit être surchargé de travail et n'avoir pas une seconde à perdre. Il n'a peut-être pas le temps de se charger lui-même de votre amaigrissement et de son suivi, mais il peut vous surveiller médicalement. Il vous connaît, il est le mieux placé pour déterminer votre état de santé et s'il y a une contre-indication à une perte de poids. Il peut aussi vous déconseiller de chercher à maigrir si cela n'est pas nécessaire, c'est-à-dire si votre poids est médicalement «normal».

L'idéal serait que, s'il est d'accord pour vous encadrer médicalement en suivant ma méthode, il commence par vous prescrire un bilan biologique de routine. Que chercher? Une dyslipidémie (excès de cholestérol, le bon HDL et le mauvais LDL ou un excès de triglycérides), tout comme un diabète ou un prédiabète pour le plaisir de les voir baisser, ce qui est pratiquement toujours le cas quand on réduit les graisses et les sucres. Lorsque l'on commence un régime riche en protéines, il est utile de vérifier l'absence d'insuffisance rénale débutante ou installée. Qu'est-ce qu'une insuffisance rénale? C'est un rein paresseux, fatigué ou malade. Il suffit d'inclure dans la prescription de la prise de sang la créatinine et sa vitesse d'élimination avec le taux d'urée pour avoir une idée très précise du fonctionnement de votre rein. En cas d'insuffisance rénale sévère, il faut éviter les régimes où le rein a besoin d'éliminer des déchets de protéines. Quand il est seulement fatigué, il suffit de boire 1,5 litre d'eau, de manger peu salé et d'éviter l'alcool et les médicaments très agressifs pour ne pas le fatiguer davantage. Et, si le rein n'est que paresseux, il suffit de boire, rien d'autre. Enfin, un bilan aussi simple permet de tester le fonctionnement de votre thyroïde à la recherche d'une paresse ou d'une insuffisance thyroïdienne. Le test s'inscrit dans le dosage de trois hormones : la TSH, la T4 et la T3. Le faire ainsi en début de régime vous évitera de buter sur un corps qui refusera de maigrir et résistera à tout régime même les plus efficaces. Ce bilan est le préalable que je prescris à mes patients personnels et que je recommande fortement à mes lecteurs. La découverte d'un déséquilibre biologique important impose un suivi médical, renforce la détermination de celle ou celui qui en prend conscience et qui comprend que la perte de poids rééquilibrera ces désordres.

### *La gestion de vos vulnérabilités dans ma méthode*

Si vous êtes en surpoids, surtout si ce surpoids est important et ancien et que vous avez plus de 45 ans, vous avez de bonnes chances de présenter de petits signaux de fragilité, des manifestations cliniques ou biologiques liés à l'alimentation pléthorique et au surpoids. Ce type de perte de poids ancré et souvent résistant sera donc appelé à s'étaler dans le temps. Dès lors, comment maigrir avec les meilleures chances d'améliorer ces signes cliniques ou simplement biologiques de pléthore, voire de les faire disparaître ? Comment éviter tout risque de carence ? Et, enfin, comment éviter ou atténuer les effets secondaires ou indésirables du régime ?

**1. Si vous avez une vulnérabilité aux lipides, une prédisposition au cholestérol** ou, simplement, si vous en redoutez la survenue, prenez garde à ne pas confondre viande maigre et viande grasse. N'oubliez pas que, dans ma méthode, le porc (à l'exception du filet) et l'agneau ne sont pas autorisés et que le veau et le bœuf sont autorisés à condition d'éviter l'entrecôte et la côte de bœuf, trop persillées.

De plus, d'une part, bien que vous ayez droit sans restriction à ces viandes, je vous demande dans votre cas de privilégier le poisson et, plus encore, le poisson gras (saumon, sardine, maquereau et thon) dont les graisses ont une action « décrassante » sur les artères. Le gras des animaux de terre encrasse un peu et celui de mer décrasse les vaisseaux. En outre, consommez librement du blanc de crustacés, mais évitez le corail où qu'il soit (lobe de coquille Saint-Jacques, tête de crevettes, etc.).

D'autre part, si vous avez un excès de cholestérol, n'oubliez pas de retirer la peau de la volaille, d'éviter les abats et de limiter votre consommation d'œufs à trois ou quatre jaunes par semaine, mais à autant de blancs que vous le souhaitez (omelettes de blancs ou un seul jaune avec deux, trois ou quatre blancs, si vous avez faim). Munis de ces précautions, vous avez de grandes chances d'améliorer vos dosages.

**2. Si vous présentez une vulnérabilité au sucre,** c'est-à-dire si vous avez une simple prédisposition familiale au diabète, un diabète débutant ou même un diabète installé, vous avez tout à gagner à maigrir, mais en respectant quelques règles :

• Si vous êtes diabétique de type 1, c'est-à-dire sous insuline, vous relevez non seulement de votre médecin traitant, mais d'un diabétologue spécialisé. Dans votre cas, le risque n'est plus l'hyperglycémie mais l'hypoglycémie momentanée, source de malaise sévère. Mon régime peut vous être très utile mais à la condition expresse d'être intégralement pris en charge par votre diabétologue pour adapter votre besoin d'insuline à votre amaigrissement. Le meilleur moyen de sécuriser le régime amaigrissant d'un diabétique insulinodépendant est d'intégrer à son alimentation trois galettes de son d'avoine, une le matin au petit déjeuner, une au dîner et une le soir. Le son d'avoine ralentit l'absorption des sucres et des hydrates de carbone trop rapides et évite ainsi les pics d'insuline responsables des hypoglycémies. Cela ne vous guérira pas, mais vous aurez moins besoin d'insuline, c'est-à-dire que vous irez mieux.

• Si vous êtes diabétique de type 2, non traité par insuline mais sous antidiabétiques oraux, vous serez parfaitement à l'aise avec ma méthode qui associe la perte de poids et l'exercice physique. Néanmoins, il est indispensable d'en parler à votre médecin, car le diabète est une affection qui doit impérativement rester sous contrôle. Forcez sur le poisson, faites alterner journées de protéines pures et de protéines + légumes et consommez deux galettes de son d'avoine par jour, une le matin et une le soir, pour le plaisir, son effet rassasiant et pour faciliter le contrôle de votre diabète. Dans votre cas, votre glycémie du matin va se réduire en très peu de temps. Si vous avez un lecteur de glycémie, vous le constaterez dès la première semaine.

• Si vous êtes seulement prédiabétique, si vous avez eu une poussée de diabète gestationnel lors d'une ou plusieurs grossesses ou si vous avez seulement une hérédité diabétique, un parent direct qui l'est ou le fut, ma méthode est faite pour vous. Parlez-en à votre médecin et suivez-la aussi bien que possible, car vous pouvez tout simplement éviter le chemin qui pourrait vous y conduire.

**3. Si vous présentez une vulnérabilité rénale,** il importe que vous le sachiez. Qu'est, au juste, une fragilité rénale? Le rein est l'organe de purification de l'organisme. Il filtre en permanence le sang pour le débarrasser de ses déchets. Comme pour n'importe quel organe, il existe des reins génétiquement plus performants que d'autres, des reins qui ont été fragilisés par des affections, calculs, infections et, enfin, des reins de femmes freinés par une trop grande sensibilité aux hormones ovariennes, grossesses, préménopause et rétention d'eau. Il existe aussi des maladies sévères du rein qui mettent en péril son fonctionnement : les insuffisances rénales.

• S'il s'agit d'une insuffisance rénale sévère, pouvant aller jusqu'à l'obligation de dialyses régulières, il est clair que, dans ces cas, les régimes quels qu'ils soient ne sont pas indiqués et encore moins ceux qui sont riches en protéines, car leur métabolisme libère des déchets que le rein peinerait à éliminer. En général, ces cas sont anciens, clairement définis et suivis dans des services hospitaliers. S'il existe un surpoids important ou une obésité menaçante, elle doit être prise en charge médicalement et c'est au néphrologue de prendre les décisions et les responsabilités. Je déconseille fortement à un insuffisant rénal de suivre mon régime de manière autonome.

• Il peut s'agir d'une insuffisance rénale plus légère sans manifestation clinique mais visible sur les bilans biologiques et les marqueurs rénaux comme l'urée, la créatinine et les indices de filtration du rein. Lorsque ces marqueurs sont défaillants, c'est là que le médecin vous sera particulièrement utile. C'est lui qui saura si l'élévation de ces marqueurs a oui ou non des conséquences et saura en suivre l'évolution sur des bilans répétés. Lui seul est à même de mettre en balance le danger du surpoids et celui de l'accumulation de déchets.

• Enfin il existe des reins paresseux ou insuffisamment drainés qui ne manifestent leur paresse que par une tendance marquée à la rétention d'eau. Dans ces cas, il est important de boire suffisamment pour faciliter la filtration rénale mais sans dépasser un 1,5 litre d'eau pour ne pas prendre le risque de la retenir. Il importe aussi de réduire sa consommation de sel et de tous les aliments riches en déchets comme les charcuteries, les conserves, les plats industriels et l'alcool. Dans tous ces cas de paresse rénale, il est, là encore, indispensable de demander l'avis de son médecin traitant qui doit vérifier la fonction rénale et en surveiller les fluctuations tout au long du régime.

### *Régime et carences alimentaires*

Tout régime amaigrissant, quel qu'il soit, peut, s'il est mal suivi ou trop restrictif, générer des insuffisances d'apports en micronutriments, puis des déficits pouvant aller dans certains cas, isolés et extrêmes, jusqu'à la carence. Il faut néanmoins rappeler que les carences sont extrêmement rares de nos jours. On a découvert la première vitamine, la vitamine C, chez des marins au long cours privés de légumes frais pendant plus de six mois et développant une carence nommée scorbut réversible avec la réintroduction de légumes verts. Depuis que j'exerce le métier de nutritionniste, j'ai rencontré des déficits vitaminiques mais jamais une véritable carence.

Mon plan alimentaire, vous le connaissez, il commence par une phase d'attaque ciblée sur la consommation exclusive de 72 aliments protéinés maigres. Cette phase dure habituellement entre deux et sept jours selon le nombre de kilos à perdre, soit en moyenne quatre jours pour une personne ayant 10 kilos à perdre. En quatre jours, il n'existe aucun risque de déficit, même le plus léger, et encore moins de carence.

L'entrée en phase de croisière ajoute 28 légumes utilisés en alternance jusqu'à l'atteinte de votre Juste Poids.

Voyons quels sont les risques de déficit au cours de ces deux premières phases sur lesquelles se concentre la perte de poids. Dès l'entrée dans la troisième phase de consolidation, toutes les familles d'aliments sont représentées et la question du déficit ne se pose pas.

La première des carences à redouter au cours d'un régime amaigrissant est l'insuffisance d'apport de protéines. Donnant libre accès aux protéines, mon plan alimentaire est probablement celui qui risque le moins ce type de carence puisqu'il en autorise la consommation « à volonté ». De tous les régimes, c'est celui qui aura les meilleures chances de ne pas réduire la masse musculaire.

En ce qui concerne les vitamines, il en existe deux familles. Celles qui se fondent dans les lipides et qui voyagent dans la graisse des aliments et qu'on appelle les vitamines liposolubles : la vitamine A, D et E. Quant à celles qui sont solubles dans l'eau et viennent principalement des légumes et des fruits, ce sont les vitamines hydrosolubles. En choisissant bien parmi les

100 aliments autorisés, il est relativement facile d'éviter les déficits vitaminiques.

## Les vitamines liposolubles

**La vitamine A** est surtout fournie par le foie de poulet ou de veau, l'œuf, les poissons gras comme la sardine, le saumon, le thon ou le maquereau. Son apport principal vient cependant plus facilement de son précurseur, le bêta-carotène, richement représenté dans certains légumes autorisés à volonté dans mon régime : l'épinard, le persil, la carotte, le haricot vert ou l'endive. Dans mon régime, il est donc difficile d'en manquer.

**La vitamine D** est principalement synthétisée dans la peau sous l'action de l'exposition solaire. Sa meilleure source alimentaire, outre la classique huile de foie de morue aujourd'hui abandonnée, est tout simplement le saumon, l'aliment le plus consommé par la majorité de mes patients et lecteurs, suivi par la sardine, l'œuf, le hareng puis, loin derrière, les champignons frais. En hiver, une très grande partie de la population manque de cette vitamine, cela se voit dans le dosage biologique que votre médecin vous aura conseillé. Dans ce cas, il est préférable de prendre un supplément.

**La vitamine E** est véhiculée par les corps gras et plus spécialement par les huiles, mais on en trouve aussi dans les fibres de céréales. Au cours des deux premières phases d'attaque et de croisière, vous en consommez avec le son d'avoine, le cacao (y compris dans le cacao dégraissé), l'œuf, le foie, dans la viande, la volaille et surtout les poissons gras.

## Les vitamines solubles

### Le groupe des vitamines B

Mis à part la vitamine B12, les vitamines de ce groupe se trouvent un peu partout dans les 100 aliments de mon régime, notamment dans le son d'avoine, mais en très grandes quantités dans la levure de bière que je vous conseille de consommer durant toute votre vie.

Quant à la vitamine B12, c'est une vitamine unique et déterminante, car elle peut entraîner facilement des anémies sévères, particulièrement dans les cas extrêmement fréquents de femmes assimilant mal le fer. Dans mon régime, ce risque n'existe pas puisqu'il regorge de vitamine B12 et de fer, tous deux essentiellement présents dans les aliments d'origine animale : viande, volaille, poisson. Les végétariens peuvent en trouver en quantités nettement moindres dans les œufs et les laitages mais les purs végétaliens doivent impérativement accepter une substitution médicamenteuse pour éviter le déficit puis la carence qui peut s'avérer redoutable.

### La vitamine C

La vitamine C est réputée être l'apanage des fruits absents dans les deux premières phases. C'est inexact, on la trouve dans pratiquement tous les légumes, certes en moindre quantité pour la plupart, mais dans certains légumes avec une teneur bien supérieure à la moyenne des fruits. C'est le cas du poivron ou des choux (deux fois plus que dans l'orange) et de façon moins concentrée dans la tomate et le haricot vert. Le champion de l'apport en vitamine C reste toutefois le persil qui est sur le podium tout près du kiwi.

## Les risques de déficits en micronutriments

**Le fer** est un micronutriment dont les femmes sont très fréquemment carencées, surtout en cas de règles abondantes ou trop rapprochées. Ce risque n'existe pas dans mon régime riche en aliments d'origine animale comme la viande, la volaille ou le poisson puisqu'ils en sont les meilleurs fournisseurs.

**Le sélénium,** lui aussi, est très présent dans les produits d'origine animale (viande, poisson, volaille, fruits de mer) et tout spécialement dans l'huître qui détient la palme de la meilleure teneur.

**Le zinc** est assez bien représenté dans les produits d'origine animale, viande, lait, œuf, mais le champion toutes catégories demeure sans conteste l'huître et les coquillages communs.

### Le problème du sel

La consommation de sel, indépendamment des régimes, est généralement deux à trois fois supérieure à la normale. Dans mon régime, j'en déconseille l'excès. Parmi les 100 aliments de mes deux phases d'attaque et de croisière, seuls le saumon fumé, les jambons maigres et la viande des Grisons sont industriellement salés. Lorsque l'on est sujet à l'hypertension artérielle, il est conseillé de privilégier le saumon mariné et de réduire la consommation de viande des Grisons et, si possible, de l'acheter à la découpe plutôt que prétranchée sous emballage plastique.

### Les fibres dans mon régime

Depuis un siècle, la consommation de fibres a considérablement diminué du fait du raffinage des farines et d'une moindre consommation d'aliments qui en sont riches.

Au cours de la période d'amaigrissement proprement dite de mon plan – Attaque et Croisière – l'apport en fibres provient des seuls légumes et devient insuffisant, mais il se normalise avec la consommation de son d'avoine extrêmement riche en fibres.

**En conclusion** de ce survol des éventuels risques de carence au cours de mon régime, il est clair que, pour éviter tout déficit en micronutriments, il faut commencer par manger à sa faim, car, en deçà d'un nombre de calories minimum, il est difficile d'éviter l'insuffisance d'apport. Il faut donc encore une fois rappeler que dans mon régime l'apport calorique n'est pas limité et que vouloir le réduire pour obtenir de meilleurs résultats n'a qu'un intérêt limité. La limitation des calories est à réserver aux seules périodes de stagnation. Chez l'obèse, l'importance du poids à perdre augmente la durée des phases d'amaigrissement et peut accroître le risque de déficit. Dans ces deux cas, il est conseillé d'associer au régime, et ce, jusqu'à l'atteinte du Juste Poids, un complexe multivitaminé qui exclut *de facto* et immédiatement tout risque de déficit.

# RECETTES ET MENUS

Le régime des protéines pures qui constitue le fer de lance de la partie strictement amaigrissante de mon plan et du jeudi de stabilisation, doit vous être désormais familier. Si vous l'avez déjà commencé, vous avez probablement constaté son surprenant mélange de simplicité et d'efficacité. Cette simplicité qui exclut toute ambiguïté et cible très précisément les aliments à utiliser constitue l'un de ses meilleurs atouts. Mais ce régime a aussi son talon d'Achille qui tient au fait qu'un certain nombre de patients risquent, par manque de temps ou d'imagination, de se cantonner dans une sélection trop restreinte d'aliments et de finir par se nourrir de manière répétitive et lassante des sempiternels biftecks, surimi (préparation de poisson à saveur de crabe), jambons dégraissés, œufs durs et yaourts maigres.

Bien sûr, cette solution est conforme au credo de ce régime qui permet de se nourrir librement à l'intérieur de la liste des aliments autorisés mais, à la longue, une telle limitation peut paraître monotone et pesante et donner à tort l'impression que ce régime manque de variété.

Or, il n'en est rien et il est impératif, notamment pour ceux ou celles qui ont beaucoup de poids à perdre, de faire l'effort nécessaire pour rendre ce régime, non pas seulement acceptable, mais appétissant et attractif.

Au fil de mes consultations, j'ai pu constater que, face à la même liste d'aliments autorisés, certaines femmes se montraient plus inventives que d'autres et parvenaient à créer des combinaisons audacieuses d'aliments, des préparations et des recettes innovantes qui rendaient leur régime agréable.

J'ai donc pris l'habitude de noter ces recettes et de les proposer à d'autres femmes disposant de moins de temps ou d'idées, créant ainsi une bourse d'échange au service de tous ceux qui s'apprêtaient à démarrer mon plan.

Ces recettes ne font appel qu'à la liste des seuls aliments composant le régime d'attaque strictement protéiné, puis de celle du régime de croisière avec ses aliments protéinés et ses légumes.

Ces recettes ne sont que des suggestions et n'épuisent pas la veine inventive de certaines femmes qui parviennent toujours à innover et à rendre ce régime chaque jour plus diversifié. Si certaines d'entre vous appartiennent à ce cercle sans cesse plus restreint des cordons bleus, je leur suis d'avance reconnaissant de me faire parvenir de nouvelles recettes que je ne manquerai pas d'inclure dans les prochaines éditions de cet ouvrage.

L'objectif ultime de ce recueil de recettes étant de permettre à celui qui l'utilise de tenir le temps imparti et pour cela d'améliorer la qualité et la présentation des mets et des repas.

# RECETTES POUR LE RÉGIME D'ATTAQUE :
## PROTÉINES PURES

## *Les vinaigrettes et les sauces*

La grande majorité des sauces font appel aux corps gras, huile, beurre ou crème, qui sont les principaux ennemis du candidat à l'amaigrissement et, de ce fait, totalement exclus des deux premières phases strictement amaigrissantes. Le problème posé par la poursuite de mon plan, et tout particulièrement par ses deux premières phases, est donc de trouver des liants et des sauces qui permettent d'accommoder des aliments aussi nobles et précieux que les viandes, les poissons, les œufs ou la volaille.

Pour remplacer ces corps gras, nous avons à disposition de l'huile minérale et de la fécule de maïs.

• **L'huile minérale.** Comme je vous l'ai déjà dit, il s'agit d'une huile minérale qui traverse le tube digestif sans le pénétrer et donc sans passer dans le sang. Cette caractéristique fait qu'elle n'apporte aucune calorie à l'organisme et qu'elle graisse les intestins par son pouvoir lubrifiant, fort utile dans ces régimes plutôt constipants.

Son premier inconvénient tient à sa consistance plus lourde que celle de l'huile végétale ; on peut y remédier sensiblement par l'adjonction d'eau minérale (Perrier, Nestlé Pure Life pétillante) qui facilite son émulsion. Son deuxième inconvénient est qu'elle provoque quelques fuites désagréables si l'on en abuse, que l'on évite par la réduction des doses et la manière de le lier aux autres ingrédients d'une sauce. Attention ! cette huile ne se cuit pas.

• **La fécule de maïs.** Cet ingrédient voisin du tapioca est utile en cuisson pour son important pouvoir liant et épaississant. C'est un glucide, mais les quantités utiles sont si minimes (une cuillère à thé pour 125 ml de sauce) qu'elles en sont négligeables. La fécule de maïs permet, elle aussi, d'obtenir une sauce onctueuse, notamment la béchamel, sans adjonction de corps gras.

Avant usage, elle doit être délayée dans un peu de liquide froid, eau, lait ou bouillon, avant d'être incorporée au mélange chaud. Elle épaissit à la cuisson.

• **Les cubes de bouillon dégraissés et à faible teneur en sel (bœuf, poulet, poisson et légumes).** Ils sont très utiles dans la préparation de certaines sauces, non seulement pour leur pouvoir liant et épaississant en remplacement de l'huile dans la vinaigrette, mais aussi et surtout, mêlés à un nid d'oignons hachés et dorés, pour agrémenter la cuisson des viandes et des poissons sans apport de matières grasses.

À partir de ces ingrédients, je vous propose quelques recettes de sauces de base.

### Vinaigrette Dukan
Donne 60 ml (¼ tasse)
Préparation : 5 min

1 c. à thé d'huile minérale
1 c. à soupe d'eau pétillante (Perrier)
2 c. à soupe de vinaigre de xérès, de framboise ou balsamique
1 c. à soupe de moutarde de Dijon
Sel et poivre

Dans un bol, mélanger tous les ingrédients jusqu'à l'obtention d'une consistance homogène et onctueuse.

### Vinaigrette plus légère

Pour détendre l'aspect condensé de l'huile minérale, allonger le mélange d'un peu d'eau pétillante en fouettant vigoureusement.

### Version gourmande

Incorporer des fines herbes hachées, un soupçon de sauce soya, de Tabasco ou de sauce Worcestershire.

### Mayonnaise Dukan

Donne 125 ml (½ tasse)
Préparation : 5 min

1 jaune d'œuf
1 c. à thé de vinaigre
4 c. à soupe ou moins d'huile minérale
½ c. à thé de moutarde de Dijon
Sel et poivre

Dans un petit bol, mélanger le jaune d'œuf avec le vinaigre, le sel et le poivre. À l'aide d'un fouet, monter la mayonnaise en ajoutant l'huile minérale quelques gouttes à la fois jusqu'à ce qu'elle commence à prendre. Saler et poivrer. Pour la rendre plus onctueuse, ajouter une pointe de moutarde de Dijon. Conserver au réfrigérateur jusqu'à 3 jours.

### Mayonnaise verte

Incorporer à la mayonnaise de base une cuillerée de persil haché et une de ciboulette hachée.

### Mayonnaise sans huile

Donne 125 ml (½ tasse)
Préparation : 5 min
Cuisson : 10 min

1 œuf
60 ml (¼ tasse) de fromage frais 0 % ou de fromage quark 0,25 %
½ c. à thé de moutarde de Dijon
Assaisonnement (épices, fines herbes) facultatif
Sel et poivre

Dans une petite casserole, faire cuire l'œuf dans l'eau bouillante 10 min. Refroidir l'œuf dans l'eau froide et l'écaler. Couper l'œuf en 2, retirer le jaune et réserver le blanc pour une autre utilisation. Dans un petit bol, écraser le jaune à l'aide d'une fourchette et ajouter le fromage frais. Mélanger parfaitement et incorporer la moutarde, le sel, le poivre et l'assaisonnement de votre choix. Conserver au frais.

**Sauce au raifort**
Donne 250 ml (1 tasse)
Préparation : 5 min

250 ml (1 tasse) de fromage frais 0 % ou de yaourt nature 0 %
1 c. à soupe de raifort préparé du commerce
Sel et poivre

Dans un bol, mélanger le fromage frais avec le raifort. Saler et poivrer. Servir avec du poisson ou une viande blanche.

**Sauce béarnaise**
Donne 125 ml (½ tasse)
Préparation : 10 min
Cuisson : 3 min

2 c. à thé de vinaigre blanc
1 échalote française hachée
¼ c. à thé d'estragon haché
2 jaunes d'œufs

Verser le vinaigre dans un bol et le placer au-dessus d'une petite casserole remplie à moitié d'eau chaude. Ajouter l'échalote et l'estragon dans le bol. À feu très doux, chauffer le mélange de 2 à 3 min. Laisser tiédir avant d'ajouter les jaunes d'œufs. À l'aide d'un fouet, monter la sauce jusqu'à l'obtention d'une texture onctueuse.

## Sauce ravigote

Donne 250 ml (1 tasse)
Préparation : 10 min
Cuisson : 10 min

1 œuf
3 petits cornichons en petits dés
1 petit oignon finement haché
2 c. à soupe de ciboulette hachée
2 c. à soupe de persil haché
2 c. à soupe d'estragon haché
375 ml (1 ½ tasse) de yaourt nature 0 %
½ c. à thé de moutarde de Dijon
¼ c. à thé de sel

Dans une petite casserole, faire cuire l'œuf dans l'eau bouillante 10 min. Refroidir l'œuf dans l'eau froide et l'écaler. Couper l'œuf en 2, retirer le jaune et réserver le blanc pour une autre utilisation. Dans un petit bol, écraser l'œuf à l'aide d'une fourchette et ajouter les cornichons, l'oignon et les fines herbes. Mélanger avant d'incorporer le yaourt et la moutarde. Goûter et saler. Servir avec du poisson, des œufs durs, de la viande ou des légumes.

## Sauce blanche

Donne 250 ml (1 tasse)
Préparation : 5 min
Cuisson : 2 min

2 jaunes d'œufs
125 ml (½ tasse) de lait écrémé

180 ml (¾ tasse) de yaourt nature 0 %
Sel et poivre

Dans un petit bol, battre les jaunes d'œufs. Dans une casserole, chauffer le lait 1 min et ajouter le sel et le poivre. Verser un peu de lait chaud sur le mélange d'œufs en brassant. Transférer tout dans le haut d'un bain-marie, placer au-dessus d'une casserole d'eau chaude et remettre sur le feu. Incorporer le yaourt et fouetter jusqu'à l'obtention d'une texture homogène.

*Variante : pour servir avec du poisson, incorporer un petit corni-chon sucré haché finement.*


### Sauce béchamel

Donne 250 ml (1 tasse)
Préparation : 5 min
Cuisson : 2 min

250 ml (1 tasse) de lait écrémé
1 c. à soupe de fécule de maïs
1 cube de bouillon de bœuf (faible teneur en sel)
Muscade fraîchement râpée
Sel et poivre

Dans une petite casserole, mélanger ensemble le lait, la fécule de maïs et le cube de bouillon émietté. Cuire sur un feu doux, 2 min, en remuant régulièrement jusqu'à l'obtention d'une sauce onctueuse. Saler, poivrer et saupoudrer d'un soupçon de muscade. Faire gratiner au four des légumes couverts de cette béchamel.


### Sauce hollandaise

Donne 125 ml (½ tasse)
Préparation : 10 min
Cuisson : 10 min

60 ml (¼ tasse) de lait écrémé
2 jaunes d'œufs
1 c. à thé de moutarde de Dijon
2 c. à soupe de jus de citron

Dans une petite casserole, chauffer le lait à feu doux de 2 à 3 min. Réserver. Dans le haut d'un bain-marie, mélanger ensemble les jaunes d'œufs, la moutarde et le jus de citron. Placer au-dessus d'une casserole d'eau bouillante. Chauffer, à feu doux, en remuant constamment jusqu'à l'obtention d'une consistance onctueuse, environ 5 min. À l'aide d'un fouet, incorporer le lait chaud réservé. Poursuivre la cuisson 2 min jusqu'à ce que la sauce épaississe. Servir avec du poisson ou des légumes verts (asperges, haricots verts, brocolis, épinards).

**Sauce aux fines herbes**
Donne 375 ml (1 ½ tasse)
Préparation : 15 min
Cuisson : 2 min

1 c. à thé de fécule de maïs
125 ml (½ tasse) de bouillon de poulet, de bœuf ou de légumes
    (faible teneur en sel)
250 ml (1 tasse) de crème sure 1 % ou de fromage frais 0 %
1 c. à soupe d'herbes hachées, au choix : cresson, persil, coriandre,
    menthe, roquette, feuille de céleri, ciboulette, oignons verts
Sel et poivre

Dans une petite casserole, incorporer la fécule de maïs au bouillon. À feu doux, chauffer le mélange en fouettant continuellement jusqu'à ce que la sauce épaississe, environ 2 min. Retirer du feu et incorporer la crème sure et les herbes désirées. Servir avec du poisson ou de la viande.

## Sauce chasseur
Donne 125 ml (½ tasse)
Préparation : 10 min
Cuisson : 15 min

2 échalotes françaises hachées
3 c. à soupe de vinaigre
2 c. à soupe d'eau
1 jaune d'œuf
2 c. à soupe de fromage frais 0 % ou de yaourt nature 0 %
1 c. à thé de persil (ou de coriandre) haché
Sel et poivre

Dans une petite casserole, mélanger l'échalote, le vinaigre et l'eau. Couvrir et cuire, à feu doux, 10 min. Retirer le couvercle et poursuivre la cuisson de 3 à 5 min jusqu'à ce que la sauce épaississe. Pendant ce temps, dans un petit bol, battre le jaune d'œuf. Hors du feu, incorporer à la sauce le jaune d'œuf et le fromage frais. Ajouter le persil, saler et poivrer. Remettre sur le feu 2 min jusqu'à ce que la sauce épaississe de nouveau. Servir avec du poisson ou de la viande.

## Sauce divine
Donne 250 ml (1 tasse)
Préparation : 10 min
Cuisson : 2 min

2 jaunes d'œufs
1 c. à soupe de moutarde de Dijon
180 ml (¾ tasse) de fromage frais 0 % ou de yaourt nature 0 %
1 c. à thé de fécule de maïs
1 c. à thé de fines herbes hachées (aneth, persil, coriandre, ciboulette)
1 c. à thé de jus de citron
Sel et poivre

Dans une petite casserole, mélanger les jaunes d'œufs, la moutarde, le fromage frais, la fécule de maïs, le sel et le poivre. Porter à ébullition. Retirer du feu et ajouter les fines herbes et le jus de citron. Servir chaude ou tiède avec du poisson.

### Sauce tomate
4 portions
Préparation : 15 min
Cuisson : 20 min

125 ml (½ tasse) d'oignon haché
6 à 8 tomates moyennes, pelées, épépinées, hachées grossièrement ou une boîte de 398 ml (14 oz)
½ c. à thé de basilic haché
½ c. à thé de menthe hachée
½ c. à thé d'origan sec
Sel et poivre

Dans une petite casserole antiadhésive, mélanger l'oignon et la tomate. Saler et poivrer. Couvrir et laisser mijoter, à feu doux, 20 min. Laisser tiédir et incorporer les fines herbes. Cette sauce accompagne particulièrement bien le poisson.

## Les viandes

### Bouilli de bœuf
4 portions
Préparation : 5 min
Cuisson : 1 h 30

1,5 l (6 tasses) d'eau
1 c. à soupe de thym effeuillé ou 1 c. à thé de thym sec
1 feuille de laurier
125 ml (½ tasse) de bouillon de bœuf (faible teneur en sel)
1 oignon

700 g (1 ½ lb) de bœuf à braiser en cubes
Sel et poivre

*Accompagnement*
1 recette de sauce ravigote (p. 305)
Cornichons

Dans une grande casserole, mettre tous les ingrédients, sauf les cubes de bœuf. Porter à ébullition, ajouter la viande et assaisonner. Réduire le feu à modéré-doux et laisser mijoter pendant 1 h 30 jusqu'à ce que la viande soit tendre. Laisser tiédir 10 min et servir avec la sauce ravigote et des cornichons.

**Phase de croisière :** *à la cuisson, ajouter un poireau en morceaux. Remplacer la sauce ravigote par une sauce tomate.*

### Bœuf asiatique
2 portions
Préparation : 20 min
Marinade : 30 min
Cuisson : 3 min

300 g (10 ½ oz) de bœuf (aloyau, bifteck de surlonge)
1 c. à soupe de gingembre haché
2 c. à soupe de sauce soya
1 c. à soupe de sauce aromatisée aux huîtres
4 gousses d'ail hachées
Coriandre hachée
Poivre

Tailler de fines lamelles dans la pièce de bœuf. Dans un bol, mélanger tous les ingrédients, sauf l'ail et la coriandre, et faire mariner la viande pendant 30 min. Par la suite, huiler légèrement une poêle et, à feu vif, faire revenir l'ail 15 s. Ajouter la viande marinée et laisser cuire 1 min. Remuer et poursuivre la cuisson 1 min de plus. Servir et garnir du hachis de coriandre.

## Médaillons de porc

4 portions
Préparation : 15 min
Cuisson : 20 min

700 g (1 ½ lb) de filet de porc
1 petit oignon émincé
1 gousse d'ail émincée
2 c. à soupe de bouillon de bœuf (faible teneur en sel)
1 citron en quartiers
Sel et poivre

Couper le porc en 8 médaillons. Placer les médaillons entre 2 feuilles de pellicule plastique et, à l'aide d'un rouleau à pâte, amincir la viande en roulant. Saler et poivrer. Mettre l'oignon et l'ail dans une poêle antiadhésive. Arroser avec le bouillon et, à feu vif, faire caraméliser les légumes. Déposer les médaillons de porc au-dessus du mélange et laisser cuire, à feu doux, 10 min. Retourner la viande et poursuivre la cuisson au moins 5 min. Retirer les médaillons de porc et les disposer dans une assiette. À l'aide d'une écumoire, retirer les légumes en laissant le jus de cuisson dans la poêle. Jeter les légumes. Sur un feu vif, remettre la viande dans la poêle et la faire colorer 1 min de chaque côté. Servir avec les quartiers de citron.

## *Le poulet*

## Poulet à la moutarde

4 portions
Préparation : 15 min
Cuisson : 50 min

125 ml (½ tasse) de moutarde de Dijon
1 c. à soupe de thym effeuillé ou 1 c. à thé de thym sec
8 hauts de cuisse de poulet, sans la peau
180 ml (¾ tasse) de yaourt nature 0 % ou de fromage frais 0 %

1 ou 2 gros cornichons en tranches
Sel et poivre

Préchauffer le four à 200 ºC (400 ºF). Mélanger ensemble la moutarde et le thym et enrober le poulet de ce mélange. Mettre du papier aluminium dans le fond d'une plaque en laissant dépasser la feuille tout autour. Disposer le poulet. Couvrir d'une deuxième feuille de papier aluminium et replier les bords pour former une papillote hermétique. Enfourner. Après 40 min, ouvrir avec précaution un côté du papier aluminium et incorporer le yaourt. Saler et poivrer. Refermer et poursuivre la cuisson 10 min jusqu'à ce que le poulet soit cuit. Au moment de servir, placer 2 morceaux de poulet dans chaque assiette, garnir de cornichons et napper du jus de cuisson.

### Poulet au citron
4 portions
Préparation : 20 min
Cuisson : 25 min

1 oignon émincé
2 gousses d'ail hachées
1 c. à thé de gingembre haché
570 g (1 ¼ lb) de poitrines de poulet, en cubes de 2,5 cm (1 po)
2 citrons (jus et zeste)
2 c. à soupe de sauce soya
125 ml (½ tasse) d'eau
Bouquet garni : 2 feuilles de laurier, 3 branches de thym,
    4 branches de persil ficelées ensemble
1 pincée de cannelle
1 pincée de gingembre en poudre
Sel et poivre

Dans une poêle antiadhésive, à feu modéré, faire sauter l'oignon, l'ail et le gingembre de 3 à 4 min. Augmenter le feu, ajouter le poulet et poursuivre la cuisson en remuant jusqu'à ce que la préparation brunisse légèrement. Verser le jus de citron, la sauce soya et l'eau. Ajouter le bouquet garni, assaisonner avec les épices et le zeste de citron. Saler, poivrer et couvrir. À feu doux, laisser mijoter 20 min jusqu'à ce que la viande soit tendre. Retirer le bouquet garni et servir très chaud.

## Rouleaux au fromage
2 portions
Préparation : 5 min

4 c. à soupe de fromage frais 0 %
2 c. à soupe de fines herbes (persil, coriandre, ciboulette…) hachées
½ gousse d'ail écrasée
2 tranches de dinde (charcuterie)
2 tranches de poulet (charcuterie)

Dans un petit bol, combiner le fromage frais, les fines herbes et l'ail. Superposer chaque tranche de dinde sur une tranche de poulet. Étendre la préparation sur les tranches de viande et les rouler. Couper chacun des 2 rouleaux en 6 et servir.

## *Les poissons et les fruits de mer*

### Filets de sole à la vapeur
4 portions
Préparation : 10 min
Cuisson : 10 min

1 kg (2 lb) de filets de sole
2 c. à soupe de persil haché
1 citron en quartiers
Sel et poivre

Prendre 2 assiettes assez grandes pour les placer au-dessus d'une casserole. Couper les filets de poisson en 8 morceaux, les éponger avec un essuie-tout et les déposer dans une des 2 assiettes.

Remplir la casserole d'eau aux trois quarts et porter à ébullition. Placer l'assiette de poisson au-dessus de la casserole et couvrir avec l'autre assiette. Laisser cuire, à feu modéré-doux, au plus 10 min jusqu'à ce que la chair du poisson soit cuite. Disposer la sole avec son jus de cuisson dans les assiettes. Saler, poivrer, parsemer de persil et servir avec le citron.

### Poisson grillé
4 portions
Préparation : 15 min
Cuisson : 10 min

700 g (1 ½ lb) de filets de poisson avec ou sans peau (saumon, truite, flétan, morue, aiglefin, tilapia, turbot, doré…)
½ petit oignon haché finement
½ c. à thé d'aneth haché
½ c. à thé d'estragon haché
1 citron en quartiers
Sel et poivre

Préchauffer le four à 200 ºC (400 ºF). Couper le poisson en 4 morceaux et les éponger avec un essuie-tout. Pour éviter que le poisson ne colle, huiler une plaque avec quelques gouttes d'huile avant de disposer les morceaux. Mélanger ensemble l'oignon et les herbes et éparpiller ce mélange sur le poisson. Enfourner et cuire jusqu'à ce que la chair perde son aspect translucide, environ 10 min. Saler, poivrer et servir avec le citron.

### Poisson au four
4 portions
Préparation : 5 min
Cuisson : 15 min

700 g (1 ½ lb) de filets de poisson avec la peau (saumon, truite, flétan, morue, aiglefin, tilapia, turbot, doré…)
125 ml (½ tasse) de vin blanc sec

4 branches d'aneth
1 citron en quartiers
Sel et poivre

Préchauffer le four à 190 °C (375 °F). Couper le poisson en 4 morceaux et les éponger avec un essuie-tout. Disposer le poisson sur une plaque, la peau en dessous, arroser avec le vin, poivrer, déposer les branches d'aneth et enfourner. Cuire jusqu'à ce que la chair perde son aspect translucide, de 10 à 15 min. Disposer le poisson dans les assiettes de service sans le jus de cuisson, saler et servir avec le citron.

**Saumon poché**
6 portions
Préparation : 10 min
Cuisson : 5 min

80 ml (⅓ tasse) d'eau
80 ml (⅓ tasse) de vin blanc sec
1 échalote française hachée
4 branches de persil
4 branches de thym
1 kg (2 lb) de filets de saumon avec la peau
1 citron en 6 quartiers
Sel et poivre

Dans une grande casserole, combiner l'eau, le vin, l'échalote, le persil et le thym. Couper le poisson en 4 morceaux et déposer-les dans la casserole, la peau en dessous. Saler et poivrer. Couvrir et laisser mijoter, à feu modéré-élevé, environ 5 min. Retirer du feu et laisser reposer 5 min. Retirer le poisson à l'aide d'une écumoire et servir avec le citron.

## Papillotes de saumon
4 portions
Préparation : 15 min
Cuisson : 15 min

700 g (1 ½ lb) de darnes de saumon
Jus de 1 citron
1 c. à thé d'aneth haché
1 oignon émincé
1 poireau émincé
Sel et poivre

Préchauffer le four à 200 ºC (400 ºF). Placer chaque darne sur un papier aluminium assez grand pour le refermer en papillote. Arroser le poisson de jus de citron, éparpiller l'aneth et assaisonner. Répartir l'oignon et le poireau sur les darnes. Fermer hermétiquement. Cuire au four jusqu'à ce que la chair devienne à peine rosée, environ 15 min. Transférer les darnes dans les assiettes de service sans les légumes ni le jus de cuisson.

## Coquilles Saint-Jacques gratinées
4 portions
Préparation : 25 min
Cuisson : 20 min

2 œufs durs
1 l (4 tasses) d'eau
3 c. à soupe de vinaigre de vin
4 gros pétoncles
500 g (1 lb) de moules grattées, nettoyées
60 ml (¼ tasse) de vin blanc sec
1 échalote française hachée
60 ml (¼ tasse) de persil haché
120 g (¼ lb) de crevettes, décortiquées, nettoyées

Préchauffer le four à 200 °C (400 °F). Dans un bol, à l'aide d'une fourchette, écraser les œufs. Dans une casserole, porter à ébullition l'eau et le vinaigre. Réduire la chaleur et ajouter les pétoncles. Faire cuire, à feu doux, 5 min. Pendant ce temps, dans une autre casserole, cuire les moules dans le vin blanc, à feu élevé, de 4 à 5 min jusqu'à ce qu'elles soient prêtes. Jeter les moules qui ne sont pas ouvertes. Mettre dans un bol les moules sans leur coquille. Filtrer au travers d'une passoire le jus de cuisson avant de le verser dans le bol. Puis, incorporer les œufs écrasés, l'échalote, le persil et les crevettes. Lorsque les pétoncles sont cuits, les couper en cubes et les ajouter à la préparation. Répartir dans 4 coquilles Saint-Jacques ou des ramequins. Déposer sur une plaque et enfourner 10 min jusqu'à ce que le dessus soit doré.

## Langoustines mayonnaise
2 portions
Préparation : 15 min
Cuisson : 5 min

1 kg (2 lb) de langoustines rincées, nettoyées
1 l (4 tasses) d'eau bouillante
3 c. à soupe de vinaigre
Mayonnaise (p. 303)

Dans une casserole, faire cuire les langoustines dans l'eau et le vinaigre, environ 5 min, jusqu'à ce qu'elles prennent une couleur rosée. Mettre de côté et laisser tiédir dans l'eau de cuisson pendant 20 min. Égoutter et servir avec la mayonnaise.

## Crevettes sautées
2 portions
Préparation : 10 min
Cuisson : 5 min

1 kg (2 lb) de crevettes décortiquées, nettoyées
4 gousses d'ail hachées
2 c. à soupe de persil haché
60 ml (¼ tasse) de vin blanc sec
1 citron coupé en 2

Dans une grande poêle antiadhésive, faire sauter, à feu modéré-élevé, les crevettes avec l'ail, le persil et le vin blanc. Dès qu'elles rosissent uniformément, elles sont prêtes. Servir avec le citron.

***Phase de croisière :*** *ajouter à la cuisson des légumes (champignons, asperges, tomates…).*

### Bouillabaisse savoureuse
4 à 6 portions
Préparation : 15 min
Cuisson : 40 min

1,5 kg (3 lb) de poissons variés (morue, aiglefin, flétan…)
1 kg (2 lb) de fruits de mer variés (crevettes, homard, crabe, moules, pétoncles)
1 poireau émincé
1 gros oignon haché
3 tomates mûres en cubes
4 gousses d'ail hachées
2 tiges de fenouil*
3 feuilles de laurier
2 branches de thym
2 c. à soupe de persil haché
1 c. à thé de basilic haché
1 cube de fumet de poisson (faible teneur en sel)
6 pincées de safran
Sel et poivre

* Les tiges du bulbe de fenouil.

Nettoyer et rincer les poissons et les fruits de mer. Les couper en morceaux. Dans une grande casserole, mettre le poireau, l'oignon, la tomate, l'ail, le fenouil, le laurier, le thym, le persil, le basilic et le cube de fumet de poisson dilué dans 250 ml (1 tasse) d'eau. Porter à ébullition, réduire le feu et laisser mijoter 15 min. Saler et poivrer. Ajouter 3 l (12 tasses) d'eau bouillante. Poursuivre la cuisson 10 min. En dehors du feu, retirer le fenouil, le laurier et le thym. Filtrer au travers d'une passoire. Réserver les légumes dans un grand bol de service. Remettre le bouillon dans la casserole et, sur un feu modéré, pocher les morceaux de poisson en ajoutant d'abord ceux qui requièrent une plus longue cuisson et, 5 min avant la fin de la cuisson, ajouter les fruits de mer. Au service, incorporer le safran aux légumes réservés et rectifier l'assaisonnement. Transférer, dans le bol, le bouillon avec le poisson et les fruits de mer.

## Les œufs

Les œufs sont d'un grand secours pendant la phase d'attaque, il est donc recommandé d'avoir en permanence quelques œufs durs au réfrigérateur. Les œufs peuvent fournir une agréable entrée à ce régime qui en est peu pourvu.

### Œufs à la coque ou mollets

Il faut trois minutes d'ébullition pour obtenir un œuf à la coque et quatre minutes pour un œuf mollet.

### Œufs brouillés

1 portion
Préparation : 2 min
Cuisson : 5 min

60 ml (¼ tasse) de lait écrémé
3 œufs
Sel et poivre

Mettre le lait dans une petite casserole. Dans un petit bol, battre les œufs comme pour une omelette. Saler, poivrer et verser les œufs dans le lait. À feu doux, faire cuire les œufs en remuant sans cesse. Les œufs brouillés ne doivent pas être trop cuits, mais moelleux.

### Œufs brouillés garnis

On peut améliorer ces œufs en leur ajoutant quelques petites crevettes roses ou des morceaux de foie de volaille cuits et, dès l'introduction des légumes en phase de croisière, des pointes d'asperges.

### Œufs farcis aux crevettes

4 portions
Préparation : 5 min
Cuisson : 10 min
Au réfrigérateur : 1 h

4 œufs
120 g (4 oz) de crevettes roses hachées
1 c. à soupe de mayonnaise (p. 303)
Sel et poivre

Préparer des œufs durs et les laisser refroidir. Couper chaque œuf en 2, prélever les jaunes et, à l'aide d'une fourchette, les écraser en y incorporant les crevettes et la mayonnaise. Saler et poivrer. Garnir les demi-œufs et réfrigérer au moins 1 h.

### Îles flottantes

4 portions
Préparation : 15 min

Cuisson : 15 min
Au réfrigérateur : 3 h

4 œufs (blancs et jaunes séparés)
500 ml (2 tasses) de lait écrémé
1 gousse de vanille
1 pincée d'édulcorant (faible teneur en calories)

Dans un bol, monter les blancs d'œufs jusqu'à la formation de pics. Dans une petite casserole, porter à ébullition le lait avec la gousse de vanille. Laisser infuser 5 min et retirer la gousse de vanille. À l'aide d'une louche, prendre une partie des blancs d'œufs pour en faire des boules de neige et les laisser tomber dans le lait. Cuire à feu doux jusqu'à ce que les boules soient bien gonflées, les retourner, puis les prendre avec une écumoire et les laisser égoutter dans une assiette. Dans un autre bol, battre les jaunes et y verser graduellement le lait encore chaud. Remettre dans la casserole et faire prendre la crème à feu doux sans cesser de brasser. Lorsque la crème commence à prendre de la consistance, la retirer et incorporer l'édulcorant. Laisser tiédir et mettre les préparations au réfrigérateur pendant 3 h. Au service, déposer délicatement ces îles de neige qui flotteront sur la crème et servir frais.

**Lait de poule**
1 portion
Préparation : 5 min

1 jaune d'œuf
1 pincée d'édulcorant (faible teneur en calories)
½ c. à thé et plus d'eau de fleur d'oranger
250 ml (1 tasse) de lait écrémé

Dans un bol, mélanger l'œuf, l'édulcorant et l'eau de fleur d'oranger. Battre jusqu'à parfaite homogénéité. Incorporer le lait écrémé pour éclaircir le mélange en ayant soin de remuer lentement pour éviter que le jaune ne tourne.

**Flan aux œufs**
6 portions
Préparation : 10 min
Cuisson : 35 min
Au réfrigérateur : 2 h

5 œufs
375 ml (1 ½ tasse) de lait écrémé
1 gousse de vanille ouverte en 2
1 c. à soupe d'extrait de vanille
1 c. à thé de muscade moulue
Noix de muscade fraîchement râpée pour la garniture

Préchauffer le four à 150 °C (300 °F). Dans un grand bol, battre les œufs. Dans une petite casserole, chauffer doucement le lait avec les graines et la gousse de vanille. Retirer la gousse de vanille et verser graduellement sur le mélange d'œufs en brassant. Incorporer l'extrait de vanille et la muscade moulue. Transvider la préparation dans 6 ramequins. Les déposer dans un grand plat allant au four. Verser de l'eau bouillante jusqu'à mi-hauteur des ramequins. Râper un peu de muscade sur la préparation et enfourner. Cuire de 30 à 35 min jusqu'à ce que la préparation soit ferme. Laisser tiédir avant de mettre au réfrigérateur au moins 2 h.


**Crème au chocolat, café, vanille…**
4 portions
Préparation : 10 min
Cuisson : 10 min
Au réfrigérateur : 3 h

3 jaunes d'œufs
1 pincée d'édulcorant pour la cuisson (faible teneur en calories)
⅛ c. à thé de fécule de maïs
250 ml (1 tasse) de lait évaporé

Arôme, au choix : 1 c. à thé de café instantané, 1 c. à thé de cacao non sucré dilué dans un peu d'eau, les graines d'une gousse de vanille ou un soupçon d'extrait de vanille

Dans un bol, battre les jaunes d'œufs, l'édulcorant et la fécule de maïs jusqu'à l'obtention d'une consistance mousseuse. Dans une casserole, à feu doux, amener jusqu'au point d'ébullition le lait et l'arôme choisi. Verser le lait chaud graduellement sur le mélange d'œufs en brassant. Remettre dans la casserole et chauffer, à feu doux, en remuant constamment avec une cuillère en bois, de 4 à 5 min jusqu'à ce que la crème soit onctueuse et nappe le dos de la cuillère. Remplir un moule à soufflé ou 4 ramequins et mettre au réfrigérateur 3 h. Servir très froid.

## *Les légumes*

### Soupe miraculeuse

8 à 10 portions
Préparation : 25 min
Cuisson : 30 min

4 gousses d'ail hachées
6 gros oignons grossièrement hachés
1 chou en gros cubes
6 carottes en rondelles
2 poivrons verts en morceaux
1 petit pied de céleri en tronçons
1 boîte de 796 ml (28 oz) de tomates
3 cubes de bouillon de bœuf (faible teneur en sel)
3 cubes de bouillon de poulet (faible teneur en sel)

Dans une grande casserole, mettre les légumes et couvrir d'eau.
Porter à ébullition et ajouter les cubes de bouillon. Faire cuire
10 min. Réduire la chaleur et laisser mijoter 20 min jusqu'à ce
que les légumes soient tendres.

*Note : il s'agit d'une soupe qui dépasse le cadre de la recette conseillée
et s'appuie sur les récents travaux de chercheurs ayant prouvé l'action amaigrissante à long terme de la soupe à morceaux. Pour plus
de détails sur ces travaux et le mode d'action très particulier de ce
type de soupe sur le contrôle du poids, je renvoie mon lecteur à la
lecture de mon* Dictionnaire de diététique et de nutrition.

Cette soupe est extrêmement rassasiante et la présence des morceaux baignant dans le bouillon explique les raisons de son efficacité amaigrissante. Cette cohabitation d'éléments solides et liquides
impose une inégale vitesse de traversée du tube digestif.

Les morceaux, retenus dans l'estomac jusqu'à totale désintégration, finissent par le distendre et générer un rassasiement de type
mécanique. Le bouillon traverse beaucoup plus vite l'estomac et se
retrouve dans l'intestin grêle où ses éléments nutritifs stimulent les
récepteurs de paroi et génèrent une satiété chimique. Rassasiement
mécanique par distension de l'estomac et satiété métabolique de
l'intestin grêle conjuguent leurs effets pour réduire vite, notable-
ment et durablement la faim.

Cette soupe est particulièrement conseillée à ceux, si nombreux,
qui rentrent chez eux en fin d'après-midi, affamés par un repas
insuffisant ou sauté, et ne peuvent s'empêcher de grignoter des
« aliments canailles », aussi gratifiants que riches et nuisibles à leur
régime. Un bol, servi chaud, de cette soupe met fin à bien des tour-
ments et permet d'attendre sagement le repas.

## Potage à la courge
10 à 12 portions
Préparation : 30 min
Cuisson : 30 min

1 gros oignon haché
1 courge musquée pelée, épépinée, en morceaux
1 pomme pelée, épépinée, en quartiers
3 l (12 tasses) de bouillon de poulet (faible teneur en sel)
1 c. à soupe de curry en poudre
125 ml (½ tasse) de fromage frais 0 % ou de yaourt nature 0 %
    (de type grec)
Sel et poivre

Dans une grande casserole, combiner l'oignon, la courge, la
pomme et le bouillon. Porter à ébullition, réduire la chaleur et

faire cuire de 20 à 30 min jusqu'à ce que la courge soit tendre. Passer la soupe au mélangeur pour obtenir une consistance onctueuse. Assaisonner avec le curry, le sel et le poivre. Avant de servir, incorporer le fromage frais.

## Velouté de courgettes
6 à 8 portions
Préparation : 20 min
Cuisson : 30 min

4 grosses courgettes en morceaux
1 gros oignon grossièrement haché
1 carotte en gros cubes
1 navet en gros cubes
2 l (8 tasses) de bouillon de bœuf (faible teneur en sel)*

* Il faut juste assez de bouillon pour couvrir les légumes.

Dans une grande casserole, mettre tous les ingrédients et porter à ébullition. Réduire le feu et laisser mijoter de 20 à 30 min jusqu'à ce que les légumes soient tendres. Passer au mélangeur pour obtenir une texture consistante et homogène.

## Salade de concombres
4 portions en accompagnement (2 en entrée)
Préparation : 15 min
Dégorgement : 1 h

2 concombres
3 c. à soupe de fromage frais 0 %
2 c. à soupe de moutarde de Dijon
2 c. à thé d'ail écrasé

Peler les concombres et les couper en deux sur la longueur. Retirer les pépins et couper les demi-concombres en fines tranches. Mettre dans un égouttoir et laisser dégorger pendant 1 h.

Dans un bol, mélanger ensemble le fromage frais, la moutarde et l'ail. Incorporer le concombre.

## Concombres à la sauce blanche

4 portions
Préparation : 15 min
Cuisson : 10 min

2 concombres pelés, en morceaux
4 c. à soupe de vinaigre
1 recette de sauce blanche (p. 305)
Sel

Dans une casserole, mettre le concombre et couvrir d'eau. Ajouter le vinaigre et porter à ébullition. Cuire à feu élevé 10 min. Saler légèrement. Égoutter et servir immédiatement avec la sauce blanche.

## Champignons farcis

4 portions
Préparation : 25 min
Cuisson : 30 min

8 champignons portobellos (les plus gros)
1 gousse d'ail hachée
60 ml (¼ tasse) de persil haché
1 c. à thé de lait écrémé
Sel et poivre

Préchauffer le four à 200 ºC (400 ºF). Nettoyer les champignons et en retirer le pied. Hacher la partie retirée et mélanger, dans un bol, avec l'ail, le persil et le lait. Saler et poivrer. Dans une poêle antiadhésive, cuire la préparation, à feu modéré, 5 min. Pendant ce temps, déposer les champignons sur une plaque couverte de papier parchemin et enfourner 10 min. Les farcir de la préparation et poursuivre la cuisson 20 min. Servir 2 champignons par personne en entrée.

## Fricassée de champignons
4 portions en accompagnement
Préparation : 15 min
Cuisson : 20 min

250 ml (1 tasse) d'oignon haché
125 ml (½ tasse) de bouillon de poulet (faible teneur en sel)
1 l (4 tasses) de champignons variés (champignons de Paris,
    pleurotes, shiitake…) en gros morceaux
1 gousse d'ail écrasée
60 ml (¼ tasse) de persil haché
Sel et poivre

Dans une grande poêle, à feu vif, caraméliser l'oignon dans le bouillon jusqu'à ce qu'il prenne une belle couleur. Ajouter les champignons et les cuire, à feu doux, sans couvercle, pour que les liquides s'évaporent. Lorsque les champignons sont cuits, après environ 15 min, incorporer l'ail, le persil et assaisonner. Servir en accompagnement avec de la viande ou de la volaille.

## Asperges sauce mousseline
2 portions
Préparation : 10 min
Cuisson : 10 min

16 asperges
1 blanc d'œuf
1 recette de mayonnaise (p. 303)
½ c. à thé de vinaigre de framboise

Gratter les asperges et les cuire dans une casserole d'eau bouillante, environ 10 min. Battre en neige le blanc d'œuf et l'incorporer à la mayonnaise. Fouetter jusqu'à l'obtention d'une texture homogène et ajouter en filet le vinaigre de framboise pour délier la sauce. Servir les asperges tièdes recouvertes de mousseline.

### Endives

Les endives présentent un grand intérêt pour les femmes au régime qui n'ont guère le temps de cuisiner le midi et qui peuvent utiliser ce légume si peu calorique, si propre, et si facile à transporter. De plus, l'endive possède une saveur légèrement amère et une consistance fraîche et croquante très appréciées.

C'est pourquoi, devant de si nombreux avantages, il est possible de préparer, à son seul usage, une sauce qui déroge ponctuellement à notre principe et accepte un corps étranger éminemment dangereux pour le régime : le roquefort, comme dans la recette qui suit. Pour vous rassurer, il faut savoir qu'une telle noisette ne contient pas plus de graisse qu'une olive noire.

### Endives au roquefort

4 portions
Préparation : 10 min

125 ml (½ tasse) de fromage frais 0 %
1 c. à thé de roquefort
3 endives en morceaux
Sel et poivre

Dans un bol de service, mélanger les fromages et enrober les endives de la sauce. Saler et poivrer.

### Endives braisées

Cuire les endives à la vapeur. Préparer un fond de sauce avec un cube de bouillon de bœuf (faible teneur en sel) dissous dans un peu d'eau. Dans une poêle antiadhésive, faire blondir quelques rondelles d'oignons dans ce fond de sauce et y faire revenir les endives. Servir tiède avec le jus. Convient parfaitement à la viande blanche de veau ou de dinde.

### Endives gratinées

Cuire les endives à la vapeur. Les mettre dans un plat allant au four avec une sauce blanche (p. 305). Saler et poivrer. Battre un œuf et en recouvrir les endives avant de les mettre au four jusqu'à ce que le dessus soit bien doré.

### Endives au jambon

Cuire les endives à la vapeur. Après la cuisson, envelopper chaque endive dans une tranche de jambon dégraissé. Préparer une sauce béchamel (p. 306). Disposer les endives en rangs serrés dans un plat allant au four. Napper de béchamel en la faisant glisser dans les interstices et mettre au four chaud pour dorer et gratiner.

### Fenouil

Le fenouil est un légume original par sa saveur anisée et de grande valeur nutritionnelle, car riche en antioxydants de grande protection. Il peut se préparer en salade, coupé cru en tranches transversales qui se dispersent dans le saladier et se mélangent parfaitement avec une vinaigrette de régime.

Il peut aussi se préparer bouilli très longuement pour briser la résistance de ses fibres dures. Il gagne alors à être largement assaisonné avec du jus de citron, du persil, pour être servi à température ambiante ou même tiède.

### Haricots verts

Palme de l'aliment minceur, le haricot vert est l'un des aliments les moins caloriques de la planète et riche en pectine qui participe activement à la genèse du rassasiement. En salade, ne pas oublier, en plus des vinaigrettes proposées, d'ajouter de l'oignon haché et du persil, et de le mêler à d'autres légumes plus colorés tels la tomate et le poivron cru.

En accompagnement d'une viande ou d'une volaille, il est possible de le présenter arrosé d'une sauce blanche.

### Épinards en sauce

6 portions en accompagnement
Préparation : 20 min
Cuisson : 25 min

2 paquets de 300 g (10 ½ oz) d'épinards lavés, équeutés
1 l (4 tasses) d'eau légèrement salée
1 recette de sauce blanche (p. 305)

Préchauffer le four à 180 °C (350 °F). Dans une grande casserole, cuire les épinards dans l'eau, à feu modéré-doux, 5 min. Égoutter et, à l'aide d'un pilon, écraser grossièrement les épinards. Verser la sauce blanche dans un plat allant au four. Incorporer les épinards et enfourner 20 min. Servir avec des œufs durs, de la viande ou de la volaille.

### Gratin de chou-fleur

4 portions
Préparation : 20 min
Cuisson : 30 min

1 chou-fleur en bouquets
2 oignons hachés
2 gousses d'ail hachées
1 c. à thé de persil haché
225 g (½ lb) de bœuf haché
250 ml (1 tasse) de cheddar 0 % râpé
Sel et poivre

Préchauffer le four à 180 °C (350 °F). Dans une grande casserole, cuire le chou-fleur dans l'eau 5 min jusqu'à ce qu'il soit tendre. Broyer dans un mélangeur pour obtenir une purée épaisse. Dans une poêle antiadhésive, à feu vif, cuire l'oignon, l'ail, le persil et le bœuf haché 5 min. Transvider dans un plat allant au four. Saler et poivrer. Couvrir de la purée de chou-fleur. Garnir de fromage râpé et enfourner 20 min.

## Gratin de chou

4 portions
Préparation : 25 min
Cuisson : 30 min

700 g (1 ½ lb) de chou grossièrement haché
1 recette de sauce blanche (p. 305)
1 œuf battu
Sel

Préchauffer le four à 190 ºC (375 ºF). Dans une grande casserole, faire cuire le chou dans l'eau bouillante salée, à feu élevé, 5 min. Égoutter et mélanger à la sauce blanche dans un plat allant au four. Verser l'œuf battu au-dessus de la préparation. Enfourner et cuire 25 min jusqu'à ce que le dessus soit doré.

## *Les protéines et les légumes*

## Frittata aux champignons

4 portions
Préparation : 15 min
Cuisson : 40 min

500 ml (2 tasses) de champignons en tranches
2 oignons hachés
5 œufs
Sel et poivre

Préchauffer le four à 180 ºC (350 ºF). Dans une poêle antiadhésive, faire sauter les champignons et l'oignon, à feu modéré, 10 min. Dans un grand bol, battre les œufs et ajouter le mélange de champignons. Saler et poivrer. Verser dans un plat allant au four. Couvrir de papier aluminium et enfourner 30 min.

## Salade de poulet

2 portions
Préparation : 25 min
Cuisson : 15 min

1 poitrine de poulet sans la peau
250 ml (1 tasse) de bouillon de poulet (faible teneur en sel)
180 ml (¾ tasse) de fromage frais 0 %
1 gousse d'ail hachée
1 c. à thé de moutarde de Dijon
1 c. à soupe de persil haché
1 c. à soupe de ciboulette
250 ml (1 tasse) de champignons en cubes
6 radis en dés
4 petits cornichons en dés
Sel et poivre

Dans une petite casserole avec un fond d'eau, cuire le poulet à la vapeur dans le bouillon, à feu doux, environ 15 min. Laisser tiédir et tailler en languettes. Dans un bol, mélanger le fromage frais, l'ail, la moutarde, le persil et la ciboulette. Saler et poivrer. Ajouter le poulet et le restant des ingrédients. Mélanger et réfrigérer jusqu'au moment de servir.

## Sandwich au poulet Dukan

1 portion
Préparation : 20 min
Cuisson : 10 min

2 c. à soupe de son d'avoine
1 c. à soupe de son de blé
1 c. à thé de poudre à pâte
2 c. à soupe de yaourt nature 0 % épais (de type grec)
2 œufs + 1 blanc d'œuf
1 c. à soupe de persil haché
1 c. à thé de fines herbes ou d'échalote

2 c. à soupe de fromage frais 0 % ou de fromage quark 0,25 %
1 poitrine de poulet cuite, en tranches fines

Dans un petit bol, mélanger le son d'avoine, le son de blé, la poudre à pâte, le yaourt, 1 œuf entier et le persil haché. Transférer dans un plat rectangulaire de 13 x 18 cm (5 x 7 po) et mettre au micro-ondes à forte intensité pendant 4 min. Sortir le « pain », le laisser tiédir avant de tailler 2 tranches. Faire rôtir légèrement au grille-pain ou dans une poêle. Dans un bol, battre l'œuf entier restant, le blanc d'œuf et les fines herbes désirées. Chauffer une poêle antiadhésive, verser le mélange d'œufs et préparer une omelette. Replier le contour de l'omelette pour former un rectangle. Tartiner les 2 tranches de pain de fromage frais. Dresser le sandwich en disposant le poulet sur une tranche, puis l'omelette et la deuxième tranche.

### Poulet Marengo
4 portions
Préparation : 15 min
Cuisson : 40 min

1 oignon moyen émincé
125 ml (½ tasse) de bouillon de poulet (faible teneur en sodium)
2 tomates hachées
¼ c. à thé de thym haché ou 1 pincée de thym sec
4 poitrines de poulet sans la peau, en gros cubes
125 ml (½ tasse) de vin blanc sec
125 ml (½ tasse) de champignons en tranches
Sel et poivre

Couvrir le fond d'une poêle antiadhésive avec l'oignon et verser le bouillon. À feu doux, faire cuire jusqu'à ce que les oignons soient dorés, de 8 à 10 min. Ajouter la tomate, le thym, le sel et le poivre. Mélanger. Déposer le poulet sur la préparation et verser le vin. Couvrir et laisser mijoter, à feu doux, 20 min. Incorporer les champignons et poursuivre la cuisson 10 min. Si la sauce est très liquide, retirer les morceaux de poulet et faire réduire à feu élevé 1 min. Servir le poulet dans la sauce.

## Hamburger Dukan
1 portion
Préparation : 20 min
Cuisson : 10 min

2 c. à soupe de son d'avoine
1 c. à soupe de son de blé
1 c. à thé de poudre à pâte
2 c. à soupe + 1 c. à thé de fromage frais 0 % ou de fromage quark 0,25 %
1 blanc d'œuf
225 g (½ lb) de bœuf haché maigre
1 c. à thé d'épices Cajun
1 c. à soupe de moutarde jaune
2 feuilles de laitue iceberg
2 tranches de tomate

Dans un petit bol, mélanger le son d'avoine, le son de blé, la poudre à pâte, 2 c. à soupe de fromage frais et le blanc d'œuf. Transférer dans un plat rectangulaire de 13 x 18 cm (5 x 7 po) et mettre au micro-ondes à forte intensité pendant 4 min. Sortir le « pain », le laisser tiédir avant de tailler 2 tranches. Faire rôtir légèrement au grille-pain ou dans une poêle. Allumer le gril du four. Dans un bol, mélanger le bœuf haché, les épices Cajun et 1 c. à thé de fromage frais. Façonner une boulette. Déposer sur une plaque et cuire sous le gril jusqu'à la cuisson désirée. Tartiner les tranches de pain de moutarde, déposer la boulette sur une tranche, garnir de laitue, de tomate et couvrir de la deuxième tranche.

## Burritos avec laitue
4 portions
Préparation : 20 min
Cuisson : 20 min

2 gousses d'ail écrasées
1 oignon haché
1 c. à soupe d'eau
700 g (1 ½ lb) de bœuf haché maigre
1 poivron rouge épépiné, en dés
1 chili épépiné, haché finement ou des flocons de piment
2 c. à soupe de jus de tomate (faible teneur en sel)
180 ml (¾ tasse) de pâte de tomates
125 ml (½ tasse) de bouillon de bœuf (faible teneur en sel)
8 feuilles de laitue iceberg
4 c. à soupe de sauce tomate (p. 309)

Chauffer une poêle antiadhésive. Cuire à feu modéré l'ail, l'oignon et l'eau, 5 min, jusqu'à ce que les légumes soient tendres. Ajouter le bœuf haché et poursuivre la cuisson 5 min. Incorporer le poivron, le chili, 1 c. à soupe de jus de tomate, la pâte de tomates et le bouillon. Réduire le feu et laisser mijoter 10 min en remuant fréquemment. Étaler les feuilles de laitue et déposer au centre de chacune la préparation de viande. Mettre sur la farce un peu de sauce tomate et la dernière cuillerée de jus de tomate avant de rouler les burritos.

**Pizza Dukan**
1 portion
Préparation : 10 min
Cuisson : 15 min

2 c. à soupe de son d'avoine
1 c. à soupe de son de blé
3 c. à soupe de lait écrémé en poudre
1 œuf + 1 blanc d'œuf
3 c. à soupe de fromage frais 0 % ou de fromage quark 0,25 %
1 c. à soupe de crème sure 1 %
90 g (3 oz) de saumon fumé en morceaux
Sel et poivre

Préchauffer le four à 180 °C (350 °F). Dans un grand bol, mélanger le son d'avoine, le son de blé, le lait en poudre, l'œuf et le blanc d'œuf. Chauffer une poêle moyenne, étendre la préparation uniformément et cuire, à feu modéré, 4 min. À l'aide d'une spatule, retirer la galette et la déposer, côté non cuit en dessous, sur une plaque couverte de papier parchemin. Enfourner pendant 3 min. Pendant ce temps, dans un bol, battre le fromage frais et la crème sure. Tartiner la galette de ce mélange et disposer le saumon fumé au-dessus. Remettre au four pendant 8 min.

*Variante: remplacer le saumon par des tomates et des anchois et le fromage frais par du fromage feta 0% et des morceaux d'artichauts.*

### Brochettes de tofu
4 portions
Préparation: 30 min
Marinade: 30 min
Cuisson: 10 min

500 g (1 lb) de tofu ferme en cubes
1 poivron rouge épépiné, en cubes
2 petites courgettes en tranches
125 ml (½ tasse) de champignons en 2
2 c. à soupe de sauce soya
2 c. à thé de gingembre fraîchement râpé
1 gousse d'ail écrasée
1 chili épépiné, haché finement ou des flocons de piment

Faire tremper 8 brochettes en bois environ 15 min. Enfiler sur chaque brochette, en alternant, le tofu, le poivron, la courgette et les champignons. Déposer les brochettes sur une plaque. Dans un petit bol, mélanger la sauce soya, le gingembre, l'ail et le chili. Badigeonner les brochettes et laisser mariner 30 min. Allumer le gril du four. Déposer les brochettes sur une plaque

couverte de papier parchemin et placer sous le gril. Badigeonner de la marinade à quelques reprises et cuire 5 min de chaque
côté jusqu'à ce que le tofu devienne doré. Servir avec une salade
de tomates.

## Crêpe de son d'avoine fourrée
1 crêpe
Préparation : 10 min
Cuisson : 5 min

2 c. à soupe de son d'avoine
2 c. à soupe de fromage frais 0 % ou de fromage quark 0,25 %
1 c. à thé d'édulcorant pour la cuisson (faible teneur en calories)
1 blanc d'œuf
Garniture : crème de chocolat ou autre arôme (p. 322)

Dans un bol, mélanger le son d'avoine, le fromage frais et l'édulcorant avec une fourchette. Dans un autre bol, battre le blanc d'œuf jusqu'à l'obtention d'une consistance neigeuse. À l'aide d'une spatule, incorporer au mélange de son d'avoine. Chauffer une poêle antiadhésive et verser la préparation. Cuire à feu modéré 3 min avant de retourner la crêpe pour dorer l'autre côté 2 min. Tartiner de la garniture et rouler la crêpe avant de servir.

## Muffin Dukan
4 petits muffins
Préparation : 10 min
Cuisson : 20 min

1 œuf + 1 blanc d'œuf
3 c. à soupe de son d'avoine
1 c. à thé de poudre à pâte
3 c. à table de lait écrémé en poudre

2 c. à soupe d'édulcorant pour la cuisson (faible teneur en calories)

Arôme, au choix : essence de citron ou d'amande, cannelle, cacao en poudre

Préchauffer le four à 180 °C (350 °F). Mettre tous les ingrédients dans un bol et mélanger. Remplir 4 moules à muffin et enfourner 20 min ou jusqu'à ce qu'un couteau inséré en ressorte propre. Laisser tiédir avant de servir.

## Biscuits d'avoine au chocolat
20 biscuits
Préparation : 20 min
Au congélateur : 2 h
Cuisson : 20 min

2 c. à thé de cacao non sucré
1 jaune d'œuf + 1 œuf
3 c. à thé d'édulcorant pour la cuisson (faible teneur en calories)
3 c. à soupe de son d'avoine
180 ml (¾ tasse) de fromage frais 0 % ou de fromage quark 0,25 %
1 c. à soupe de fécule de maïs
1 c. à thé de poudre à pâte
1 c. à thé d'extrait de vanille

Dans un bol, mélanger le cacao, le jaune d'œuf et 1 c. à thé d'édulcorant. Avec les mains, former une boule et la placer sur une pellicule plastique. Refermer la pellicule et façonner une barre rectangulaire. Placer au congélateur 2 h. Lorsque la barre a durci, hacher en petits morceaux. Transférer dans un bol avec le son d'avoine. Ajouter le fromage frais, la fécule de maïs, l'œuf, la poudre à pâte, l'extrait de vanille et les 2 c. à thé d'édulcorant restant. Mélanger. Préchauffer le four à 180 °C (350 °F). Couvrir de papier parchemin une plaque et déposer l'équivalent d'une cuillère à soupe de mélange par biscuit. Cuire au four 20 min jusqu'à ce que le contour des biscuits soit doré. Laisser tiédir sur la plaque.

## Crumble à la rhubarbe

4 portions
Préparation : 30 min
Cuisson : 50 min

500 g (1 lb) de rhubarbe nettoyée, en cubes de 2,5 cm (1 po)
2 c. à soupe d'édulcorant pour la cuisson (faible teneur en calories)
6 c. à soupe de son d'avoine
2 c. à soupe de son de blé
2 blancs d'œufs
2 c. à soupe de fromage frais 0 % ou de fromage quark 0,25 %

Préchauffer le four à 180 ºC (350 ºF). Dans une casserole, cuire la rhubarbe avec l'édulcorant, ce qui atténuera l'acidité du fruit, 15 min. Pendant ce temps, dans un bol, mélanger les autres ingrédients. Couvrir de papier parchemin une plaque et étaler la préparation pour former une grande galette. Cuire au four 20 min jusqu'à ce que la galette devienne croustillante. Laisser tiédir et briser en petits morceaux. Remettre sur la plaque et enfourner de nouveau 5 min. Répartir la compote de rhubarbe dans 4 ramequins, couvrir du croustillant et cuire au four 10 min. Servir tiède.

# LES 100 ALIMENTS DUKAN « À VOLONTÉ »

## – Les viandes –

Bœuf
- Bifteck (flanc, surlonge)
- Faux-filet
- Filet
- Langue
- Rosbif
- Rumsteck (ou Boston)
- Viande des Grisons et bresaola

Cheval

Gibier (chevreuil, cerf)

Jambon découenné dégraissé

Lapin (viande et foie)

Porc (filet)

Veau
- Côte
- Escalope
- Foie
- Langue
- Rognon

## – Les poissons –

Aiglefin

Bar (ou loup)

Brochet

Colin

Dorade

Flétan

Goberge

Hareng

Lotte

Maquereau

Morue (cabillaud) et merlan

Raie

Rouget

Sardine

Saumon et saumon fumé

Sole

Surimi (pâte de poisson
  à saveur de crabe)

Thon et thon en conserve

Tilapia

Truite

Turbot

## – Les fruits de mer –

Bigorneau
Calmar
Crabe et crabe des neiges
Crevette
Homard
Huître

Langouste
Langoustine
Moule
Oursin
Pétoncle
Pieuvre et seiche

## – Les volailles–

Autruche (steak)
Caille
Dinde
Pigeon
Pintade

Poulet (viande et foie)
Poulet de Cornouailles
Tranches de dinde et poulet
    (comptoir des viandes
    froides)

## – Les protéines végétales –

Cacao dégraissé (non sucré)
Seitan
Son d'avoine
Tofu et tempeh

## – Les laitages –

Cottage 1 % ou 2 %
Crème sure 1 %
Fromage frais 0 %
Fromage quark 0,25 %

Lait écrémé
Ricotta 5 %
Yaourt de type grec 0 %
Yaourt nature 0 %

## – Les œufs –

Blancs d'œufs liquides
Œuf de poule

## – Les légumes –

Ail
Artichaut
Asperge
Aubergine
Betterave
Brocoli
Carotte
Céleri
Champignon
Chou
Chou-fleur
Chou-rave
Chou de Bruxelles
Cœur de palmier
Concombre

Courge et citrouille
Courgette
Endive
Épinard
Fenouil
Haricot vert
Laitue (cresson, mâche, roquette)
Oignon et échalote française
Poireau
Poivron
Radis
Rhubarbe
Tomate

# Une semaine de menus pour phase d'attaque aux protéines pures

\* Voir la liste (p. 351) pour trouver la recette.

| | Lundi | Mardi | Mercredi |
|---|---|---|---|
| PETIT DÉJEUNER | • Café *ou* thé avec aspartam<br>• + au choix : 1 *ou* 2 yaourts 0 % *ou* 200 g de fromage frais 0 % *ou* fromage cottage 1 %<br>• + au choix : 1 tranche de jambon dégraissé *ou* 1 œuf coque *ou* 1 flan aux œufs\* *ou* 1 galette de son d'avoine\* | • Café *ou* thé avec aspartam<br>• + au choix : 1 *ou* 2 yaourts 0 % *ou* 200 g de fromage frais 0 % *ou* fromage cottage 1 %<br>• + au choix : 1 tranche de jambon dégraissé *ou* 1 œuf coque *ou* 1 flan aux œufs\* *ou* 1 galette de son d'avoine\* | • Café *ou* thé avec aspartam<br>• + au choix : 1 *ou* 2 yaourts 0 % *ou* 200 g de fromage frais 0 % *ou* fromage cottage 1 %<br>• + au choix : 1 tranche de jambon dégraissé *ou* 1 œuf coque *ou* 1 flan aux œufs\* *ou* 1 galette de son d'avoine\* |
| EN CAS DE 10-11 H, SI BESOIN | • 1 yaourt 0 % *ou* 100 g de fromage frais 0 % | • 1 yaourt 0 % *ou* 100 g de fromage frais 0 % | • 1 yaourt 0 % *ou* 100 g de fromage frais 0 % |
| DÎNER | • Œuf dur avec mayonnaise Dukan\* *ou* mayonnaise verte\*<br>• 1 cuisse de poulet rôtie<br>• 2 yaourts *ou* 200 g de fromage frais 0 % | • Crevettes sautées\*<br>• Bouilli de bœuf\*<br>• 2 yaourts 0 % *ou* 200 g de fromage frais 0 % | • Œufs farcis aux crevettes\*<br>• Médaillon de porc\*<br>• 1 flan aux œufs\* *ou* 1 galette de son d'avoine\* |
| COLLATION DE 16 H, SI BESOIN | • 1 yaourt 0 % *ou* 1 tranche de dinde *ou* les deux | • 1 yaourt 0 % *ou* 1 tranche de dinde *ou* les deux | • 1 yaourt 0 % *ou* 1 tranche de dinde *ou* les deux |
| SOUPER | • Rouleaux au fromage\*<br>• Bœuf asiatique\*<br>• 1 flan aux œufs\* *ou* 1 yaourt 0 % | • Surimi (préparation de poisson à saveur de crabe)<br>• Poisson au four\*<br>• Îles flottantes *ou* 2 yaourts 0 % | • 1 tranche de saumon mariné<br>• Poulet à la moutarde\*<br>• Îles flottantes *ou* 200 g de fromage frais 0 % |

| Jeudi | Vendredi | Samedi | Dimanche |
|---|---|---|---|
| • Café *ou* thé avec aspartam<br>• + au choix : 1 *ou* 2 yaourts 0 % *ou* 200 g de fromage frais 0 % *ou* fromage cottage 1 %<br>• + au choix : 1 tranche de jambon dégraissé *ou* 1 œuf coque *ou* 1 flan aux œufs* *ou* 1 galette de son d'avoine* | • Café *ou* thé avec aspartam<br>• + au choix : 1 *ou* 2 yaourts 0 % *ou* 200 g de fromage frais 0 % *ou* fromage cottage 1 %<br>• + au choix : 1 tranche de jambon dégraissé *ou* 1 œuf coque *ou* 1 flan aux œufs* *ou* 1 galette de son d'avoine* | • Café *ou* thé avec aspartam<br>• + au choix : 1 *ou* 2 yaourts 0 % *ou* 200 g de fromage frais 0 % *ou* fromage cottage 1 %<br>• + au choix : 1 tranche de jambon dégraissé *ou* 1 œuf coque *ou* 1 flan aux œufs* *ou* 1 galette de son d'avoine* | • Café *ou* thé avec aspartam<br>• + au choix : 1 *ou* 2 yaourts 0 % *ou* 200 g de fromage frais 0 % *ou* fromage cottage 1 %<br>• + au choix : 1 tranche de jambon dégraissé *ou* 1 œuf coque *ou* 1 flan aux œufs* *ou* 1 galette de son d'avoine* |
| • 1 yaourt 0 % *ou* 100 g de fromage frais 0 % | • 1 yaourt 0 % *ou* 100 g de fromage frais 0 % | • 1 yaourt 0 % *ou* 100 g de fromage frais 0 % | • 1 yaourt 0 % *ou* 100 g de fromage frais 0 % |
| • 1 œuf à la coque<br>• Filet de sole à la vapeur*<br>• Crème au chocolat, café, vanille…* *ou* 200 g de fromage cottage 1 % | • 1 poignée de crevettes roses avec mayonnaise Dukan*<br>• Papillote de saumon*<br>• 2 yaourts 0 % *ou* 200 g de fromage frais 0 % | • Œufs brouillés*<br>• Bouillabaisse savoureuse*<br>• 200 g de fromage frais 0 % *ou* de fromage cottage 1 % | • Coquilles Saint-Jacques gratinées*<br>• Saumon poché* avec sauce aux fines herbes*<br>• 1 flan aux œufs* *ou* 1 galette de son d'avoine* |
| • 1 yaourt 0 % *ou* 1 tranche de dinde *ou* les deux | • 1 yaourt 0 % *ou* 1 tranche de dinde *ou* les deux | • 1 yaourt 0 % *ou* 1 tranche de dinde *ou* les deux | • 1 yaourt 0 % *ou* 1 tranche de dinde *ou* les deux |
| • 1 tranche de saumon fumé<br>• Côte de veau poêlée<br>• 1 flan aux œufs* *ou* 1 yaourt 0 % | • Moules vapeur avec sauce hollandaise*<br>• Bouilli de bœuf*<br>• Îles flottantes* *ou* 200 g de fromage frais 0 % | • 1 tranche de saumon fumé<br>• Poitrine de poulet vapeur avec sauce chasseur*<br>• Lait de poule* *ou* 200 g de fromage frais 0 % | • Rouleaux au fromage*<br>• Poulet au citron*<br>• Crème au chocolat, café, vanille…* *ou* 1 flan aux œufs* |

# Une semaine de menus du régime des protéines alternatives
## (1 jour de protéines + légumes et 1 jour de protéines pures)

*Voir la liste (p. 351) pour trouver la recette.

| | Lundi (protéines + légumes) | Mardi (protéines pures) | Mercredi (protéines + légumes) |
|---|---|---|---|
| PETIT DÉJEUNER | • Café *ou* thé avec aspartam<br>• + au choix : 1 *ou* 2 yaourts 0 % *ou* 200 g de fromage frais 0 % *ou* fromage cottage 2 %<br>• + au choix : 1 tranche de jambon dégraissé *ou* 1 œuf coque *ou* 1 flan aux œufs* *ou* 1 galette de son d'avoine* | • Café *ou* thé avec aspartam<br>• + au choix : 1 *ou* 2 yaourts 0 % *ou* 200 g de fromage frais 0 % *ou* fromage cottage 2 %<br>• + au choix : 1 tranche de jambon dégraissé *ou* 1 œuf coque *ou* 1 flan aux œufs* *ou* 1 galette de son d'avoine* | • Café *ou* thé avec aspartam<br>• + au choix : 1 *ou* 2 yaourts 0 % *ou* 200 g de fromage frais 0 % *ou* fromage cottage 2 %<br>• + au choix : 1 tranche de jambon dégraissé *ou* 1 œuf coque *ou* 1 flan aux œufs* *ou* 1 galette de son d'avoine* |
| EN CAS DE 10-11 H, SI BESOIN | • 1 yaourt 0 % *ou* 100 g de fromage frais 0 % | • 1 yaourt 0 % *ou* 100 g de fromage frais 0 % | • 1 yaourt 0 % *ou* 100 g de fromage frais 0 % |
| DÎNER | • Salade de concombres*<br>• Frittata aux champignons*<br>• 1 flan aux œufs* *ou* 1 galette de son d'avoine* | • Œufs farcis aux crevettes*<br>• Foie de veau poêlé*<br>• 2 yaourts 0 % *ou* 200 g de fromage frais 0 % | • Endives au roquefort*<br>• Hamburger Dukan*<br>• 1 flan aux œufs* *ou* 1 galette de son d'avoine* |
| COLLATION DE 16 H, SI BESOIN | • 1 yaourt 0 % *ou* 1 tranche de dinde *ou* les deux | • 1 yaourt 0 % *ou* 1 tranche de dinde *ou* les deux | • 1 yaourt 0 % *ou* 1 tranche de dinde *ou* les deux |
| SOUPER | • Champignons farcis*<br>• Filet de sole à la vapeur* et gratin de chou*<br>• Crème au chocolat, café, vanille…* *ou* 200 g de fromage frais 0 % | • 1 tranche de saumon fumé<br>• Poisson au four* avec sauce aux fines herbes*<br>• Îles flottantes *ou* 2 yaourts 0 % | • Velouté de courgettes*<br>• Poulet à la moutarde* et haricots verts*<br>• Îles flottantes* *ou* 200 g de fromage frais 0 % |

| Jeudi (protéines pures) | Vendredi (protéines + légumes) | Samedi (protéines pures) | Dimanche (protéines + légumes) |
|---|---|---|---|
| • Café *ou* thé avec aspartam<br>• + au choix: 1 *ou* 2 yaourts 0 % *ou* 200 g de fromage frais 0 % *ou* fromage cottage 1 %<br>• + au choix: 1 tranche de jambon dégraissé *ou* 1 œuf coque *ou* 1 flan aux œufs* *ou* 1 galette de son d'avoine* | • Café *ou* thé avec aspartam<br>• + au choix: 1 *ou* 2 yaourts 0 % *ou* 200 g de fromage frais 0 % *ou* fromage cottage 1 %<br>• + au choix: 1 tranche de jambon dégraissé *ou* 1 œuf coque *ou* 1 flan aux œufs* *ou* 1 galette de son d'avoine* | • Café *ou* thé avec aspartam<br>• + au choix: 1 *ou* 2 yaourts 0 % *ou* 200 g de fromage frais 0 % *ou* fromage cottage 1 %<br>• + au choix: 1 tranche de jambon dégraissé *ou* 1 œuf coque *ou* 1 flan aux œufs* *ou* 1 galette de son d'avoine* | • Café *ou* thé avec aspartam<br>• + au choix: 1 *ou* 2 yaourts 0 % *ou* 200 g de fromage frais 0 % *ou* fromage cottage 1 %<br>• + au choix: 1 tranche de jambon dégraissé *ou* 1 œuf coque *ou* 1 flan aux œufs* *ou* 1 galette de son d'avoine* |
| • 1 yaourt 0 % *ou* 100 g de fromage frais 0 % | • 1 yaourt 0 % *ou* 100 g de fromage frais 0 % | • 1 yaourt 0 % *ou* 100 g de fromage frais 0 % | • 1 yaourt 0 % *ou* 100 g de fromage frais 0 % |
| • 1 œuf à la coque<br>• Papillote de saumon* avec sauce ravigote*<br>• Crème au chocolat, café, vanille…* *ou* 200 g de fromage cottage 1 % | • Potage à la courge*<br>• Salade de poulet*<br>• 2 yaourts 0 % *ou* 200 g de fromage frais 0 % | • Œufs brouillés*<br>• Crevettes sautées*<br>• 200 g de fromage frais 0 % *ou* de fromage cottage 1 % | • Rouleaux au fromage*<br>• Saumon poché* et asperges sauce mousseline*<br>• 1 flan aux œufs* *ou* 1 galette de son d'avoine* |
| • 1 yaourt 0 % *ou* 1 tranche de dinde *ou* les deux | • 1 yaourt 0 % *ou* 1 tranche de dinde *ou* les deux | • 1 yaourt 0 % *ou* 1 tranche de dinde *ou* les deux | • 1 yaourt 0 % *ou* 1 tranche de dinde *ou* les deux |
| • 1 tranche de saumon fumé<br>• Médaillon de porc*<br>• 1 flan aux œufs* *ou* 1 yaourt 0 % | • Soupe miraculeuse*<br>• Burritos avec laitue*<br>• Îles flottantes* *ou* 200 g de fromage frais 0 % | • 1 tranche de saumon fumé<br>• Bœuf asiatique*<br>• Lait de poule* *ou* 200 g de fromage frais 0 % | • Pizza Dukan*<br>• Poisson grillé* et fricassé de champignons*<br>• Crème au chocolat, café, vanille…* *ou* 1 flan aux œufs* |

# Liste des recettes

RECETTES DE BASE

Galettes de son d'avoine . . . . . . . . . . . . . . . . . . . . . . . 89
Vinaigrette à base d'huile minérale . . . . . . . . . . . . . . . 107
Sauce au yaourt ou au fromage frais. . . . . . . . . . . . . . 108


RECETTES POUR LE RÉGIME D'ATTAQUE : PROTÉINES PURES

**Les vinaigrettes et les sauces (phase d'attaque)**
Vinaigrette Dukan. . . . . . . . . . . . . . . . . . . . . . . . . . . . 302
Vinaigrette plus légère . . . . . . . . . . . . . . . . . . . . . . . . . 303
Version gourmande . . . . . . . . . . . . . . . . . . . . . . . . . . . 303
Mayonnaise Dukan. . . . . . . . . . . . . . . . . . . . . . . . . . . 303
Mayonnaise verte . . . . . . . . . . . . . . . . . . . . . . . . . . . . 303
Mayonnaise sans huile. . . . . . . . . . . . . . . . . . . . . . . . . 303
Sauce au raifort . . . . . . . . . . . . . . . . . . . . . . . . . . . . . . 304
Sauce béarnaise . . . . . . . . . . . . . . . . . . . . . . . . . . . . . . 304
Sauce ravigote . . . . . . . . . . . . . . . . . . . . . . . . . . . . . . . 305
Sauce blanche . . . . . . . . . . . . . . . . . . . . . . . . . . . . . . . 305
Sauce béchamel. . . . . . . . . . . . . . . . . . . . . . . . . . . . . . 306
Sauce hollandaise. . . . . . . . . . . . . . . . . . . . . . . . . . . . . 306
Sauce aux fines herbes . . . . . . . . . . . . . . . . . . . . . . . . . 307
Sauce chasseur. . . . . . . . . . . . . . . . . . . . . . . . . . . . . . . 308
Sauce divine . . . . . . . . . . . . . . . . . . . . . . . . . . . . . . . . 308
Sauce tomate. . . . . . . . . . . . . . . . . . . . . . . . . . . . . . . . 309

**Les viandes (phase d'attaque)**
Bouilli de bœuf. . . . . . . . . . . . . . . . . . . . . . . . . . . . . . 309
Bœuf asiatique. . . . . . . . . . . . . . . . . . . . . . . . . . . . . . . 310
Médaillons de porc . . . . . . . . . . . . . . . . . . . . . . . . . . . 311

## Le poulet (phase d'attaque)
Poulet à la moutarde . . . . . . . . . . . . . . . . . . . . . . . . . . . . . . 311
Poulet au citron. . . . . . . . . . . . . . . . . . . . . . . . . . . . . . . . . . 312
Rouleaux au fromage. . . . . . . . . . . . . . . . . . . . . . . . . . . . . . 313

## Les poissons et les fruits de mer (phase d'attaque)
Filets de sole à la vapeur . . . . . . . . . . . . . . . . . . . . . . . . . 313
Poisson grillé. . . . . . . . . . . . . . . . . . . . . . . . . . . . . . . . . . . . 314
Poisson au four . . . . . . . . . . . . . . . . . . . . . . . . . . . . . . . . . . 314
Saumon poché. . . . . . . . . . . . . . . . . . . . . . . . . . . . . . . . . . . 315
Papillotes de saumon. . . . . . . . . . . . . . . . . . . . . . . . . . . . . . 316
Coquilles Saint-Jacques gratinées. . . . . . . . . . . . . . . . . . 316
Langoustines mayonnaise . . . . . . . . . . . . . . . . . . . . . . . . 317
Crevettes sautées . . . . . . . . . . . . . . . . . . . . . . . . . . . . . . . . 317
Bouillabaisse savoureuse . . . . . . . . . . . . . . . . . . . . . . . . . 318

## Les œufs (phase d'attaque)
Œufs à la coque ou mollets . . . . . . . . . . . . . . . . . . . . . . 319
Œufs brouillés. . . . . . . . . . . . . . . . . . . . . . . . . . . . . . . . . . 319
Œufs brouillés garnis. . . . . . . . . . . . . . . . . . . . . . . . . . . . . 320
Œufs farcis aux crevettes . . . . . . . . . . . . . . . . . . . . . . . . 320
Îles flottantes. . . . . . . . . . . . . . . . . . . . . . . . . . . . . . . . . . . 320
Lait de poule. . . . . . . . . . . . . . . . . . . . . . . . . . . . . . . . . . . 321
Flan aux œufs . . . . . . . . . . . . . . . . . . . . . . . . . . . . . . . . . . 322
Crème au chocolat, café, vanille. . . . . . . . . . . . . . . . . . 322

RECETTES POUR LE RÉGIME DE CROISIÈRE : PROTÉINES + LÉGUMES
## Les légumes (phase de croisière)
Soupe miraculeuse. . . . . . . . . . . . . . . . . . . . . . . . . . . . . . 324
Potage à la courge . . . . . . . . . . . . . . . . . . . . . . . . . . . . . . 325
Velouté de courgettes. . . . . . . . . . . . . . . . . . . . . . . . . . . . 326
Salade de concombres . . . . . . . . . . . . . . . . . . . . . . . . . . . 326
Concombres à la sauce blanche . . . . . . . . . . . . . . . . . . . 327
Champignons farcis. . . . . . . . . . . . . . . . . . . . . . . . . . . . . . 327
Fricassée de champignons . . . . . . . . . . . . . . . . . . . . . . . . 328

Asperges sauce mousseline........................ 328
Endives......................................... 329
Endives au roquefort............................ 329
Endives braisées................................. 329
Endives gratinées................................ 330
Endives au jambon .............................. 330
Fenouil......................................... 330
Haricots verts .................................. 330
Épinards en sauce ............................... 331
Gratin de chou-fleur ............................ 331
Gratin de chou ................................. 332

## Les protéines et les légumes (phase de croisière)

Frittata aux champignons ........................ 332
Salade de poulet ................................ 333
Sandwich au poulet Dukan....................... 333
Poulet Marengo................................. 334
Hamburger Dukan .............................. 335
Burritos avec laitue ............................. 335
Pizza Dukan ................................... 336
Brochettes de tofu.............................. 337

RECETTES POUR LA PHASE DE CONSOLIDATION

## Les desserts (phase de consolidation)

Crêpe de son d'avoine fourrée.................... 339
Muffin Dukan.................................. 339
Biscuits d'avoine au chocolat.................... 340
Crumble à la rhubarbe ......................... 341

# Sommaire

*Avant-propos* . . . . . . . . . . . . . . . . . . . . . . . . . . . . . . . . . . . . . . . . . 7

**Introduction**
Une rencontre décisive ou l'homme
qui n'aimait que la viande. . . . . . . . . . . . . . . . . . . . . . . . . . . . . . . 13

Naissance du régime à quatre temps . . . . . . . . . . . . . . . . 19
**Le plan Dukan**. . . . . . . . . . . . . . . . . . . . . . . . . . . . . . . . . . . . . . . 19
**Les principes théoriques de mon régime** . . . . . . . . . . . . . . . . . 25
La période d'attaque, le régime des protéines pures. . . . . . . . . . . . 26
La période de croisière, le régime des protéines alternatives. . . . . . 27
Palier de consolidation du poids obtenu :
10 jours par kilo perdu . . . . . . . . . . . . . . . . . . . . . . . . . . . . . . 27
Stabilisation ultime au long cours. . . . . . . . . . . . . . . . . . . . . . . . 29
**Le plan Dukan en résumé**. . . . . . . . . . . . . . . . . . . . . . . . . . . . . . 29

Notions de nutrition nécessaires . . . . . . . . . . . . . . . . . . . . 31
**Le trio G – L – P : Glucides – Lipides – Protides**. . . . . . . . . . . . 31
Inégalité qualitative des calories . . . . . . . . . . . . . . . . . . . . . . . . 31
Les glucides ou hydrates de carbone . . . . . . . . . . . . . . . . . . . . . 32
Les lipides. . . . . . . . . . . . . . . . . . . . . . . . . . . . . . . . . . . . . . . . . 34
Les protides . . . . . . . . . . . . . . . . . . . . . . . . . . . . . . . . . . . . . . . 36

Les protéines pures . . . . . . . . . . . . . . . . . . . . . . . . . . . . . . . . 47
**Le moteur du plan Dukan** . . . . . . . . . . . . . . . . . . . . . . . . . . . . . 47
Ce régime ne doit apporter que des protéines . . . . . . . . . . . . . . . 49
Ce régime doit être très riche en eau. . . . . . . . . . . . . . . . . . . . . . 56
Ce régime doit être pauvre en sel . . . . . . . . . . . . . . . . . . . . . . . . 61

Pratique du plan Dukan . . . . . . . . . . . . . . . . . . . . . . . . . . . 67
**Période d'attaque : le régime des protéines pures**. . . . . . . . . . . . 70
Les aliments autorisés . . . . . . . . . . . . . . . . . . . . . . . . . . . . . . . . 71
• Première catégorie : les viandes maigres . . . . . . . . . . . . . . . . 71

• Deuxième catégorie : les abats . . . . . . . . . . . . . . . . . . . . . . . . 73
• Troisième catégorie : les poissons . . . . . . . . . . . . . . . . . . . . . . 73
• Quatrième catégorie : les fruits de mer. . . . . . . . . . . . . . . . . 75
• Cinquième catégorie : la volaille . . . . . . . . . . . . . . . . . . . . . . 75
• Sixième catégorie : les jambons dégraissés, découennés,
   allégés en matières grasses . . . . . . . . . . . . . . . . . . . . . . . . . 76
• Septième catégorie : les œufs . . . . . . . . . . . . . . . . . . . . . . . . 76
• Huitième catégorie : les protéines végétales . . . . . . . . . . . . . 77
• Neuvième catégorie : les laitages maigres . . . . . . . . . . . . . . . 84
• Dixième catégorie : 1,5 litre de liquide par jour . . . . . . . . . . 84
• Onzième catégorie : 1,5 cuillerée à soupe de son d'avoine . . . . 86
Les adjuvants . . . . . . . . . . . . . . . . . . . . . . . . . . . . . . . . . . . . . . 91
Quelques conseils généraux . . . . . . . . . . . . . . . . . . . . . . . . . . . 94
Durée du régime d'attaque . . . . . . . . . . . . . . . . . . . . . . . . . . . . 96
Réactions de l'organisme au cours du régime des
   protéines pures. . . . . . . . . . . . . . . . . . . . . . . . . . . . . . . . . . . 98
Faut-il prendre des vitamines ? . . . . . . . . . . . . . . . . . . . . . . . . 101
Quel résultat peut-on attendre ? . . . . . . . . . . . . . . . . . . . . . . 101
Résumé mémento du régime d'attaque. . . . . . . . . . . . . . . . . . 103
**Période de croisière : le régime des protéines + légumes** . . . . . . . . 104
Légumes autorisés et légumes interdits . . . . . . . . . . . . . . . . . . 105
Comment préparer ces légumes ? . . . . . . . . . . . . . . . . . . . . . . 106
Quantité de légumes autorisée . . . . . . . . . . . . . . . . . . . . . . . . 109
Rythme d'alternance. . . . . . . . . . . . . . . . . . . . . . . . . . . . . . . . 111
Le son d'avoine. . . . . . . . . . . . . . . . . . . . . . . . . . . . . . . . . . . . 112
L'activité physique . . . . . . . . . . . . . . . . . . . . . . . . . . . . . . . . . 112
Quelle perte de poids peut-on attendre ?. . . . . . . . . . . . . . . . . 112
Combien de temps doit durer le régime ? . . . . . . . . . . . . . . . . 114
Résumé mémento du régime de croisière . . . . . . . . . . . . . . . . 118
**Le régime de consolidation du poids perdu : indispensable
palier de transition** . . . . . . . . . . . . . . . . . . . . . . . . . . . . . . . . 120
Le phénomène du rebond. . . . . . . . . . . . . . . . . . . . . . . . . . . . 122
Comment choisir un bon poids de stabilisation ? . . . . . . . . . . 125
Pratique quotidienne du régime de transition. . . . . . . . . . . . . 129
Durée du régime de transition . . . . . . . . . . . . . . . . . . . . . . . . 129
Deux repas de gala par semaine. . . . . . . . . . . . . . . . . . . . . . . . 139
Un jour de protéines pures par semaine : LE JEUDI. . . . . . . . . 143
Le son d'avoine. . . . . . . . . . . . . . . . . . . . . . . . . . . . . . . . . . . . 144
L'activité physique . . . . . . . . . . . . . . . . . . . . . . . . . . . . . . . . . 144
Une phase à ne pas négliger . . . . . . . . . . . . . . . . . . . . . . . . . . 145
Résumé mémento du régime de consolidation . . . . . . . . . . . . . 148

**Pratique de la stabilisation définitive** . . . . . . . . . . . . . . . . . . . . . 149
   Le jeudi protéiné . . . . . . . . . . . . . . . . . . . . . . . . . . . . . . . . . . . 152
   Trois cuillerées à soupe de son d'avoine par jour, à vie. . . . . . . . . . 163
   Résumé mémento du régime de stabilisation définitive. . . . . . . . . . 165

**Personnalisation et suivi** . . . . . . . . . . . . . . . . . . . . . . . . . . . . . 167
**Deux agents majeurs de réussite et de protection**
   **du projet maigrir** . . . . . . . . . . . . . . . . . . . . . . . . . . . . . . . . . . 167
   Les forums . . . . . . . . . . . . . . . . . . . . . . . . . . . . . . . . . . . . . . . . 168
   L'international . . . . . . . . . . . . . . . . . . . . . . . . . . . . . . . . . . . . . 168
   Un bref aparté pour en finir avec le régime des
      basses calories . . . . . . . . . . . . . . . . . . . . . . . . . . . . . . . . . . . 170
   La personnalisation : un accès aux raisons ciblées du surpoids,
      une implication décisive. . . . . . . . . . . . . . . . . . . . . . . . . . . . . 173
   Il fallait donc réagir, j'avais besoin de réagir, de faire
      mieux et plus ! . . . . . . . . . . . . . . . . . . . . . . . . . . . . . . . . . . . 180

**La grande obésité.** . . . . . . . . . . . . . . . . . . . . . . . . . . . . . . . . . . 193
   De la simple surcharge à la grande obésité . . . . . . . . . . . . . . . . . 193
**Un grand préalable : le point 29** . . . . . . . . . . . . . . . . . . . . . . . . 196
**Mesures de renforcement exceptionnelles.** . . . . . . . . . . . . . . . . . 199
   Première mesure exceptionnelle : utilisation du froid
      dans le contrôle poids . . . . . . . . . . . . . . . . . . . . . . . . . . . . . . 199
   Deuxième mesure exceptionnelle : pratique de l'activité
      physique utilitaire . . . . . . . . . . . . . . . . . . . . . . . . . . . . . . . . . 206
   Renforcement psychologique de la stabilisation :
      trois modifications du comportement alimentaire . . . . . . . . . . 209

**Mon plan, de l'enfance à la ménopause** . . . . . . . . . . . . . . . . 213
   Mon plan adapté à l'enfance. . . . . . . . . . . . . . . . . . . . . . . . . . . 214
   Mon plan adapté à l'adolescence. . . . . . . . . . . . . . . . . . . . . . . . 217
   Mon plan et la femme sous pilule contraceptive . . . . . . . . . . . . . 218
   Mon plan et la grossesse . . . . . . . . . . . . . . . . . . . . . . . . . . . . . 219
   Mon plan, la préménopause et la ménopause . . . . . . . . . . . . . . . 222
   Mon plan et le sevrage tabagique . . . . . . . . . . . . . . . . . . . . . . . 226

**Bouger : le catalyseur obligatoire du maigrir.** . . . . . . . . . . . 231
**Les limites d'un régime isolé.** . . . . . . . . . . . . . . . . . . . . . . . . . 234
   1. L'activité physique fait maigrir . . . . . . . . . . . . . . . . . . . . . . . 242
   2. L'activité physique intervient dans la gestion du plaisir
      et du déplaisir . . . . . . . . . . . . . . . . . . . . . . . . . . . . . . . . . . . 247

**Pratique quotidienne du plan APPSO : activité physique prescrite sur ordonnance** .............................. 261

Le major de l'activité physique : la marche ................. 263

Comment marcher au cours des quatre phases du régime ........ 268

En résumé .......................................... 270

La meilleure façon de marcher .......................... 271

**Les quatre mouvements clefs de la méthode pour quatre ramollissements d'un corps qui maigrit.** ................... 274

Trop de choix tue le choix. ............................. 274

Les quatre zones de ramollissement du corps
qui maigrit. ....................................... 275

1. Le spécial Régime Dukan ........................... 276

2. Le spécial fessiers ................................. 278

3. Le spécial cuisses. ................................ 279

4. Le spécial bras ramollis ............................ 281

Précautions et contre-indications :
qui peut suivre ma méthode ? ................... 283

Les bénéfices de ma méthode sans les risques du régime ........ 287

La gestion de vos vulnérabilités dans ma méthode ............. 289

Régime et carences alimentaires ......................... 292

Les vitamines liposolubles. ............................ 294

Les vitamines solubles. ............................... 295

Les risques de déficits en micronutriments ................. 295

Le problème du sel ................................... 296

Les fibres dans mon régime. ............................ 296

Recettes et menus ............................. 299

Recettes pour le régime d'attaque : protéines pures ............ 301

Recettes pour le régime de croisière : protéines + légumes ........ 324

Desserts pour la phase de consolidation ................... 339

Les 100 aliments Dukan « à volonté » ..................... 343

Une semaine de menus pour phase d'attaque
aux protéines pures ................................ 346

Une semaine de menus du régime des
protéines alternatives ............................... 348

Liste des recettes .................................. 351

# Enquête sur les résultats du régime Dukan à court, moyen et long terme

Dans cette nouvelle édition, j'aimerais demander une faveur à mes lecteurs et donc à vous qui lisez ce livre. Ci-après, vous trouverez un questionnaire. Sa finalité est de recueillir le plus grand nombre de réponses possible afin de monter la première étude pondérale portant sur plus de 1000 cas de perte de poids supérieure à 8 kilos et dont l'objectif est tout simplement de faire avancer la science.

Ce que je peux vous dire, c'est que, si vous le désirez, vous serez tenus informés au fur et à mesure de l'avancement de cette étude qui deviendra la vôtre.

**Lectrice, lecteur, ne m'envoyez ce questionnaire rempli que si vous avez pleinement décidé de vous lancer sérieusement dans ce régime, avec la ferme intention, non seulement de maigrir, mais tout autant et même davantage de stabiliser le poids que vous allez perdre en suivant les deux dernières phases de mon plan, la phase de consolidation et celle de stabilisation définitive.**

Dès que vous aurez rempli ce questionnaire, vous serez embarqués avec moi dans ce régime et je suis persuadé que cela vous aidera à mieux le suivre. Je vous tiendrai informés de l'évolution de ce vaste projet dont les résultats apporteront une contribution de premier plan à la lutte contre le surpoids dans le monde. L'étude sera lancée simultanément en 9 langues et dans 17 pays. De ses résultats, de votre participation, j'espère fournir à ma méthode – qui deviendra la vôtre si elle vous permet de maigrir et de guérir du surpoids – son ultime légitimité et sa valeur de référence.

Si vous avez déjà maigri avec la méthode Dukan, vous me feriez grand plaisir de me le faire savoir en remplissant ce questionnaire et en m'indiquant depuis quand vous avez atteint votre Juste Poids et surtout si vous avez bien suivi les deux phases de consolidation et de stabilisation de mon plan. Si vous avez une adresse électronique, je vous enverrai des informations régulières concernant cette étude et vous pourrez participer à des *chats* pour répondre aux questions qui se poseraient à vous dans la poursuite de ce régime et auxquelles le livre ne répondrait pas pleinement.

**Pour participer, nous vous remercions
d'envoyer ce questionnaire à :**

Flammarion Québec
375, av. Laurier Ouest
Montréal (Québec)
H2V 2K3

**ou électroniquement**
info@flammarion.qc.ca

# Enquête sur les résultats du régime Dukan

Votre âge : _____

Sexe : ❏ M    ❏ F

Taille en cm : _____

Poids actuel (en début de régime) : _____

Poids éventuel déjà perdu : _____

Poids maximum atteint : _____

Poids minimum après 18 ans : _____

Nombre de régimes déjà suivis : _____

Votre attirance : ❏ plutôt sucrée    ❏ plutôt salée    ❏ sans préférence

Besoin de quantité : ❏ oui    ❏ non

Grignotages en dehors des repas : ❏ oui    ❏ non

Influence du stress sur votre poids : ❏ oui    ❏ non

Hérédité du surpoids : ❏ nulle    ❏ faible    ❏ moyenne    ❏ forte

La perte de poids quand vous vous mettez au régime est-elle :
❏ facile    ❏ difficile

Marchez-vous plus de 20 minutes par jour ? ❏ oui    ❏ non

Pourquoi voulez-vous maigrir ? ❏ Beauté-séduction    ❏ Bien-être
Santé    ❏ Normalité

Comment avez-vous eu l'occasion de lire ce livre ?

❏ Par recommandation d'un ami ou d'un collègue

❏ Par un conseil dans la presse

❏ Par le conseil de votre médecin

❏ En vous promenant en librairie

❏ Par Internet :

• Par un forum d'utilisateurs (merci de préciser lequel) : _____

• Autres (merci de préciser) : _____

Je désire être informé des résultats de cette étude
à l'adresse électronique suivante : _____

Achevé d'imprimer en janvier 2011
sur papier Enviro, 100 % postconsommation
par Transcontinental Gagné